20世纪英国煤工尘肺治理研究

马瑞映　等／著

陕西师范大学出版总社

图书代号　　SK19N2054

图书在版编目(CIP)数据

20 世纪英国煤工尘肺治理研究/马瑞映等著. — 西安：
陕西师范大学出版总社有限公司，2019.12
ISBN 978 - 7 - 5695 - 0951 - 9

Ⅰ.①2… Ⅱ.①马… Ⅲ.①煤尘—尘肺—防治—
研究—英国—20 世纪 Ⅳ.①R598.2

中国版本图书馆 CIP 数据核字(2019)第 275348 号

20 世纪英国煤工尘肺治理研究
20 SHIJI YINGGUO MEIGONG CHENFEI ZHILI YANJIU

马瑞映 等著

责任编辑	邓　微	
责任校对	刘存龙　巩亚男	
出版发行	陕西师范大学出版总社	
	(西安市长安南路 199 号　邮编 710062)	
网　址	http://www.snupg.com	
印　刷	西安市建明工贸有限责任公司	
开　本	700mm×1020mm　1/16	
印　张	15.25	
插　页	2	
字　数	207 千	
版　次	2019 年 12 月第 1 版	
印　次	2019 年 12 月第 1 次印刷	
书　号	ISBN 978 - 7 - 5695 - 0951 - 9	
定　价	68.00 元	

读者购书、书店添货或发现印刷装订问题，请与本公司营销部联系、调换。
电话：(029) 85307864　85303635　传真：(029) 85303879

本书为国家社科基金结项成果（项目号 12BSS024）

目　录

缩略词中英文对照表

AAC（Amalgamate Anthracite Combine Committee）混合无烟煤联合委员会 /103

BCC（British Coal Corporation）英国煤炭公司 /006

CCC（Colliery Consultative Committee）煤矿咨询委员会 /166

CDRC（Coal Dust Research Committee）煤尘研究委员会 /103

CIM（Chief Inspector of Miners）矿山总督察 /057

CISWO（Coal Industry Social and Welfare Organization）煤炭工业社会福利组织 /199

CWP（Coal Workers' Pneumoconiosis）煤矿工人尘肺病 /004

DAC（Divisional and Area Councils）分局和地区委员会 /166

DHSS（Department of Health and Social Security）英国卫生与社会保障部 /046

DSAC（Dust Samgling and Analysis Committee）粉尘采样和分析委员会 /168

EP（Epidemiology Panel）流行病学小组 /166

GFTU（General Federation of Trade Unions）英国工会总联合会 /111

HMWC（Health of Munitions Workers' Committee）军需工厂工人健康委员会 /089

HSE（Britain Health and Safefy Executive）英国卫生安全管理局 /158

IAC（Industrial Advisory Council）工业咨询委员会 /055

IFRB（Industrial Fatigue Research Board）工业疲劳研究委员会 /089

IOM（Institute of Occupational Medicine）职业病研究所 /012

IMP（Industrial Medical Panel）工业医学小组 /166

IPDC（Industrial Pulmonary Disease Committee）工业肺病委员会 /018

ISS（Interim Standards Study［of the PFR］）临时标准研究小组 /101

MAGB（Mining Association of Great Britain）英国矿业协会 /129

导　论

　　2015 年 12 月 18 日，英国最后一家深层煤矿——凯灵利煤矿关闭，这意味着其煤炭时代的终结。英国是世界上较早利用煤炭作为燃料的国家，其煤炭资源的储量非常丰富，分布广泛，开采量同样巨大，所以，煤矿工人在采矿行业中人数最多，对英国社会的稳定与发展来说至关重要。作为英国传统的工业部门，煤炭工业已有较为悠久的历史，若是追溯英国的采煤史，至今已有千余年；若从 16 世纪开始算起，煤炭工业至今也有 500 余年的发展历史，其在英国工业史上占有举足轻重的地位，对英国民众的社会生活、国民经济的持续发展都有过重要的影响。

　　中世纪以降，煤炭资源就已成为英国社会生活中的重要燃料，为家庭供暖、供热和烹饪提供热能，在部分工业生产中提供动力。自近代早期，在英国面对"森林危机"这一隐患的情况下，煤炭逐步取代传统社会中人们经常使用的木炭与柴薪等资源，以其廉价、丰富、实用的优势，逐渐成为国家的关键性燃料。工业革命时期，煤炭资源与蒸汽动力、钢铁工业相结合，地位再度提升，成为使英国工业革命得以持续发展的引擎，奠定了英国作为世界工厂的地位，而其在英国经济史中也曾占有重要的位置。据不完全统计，19 世纪初期，英国的煤炭产量就达到 100 万吨，远远高于其他国家；到 1913 年英国的煤炭产量达到其历史最高水平——2.92 亿吨，成为支撑英国经济在 18—19 世纪成功转型并向 20 世纪跨越发展的重要基石。此后，煤炭工业的不可替代性在英国社会中持续了 50 多年时间。进入 20 世纪 70、80 年代，受石油、天然气等新兴能源的冲击，煤炭在英国能源结构中的比例不断下降，地位逐渐萎缩，在世界经济中的地位也相对下降。因此，从某种程度上可以说，煤炭工业的历史正是近代以来英国崛起、发展，最后走向衰落的历史的一个精妙缩影。

然而，伴随着煤炭市场需求量的不断增长，英国开采的煤矿数量也迅速增多，煤炭工业的发展使相关从业人员人数大幅增加，从而引发诸多严重的社会问题。其中，尤以煤矿工人尘肺病（CWP，以下简称为煤工尘肺病或尘肺）为人们所诟病。尘肺病在 20 世纪上半叶的英国社会广为流行、肆虐蔓延，造成了煤矿工人大批伤残甚至死亡，数字庞大，令人触目惊心。煤工尘肺病是英国职业健康历史上最为严重的疾病之一，该病是煤矿工人由于长期从事与煤炭开采、运输等相关的工作，导致过量吸入煤矿环境中的粉尘而引发的肺部病变。煤工尘肺病是一种严重威胁煤矿工人健康的全身性疾病，其典型特点是肺组织的弥漫性纤维化。目前来看，尚无法从医学上完全治愈，患者只能依靠调养、护理来延缓病情的发展。在手工采煤时代，因煤炭市场需求量与开采技术、矿区环境等关系，煤工尘肺病患者较少，流行范围狭小，不易被社会认知与察觉。进入 19 世纪后，尤其在 20 世纪，人们对煤炭需求的迅速增加，医学认知上的滞后以及煤炭工业中机械化水平的快速提高，导致煤工尘肺病在英国社会日益严重，其作为一类新型职业病广泛出现，引发的死亡率与致残率不断攀升，激起了社会不同群体的广泛关注。据英国官方记录显示，从 1930 年至 1990 年因尘肺病致死的煤矿工人达到 4 万例以上。在 20 世纪 50 年代初，英国的煤矿工人群体中，有 12% 的矿工患有尘肺病，并且每年致死的病例平均为 1 600 例。煤工尘肺病成为英国社会最具威胁的职业病。

英国社会不同群体对煤工尘肺病的肆虐与蔓延现象在不同时期都有不同的认知。起初，煤工尘肺病并未得到英国社会与官方的承认，而是在经历漫长而曲折的医学认知后，才于 1943 年被列入职业病相关赔偿法案中。最先接触尘肺病的是矿工本身，他们基于工作和生活经验较早认识到煤尘会引发呼吸性疾病，但仍然饱受其折磨。虽对此病痛恶至极，但因难以形成重大理论认知，在社会中也未产生广泛性影响，他们只能选择继续隐忍。医学界人士则是对煤工尘肺病做出认知的另一主要群体。然而，在经历长达一个世纪的调查与研究后，他们才对其做出清晰的界定，并终被英国政府所承认。医学界对煤工尘肺病的认知充满了复杂性和曲折性，在尘肺病被认知的过程中，主要有煤矿工人自身、矿工工会、煤矿主和国家等多方面的相互作用和纠结。经过长时间的不断积累与多方间的博弈斗争，英国在煤工尘肺病的预防、检查、治疗、立法等方面积累起丰富的经验和教训，煤工尘肺病作为职业病被承认的历史也可以说是一部英国的职业健康史。在对煤工尘肺病有所认知并做出清晰界定后，英国社会的不同群体采取各种措施防治尘肺病，进而提高社会福利、调整能源结构等。其中，尤以矿工工会和国家煤炭局（NCB）的防治救助最有效果，使这种疾病的患病率在 20 世纪 70 年代后显著下降，并逐渐从源头上被根除。

在 20 世纪英国煤工尘肺病的防治过程中，政府和医学界人士往往滞后于工人及其工会组织，特别是矿工工会等与之紧密相关的组织机构——他们首先对煤工尘肺病的社会动员与防治救助发挥了重要的推动作用。英国矿工联盟（NUM）作为英国工人的排头兵，始终与工人阶级共进退。在对煤工尘肺病的认知与社会动员中，他们的救援与监督、防治与后期安排等发挥着不可替代的作用。他们旨在促进煤矿工人工作环境的改善，争取为其提供更多赔偿、为矿工失业后再就业做出不懈的斗争。从 20 世纪初期开始，他们就进行了大量的政治游说，以集体行动的方式向政府展示证据，推动谈判，积极呼吁政府将尘肺病确定为职业病，为患病矿工寻求帮助。特别是南威尔士的矿工联合会，雇用医学和地质专家进行独立的流行性病学研究，推动正统医学知识的变革。工会在工作场所监督粉尘的含量，抑制粉尘；推动《尘肺病福利计划》的通过；帮助煤工尘肺病患者获得诸多权益，减轻他们的生活负担等，对推动治理做出很大贡献。当然，工会在尘肺病的防治中也存在一些问题，主要表现在其过于关注政府做出的赔偿，而忽视煤矿工人的身体健康状况等。

另一个对推动煤工尘肺病的治理起到重要作用的是英国国家煤炭局（NCB）。为发展社会经济、稳定社会秩序，英国政府推行福利国家政策。1946 年，政府开始对煤炭工业实行国有化，并成立国家煤炭局，由其管理英国境内的所有煤矿、机器设备，以及劳动工人的身体健康相关事宜，保障煤炭市场供应的稳定与廉价。国家煤炭局从成立之初，就将保护煤矿工人的身体健康视为自己的义务，面对愈演愈烈的煤工尘肺病，它不仅组建医学部门开展深入研究，而且还把研究成果应用于治理煤工尘肺病的具体过程中，构建基本的医疗服务体系。通过国家煤炭局与社会各界的不断努力，煤工尘肺病在英国不断蔓延的势头终于得到有效控制，新增患者不断减少，发病率也逐步降低。到1987年，国家煤炭局改组为英国煤炭公司（BCC）时，煤工尘肺病在英国的发病率已经降至非常低的水平了。国家煤炭局对煤工尘肺病的治理过程，既是对该疾病的认知不断社会化的过程，也是煤炭局建立尘肺病应对机制的过程。但是，由于国家煤炭局始终将保障煤炭产量视为自己的首要目标，导致粉尘抑制等措施在实际执行中出现了一些延缓和失误，降低了治理的效率。

英国社会群体对煤工尘肺病的认知，虽经历了曲折、复杂的过程，但终究对其病理、来源、发生概况等有了清晰的界定。英国矿工工会与国家煤炭局从不同方面对煤工尘肺病进行了预防、援助与治理，有效地防止了其进一步的扩大与蔓延，降低了尘肺病的发作率与死亡率，缓和了经济转型时期的社会矛盾，有利于国家经济的发展与英国社会的稳定。在当前社会，世界上仍有很多国家与地区依靠煤矿资源，将其作为战略性的动力能源中不可缺少的一部分来发展经济。因此，也形成了较为严重的煤工尘肺病问题，折磨着诸多尘肺病患者，也限制着国家经济，而煤工尘肺病问题依然是各个国家面临的难题。所以，20世纪英国对煤工尘肺病的有效治理，可以为世界其他地区防治同类职业病提供有效的经验与深刻的教训，以资借鉴。

我国目前的煤工尘肺病情况与20世纪初期英国的情况较为相似，都是尘肺病患者众多，病情蔓延广泛，且发病率居高不下。据国家煤炭工业网数据统计，我国现在仍有11 000多个煤矿，超过580万煤矿工人。2014年世界煤炭消费量为79亿吨，而我国消费达到38.7亿吨，几乎接近其一半。由此来看，煤炭资源在我国的能源结构中仍然占有很大的比重。在此背景下，我国的煤工尘肺病防治面临着严峻的形势。根据国家卫生和计划生育委员会于 2015 年发布的《2014 年全国职业病报告情况》的统计数据，全国 30 个省、自治区、直辖市（不包括西藏）和新疆生产建设兵团，在 2014 年共报告煤工尘肺病 13 846 例，约占 2014 年职业病报告总例数的 46.2%，实际的尘肺病患者人数可能比统计出来的数字更多。可以说，煤工尘肺病现在是我国的"头号"职业病，这一"隐形杀手"不仅对煤矿从业人员的生命安全和身体健康构成严重威胁，而且对国家经济发展和社会稳定造成很大影响。因此，回顾 20 世纪英国社会对煤工尘肺病的医学认知、社会动员，矿工工会推动政府治理的过程及其研究和治理的方法，对我国防治煤工尘肺病无疑具有重要的现实意义。

关于英国煤工尘肺病研究与治理的文献反思

20 世纪煤工尘肺病是英国职业卫生史上最具威胁的疾病之一，它不仅对煤矿工人的身体健康与生命安全构成严重伤害和威胁，而且不利于国民经济的繁荣发展与社会的和谐稳定，故成为困扰英国社会最主要的职业病之一。因此，在过去一百年里，英国社会给予煤工尘肺病以极大关注，从医学上的探索与认知到社会动员与积极行动，从矿工工会的努力预防再到国家煤炭局与政府的通力合作等，经过漫长的预防措施与治理研究，终于有效抑制了煤工尘肺病在英国的肆虐与蔓延，使其从六七十年代开始显著下降。至 21 世纪初期，国家能源结构调整，才杜绝了这一致命职业病，使其最终在英国消失。英国在过去漫长时期里对煤工尘肺病的认知、社会动员与治理，在学术领域产生了诸多研究成果；国家及各类社会机构颁布了相关政策文件。对尘肺病相关文献的梳理与反思无疑是快速了解以往治理成果、失败案例的最佳途径，以便更好展开对英国煤工尘肺病的研究。

关于英国煤工尘肺病的学术研究主要伴随着这一职业病的发生与发展而进行，长期以来受到学界的热切关注。该研究不仅起步早，而且论著资料丰富，研究成果显著。尽管学者们已经做了大量研究，但迄今为止，在很多问题上仍然是仁者见仁、智者见智的。煤工尘肺病属于职业健康史研究的热点问题，其作为医学社会史中的一个研究方向，在英美国家广受关注。从整体上看，与煤工尘肺病联系紧密的文献专著等成果主要有四类：第一，职业健康史中涉及英国煤工尘肺病的著作，虽然相关叙述较少，或是以他国作为对比，但仍可以从中窥探尘肺病的相关研究。第二，关于煤炭业及煤工尘肺病的通史性著作，大都内容全面、涉及广泛，但缺少详尽的分析。第三，与矿工工会相关的研究成果，主要包含煤矿工人的工作环境、工会的运动、社会动员及对尘肺病的防治。第四，英国国家煤炭局编写的内容主要是调查资料、统计数据和治理措施，或是以国家立法为基点，对尘肺病患者所做的赔偿、就业等方面的著作资料。现就其研究的基本内容做简单分析、理解与反思：

职业健康史中涉及尘肺病的著作主要有：美国学者肯尼斯·基普尔主编的《剑桥世界人类疾病史》[①]。书中对人类各种疾病进行了详细介绍，并专门开辟章节介绍煤工尘肺病的相关情况。在这一章，作者归纳总结了尘肺病的蔓延状况、患病原因以及病理研究等，并且指出研究尘肺病相关的法律比研究症状、病因等更有价值，完善的法律监督体系可以从根源上更有效地防治尘肺病的发生。罗伊·波特主编的《剑桥插图医学史》[②]，则以大众目光与专业视角考察了人类社会的疾病、健康与医学之间的关系，重点关注了医学史上的发现、争论以及困扰医学进步的诸多问题。荣格·库特、约翰·皮克斯通等学者编著的《二十世纪医学指南》是一部百科全书式的著作[③]，涉及20世纪的

①［美］肯尼斯·F.基普尔主编：《剑桥世界人类疾病史》，张大庆主译，上海科技教育出版社2007年版。

②［英］罗伊·波特主编：《剑桥插图医学史（修订版)》，张大庆主译，山东画报出版社2007年版。

③ Roger Cooter, John Pickstone, eds, *Medicine in the Twentieth Century*, Amsterdam: Harwood Academic Publishers, 2000.

诸多疾病，简单分析了相关历史概况以及其产生的诸多影响。此外，罗杰·库特的《战争、医学与现代性》，[①] 谈到了医学与历史发展之间的关系，奠定了医学社会史研究的基调，将职业病纳入其研究框架之中。公共卫生史学家乔治·荣森的《公共健康史》[②]，对职业健康问题给予了较多关注，但作者更多是从其他疾病展开论述，而关乎英国煤工尘肺病的内容较少。煤工尘肺病作为 20 世纪初期英国最具威胁力的职业病之一，必然会得到世界疾病史、医疗史等相关领域学者的重视，在健康生活、治理措施方面也会得到公共卫生史家的关注，他们的研究为社会不同群体了解并认知、关注尘肺病提供了必要的知识渠道。

第二，关于煤炭工业及煤工尘肺病的通史性著作，相关资料较多，涵盖经济史、历史学和医学等不同学科。首先在煤炭工业发展历史中，有诸多著作提及采煤业的技术发展、矿工生活等，如加洛韦的《英国煤炭史》[③]，主要从技术层面介绍了 19 世纪中期以前英国煤炭开采的技术发展，可以说这是一部更倾向于技术史的著作，其中对矿井中的运输、通风设备等问题都做了详细的介绍。阿什顿的《18 世纪的煤炭工业》[④] 介绍了英国从 18 世纪早期煤炭工业初步形成到 19 世纪中期飞速发展阶段整个煤炭工业的情况，涉及采煤技术、矿工地位以及煤炭贸易等方面，该书为研究煤炭史以及相关行业提供了丰富的资料。内夫的《英国采煤工业的崛起》[⑤] 是一部研究 16 世纪到 18 世纪英国采煤业发展的重要参考资料，从木炭、柴薪资源向煤炭的转变，蒸汽机、钢铁工业与煤炭的结合，这些都有助于我们了解 19 世纪、20 世纪英国煤炭工业及煤工尘肺病的问题。

---

① Roger Cooter, M. Harrison and S. Sturdy, *War, Medicine and Modernity*, Stroud: Sutton Publishing, 1998.

② George Rosen, *A History of Public Health*, Baltimore: The Johns Hopkins University Press, 1993.

③ Robert Lindsay Galloway, *Annals of Coal Mining and the Coal Trade*, London: Colliery Guardian Co., Ltd., 1898.

④ T. S. Ashton, Joseph Sykes, *The Coal Industry of the Eighteenth Century*, Manchester: Manchester University Press, 1964.

⑤ J. U. Nef, *The Rise of the British Coal Industry*, *vol. s I & II*, London: Routledge, 1932.

与煤工尘肺病直接相关的通史性著作以亚瑟·麦克埃弗、罗纳德·约翰斯顿合著的《矿工之肺：英国煤矿业尘肺病史》为代表①。本书系统研究了英国煤矿业中的尘肺病问题，作者采用口述史学的方法，并综合运用心理学、统计学、医学等多学科的研究方法，从矿工的工作环境，尘肺病的发现和定义过程，政府、工会在尘肺病治理中的作用等方面，探讨了对尘肺病的社会认知、预防和治疗，以及国家、工会、工人和煤矿主在这一过程中的相互作用，较为系统地剖析了英国煤工尘肺病问题的由来和解决过程，被认为是跨学科研究的典范，是研究英国尘肺病中最重要的著作。艾兰·迪克森的《黑肺病：公共卫生灾难解析》② 则论述了美国社会对尘肺病的认知、政府的防治措施等，虽然是研究美国尘肺病的著作，但对英国尘肺病问题有所涉及，因此具有参考意义。此外，美国的一些有关于职业健康史及尘肺病的研究可以为英国提供借鉴。这些著作大多是从宏大的视角考察对人类影响较大的疾病，对具体疾病的关注则较少。

第三，关于英国矿工史和工作关系方面的专著有：J. 班森的《19世纪的英国矿工：一部社会史》③，其论述了矿工的工作环境及面临的危险，以及吸入粉尘造成的危害。亚瑟·麦克埃弗的《英国工作史：1880—1950》④ 介绍了19世纪晚期与20世纪上半期英国的职业情况，对职业安全卫生有所关注，对煤工尘肺病也有专门章节来论述。弗朗西斯和史密斯编著的《联合会：一部20世纪南威尔士矿工史》⑤ 以南威尔士矿工为对象，书中对煤工尘肺病给予重视，记录了主要以粉尘

---

① Arthur Mclvor, Ronald Johnston, *Miners' Lung: A History of Dust Disease in British Coal Mining*, Aldershot: Ashgate Publishing Ltd., 2007.

② Alan Derickson, *Black Lung: Anatomy of a Public Health Disaster*, Ithaca: Cornell University Press, 1998.

③ John Benson, *British Coalminers in the Nineteenth Century: A Social History*, Dublin: Gill and Macmillan, 1980.

④ Arthur Mclvor, *A History of Work in Britain, 1880 - 1950*, Basingstoke: Palgrave Macmillan, 2001.

⑤ H. Francis, D. Smith, *The Fed: A History of the South Wales Miners in the Twentieth Century*, London: Lawrence and Wishart, 1980.

防治和医学措施等为主对煤工尘肺病所做的治理。英国学者论述矿工联盟在尘肺病防治中的作用的专著，有 R. 佩琪·阿诺特所著的《矿工：斗争的年代，一部英国矿工工会的历史：自 1910 年起》① 和《危机和战争中的矿工：一部英国矿工工会的历史：自 1930 年起》，② 两书对职业卫生及安全有所论述，并用大篇幅介绍了英国矿工联盟在尘肺病防治中的作用。

关于英国矿工工会与尘肺病研究的论文主要有：B. G. 米勒尔和 M. 雅各布森合写的《尘暴露、尘肺和煤工死亡率》③，两位作者利用丰富的统计数据和分析材料，较为细致地论述了煤工尘肺病患者的死亡率、新增病例以及肆虐蔓延等情况；迈克尔·布鲁尔在《南威尔士矿工联合会：煤工之肺及专业知识的运用（1900—1950)》④ 中，对 1900 年至 1950 年这半个世纪之间的南威尔士矿工联合会（SWMF）进行了详尽研究，其中讲到工会组织专家对煤工尘肺病进行科学调查，为将其确定为职业病提供证据，并细致地进行了说明；马克·巴福顿和约瑟夫·梅琳在《"仅仅是岩石吗?"有组织的劳工，科学证据和煤矿工人硅肺和尘肺的英国政府专项赔偿计划，1926—1940》⑤ 一文中，分析了英国早期工会争取政府赔偿金的事例，作者认为工会进行的政治游说、独立的科学研究和法庭诉讼是政府在赔偿立法上不断前进的推动力。此外，其他论文如迈克尔·布鲁尔的《不再垂死挣扎：集体应对南威

---

① R. Page Arnot, *The Miners*, *in Crisis and War*：*a History of the Miners' Federation of Great Britain*（*from 1910 onwards*），New York：Augustus M. Kelley，1961.

② R. Page Arnot, *The miners*：*Years of Struggle – A Hisrory of the Miners' Federation of Great Britain*（*from 1930 onwards*），New York：Augustus M. Kelley，1961.

③ B. G. Miller, M. Jacobsen. "Dust Exposure, Pneumoconiosis, and Mortality of Coalminers," in *British Journal of Industrial Medicine*, 1985, 42（1），pp. 723 – 733.

④ Michael Bloor, "The South Wales Miners Federation, Miners' Lung and the Instrumental Use of Expertise, 1900 – 1950," in *Social Studies of Science*, 2000, 30（1）.

⑤ Mark Bufton, Joseph Melling, "'A Mere Matter of Rock'：Organized Labour, Scientific Evidence and British Government Schemes for Compensation of Silicosis and Pneumoconiosis among Coalminers, 1926 – 1940," in *Medical History*, 2005, 49（2）.

尔士矿区伤病隐患：1900—1947》①等，都对煤工尘肺病的预防、治疗进行了详细论述。

通过以往文献的数量与内容，可以知晓英国矿工工会在预防并治理尘肺病过程中发挥了很大的作用。在英国工业化的过程中，矿工工会往往向政府施压、示威，以获得相应的政治、经济权力。在关乎矿工切身的健康问题上，他们同样不遗余力，做出很多有效的举措来预防或减少矿区社会中尘肺病造成的身心伤害，如防尘降尘以改善矿井工作环境；在促进社会动员、援助患病工人、争取申请赔偿金以及推进尘肺病患者再就业等方面同样做出了显著努力。以上的文献著作或多或少都提及了矿工工会在预防与治理尘肺病问题的措施，肯定了其发挥的重要作用。但是，也有对其负面作用的陈述，如过多关注赔偿而忽视治理。这类文献相对中肯和客观，对矿工工会在尘肺病防治过程中的作用有一个全面的把握。

第四，英国国家煤炭局编著的统计调查册子，也是重要的研究资料。1973年，国家煤炭局就曾出版过一本小册子，即《煤矿业有害粉尘的控制》②，反映了国家煤矿局在有害尘控制方面采取的一些措施和方法，是本书研究粉尘控制的一手资料。约翰·罗根曾长期担任国家煤炭局的首席医学官，他也是职业病研究所（IOM）的第一位主任，由他编写的《采矿业中的医学》为推动煤矿业的医学发展提供了第一手的研究资料③，对煤工尘肺病产生的原因、环境、发病机制、临床表现、应对措施等都有重要论述。由此可以看出，英国政府为应对煤工尘肺病引发的社会危机，保障煤矿工人的生命安全，也付出了很大的努力。还有一些著作涉及煤工尘肺病的赔偿问题。如伯明翰大学的 N.

---

① Michael Bloor, "No Longer Dying for a Living: Collective Responses to Injury Risks in South Wales Mining Communities, 1900–1947," in *Sociology*, 2002, 36.

② NCB, *Control of Harmful Dust in Coal Mines*, London, 1973.

③ John M. Rogan, *Medicine in the Mining Industries*, London: William Heinemann Medical Books, 1972.

J. 维克利的《职业病赔偿》①，论述了英国各种职业病与政府的相对赔偿之间的关系，其中就包含煤工尘肺病；简·斯坦普顿的《疾病和赔偿争论》则是从法律法规方面论述英国职业病赔偿的专门著作②。

此外，一些关于矿工工人生活的传记同样是了解尘肺病的重要资料，如文学家乔治·奥威尔的《通往威根码头之路》，就属于矿工传记方面的著作，其真实地表达了矿工对职业健康的态度和观点③。大卫·道格拉斯和乔·克瑞格的《矿工的生活》④更是一本记录当时矿工生活的书籍。该书的作者一位是煤矿雇用的临时观察员，另一位是在矿井下工作时间长达 34 年的老矿工。书中有一章讲到了煤工的尘肺病，真实反映了以观察员和矿工等为代表的直接触及尘肺病的群体的看法。国外学者研究尘肺病的著作多样，成果丰富，这些著作从各方面为本书的撰写提供了有益的资料。

从职业健康史方面看，国内学者对英国职业卫生与安全的系统研究严重不足，迄今发现的只有一些医学专家对英国煤矿职业安全卫生的考察报告等。如 1981 年我国煤炭部煤矿医疗卫生科技情报中心站编写的《英国煤工尘肺及煤矿卫生情况考察报告》，是一本 28 页的小册子，内容较为简单；1982 年刘世杰在鞍钢劳研所座谈会上的发言纲要《英国的煤工尘肺及煤矿卫生情况简介》⑤，简单谈及英国煤工尘肺病的肆虐与蔓延，以及发病原因、死亡率等问题；何凤生的《英国、瑞典、芬兰三国职业病预防与科研考察见闻》则是一个考察见闻⑥，其中

---

① N. J. Wikeley, *Compensation for Industrial Disease*, Aldershot: Dartmouth Publishing Company, 1993.

② Jane Stapleton, *Disease and the Compensation Debate*, Oxford: Oxford University Press, 1986.

③ ［英］乔治·奥威尔：《通往威根码头之路》，陈超译，上海译文出版社 2017 年版。

④ David Douglass, Joel Krieger, *A Miner's Life*, London: Routledge, 1983.

⑤ 陈民孝：《英国的煤工尘肺及煤矿卫生情况简介（刘世杰教授在鞍钢劳研所座谈会上的发言摘要）》，载《冶金劳动卫生》1982 年第 6 期。

⑥ 何凤生：《英国、瑞典、芬兰三国职业病预防与科研考察见闻》，载《中华劳动卫生职业病杂志》1983 年第 1 卷第 1 期。

并无历史性追述；顾学箕的《英国和芬兰的职业卫生服务和人员培训》[①]、杨祖六等人合写的《英国煤工尘肺的流行病学资料介绍》[②] 是从医学角度所做的一些介绍；国家安全生产监督管理总局信息研究院董维武在《中国煤炭》2009 年第 2 期发表的《英国采煤业职业健康与安全立法综述》一文中，对 20 世纪英国在煤炭行业的重要立法进行了梳理和简介。以上考察报告虽缺少历史性分析，但都有助于我们理解英国煤工尘肺病的整体情况。

值得肯定的是，国内一些学者对英国职业健康与安全也进行了一些初步探索。例如，国家安全生产监督管理总局信息研究院董维武的《英国采煤业职业健康与安全立法综述》[③]，对 20 世纪英国在煤炭行业的重要立法做了梳理和简介，他认为严格的矿山安全监管是英国实现煤矿零死亡事故的重要原因，具体体现在采煤业职业健康安全立法和严格的安全管理规定等方面。房照增的论文《英国的职业安全与健康》及其所编译的《英国的职业安全与健康三十年》等，[④] 对英国职业安全与健康等问题做了比较多的关注，其主要围绕英国颁布的《1974 年职业安全与健康法》，依托两个新机构，即安全与健康委员会和安全与健康执行局，从而对其职责等进行考察。康金城的《英国的职业健康与安全管理和科研体系》和《英国的职业健康与安全管理系统》[⑤] 对英国的职业健康状况，包括立法、管理体系等进行了大体的介绍，且将重点放在 1974 年《职业安全与健康法》之后。此外，1984 年陈绍义

---

① 顾学箕：《英国和芬兰的职业卫生服务和人员培训》，载《冶金劳动卫生》1982 年第 1 期。

② 杨祖六、朱耀华、弓文康等：《英国煤工尘肺的流行病学资料介绍》，载《工业卫生与职业病》1985 年第 6 期。

③ 董维武：《英国采煤业职业健康与安全立法综述》，载《中国煤炭》2009 年第 2 期。

④ 房照增：《英国的职业安全与健康（一）》，载《现代职业安全》2004 年第 4 期；房照增：《英国的职业安全与健康（二）》，载《现代职业安全》2004 年第 5 期；房照增编译：《英国的职业安全与健康三十年》，载《中国煤炭》2005 年第 7 期。

⑤ 康金城：《英国的职业健康与安全管理和科研体系》，载《世界安全卫生信息》2001 年第 1 期；《英国的职业健康与安全管理系统》，载《世界安全卫生信息》2001 年第 2 期。

主编的《煤工尘肺》① 一书从医学和流行病学角度介绍了尘肺病概况。杨德昌和白云亭编写的《今日尘肺》② 是多卷本的尘肺病研究论文集，涉及国际尘肺病会议的论文及其他国家尘肺病的研究成果，是了解世界各地尘肺病概况的重要参考资料。中国安全生产科学研究院编撰的《中国职业安全卫生现状》③，则对我国的职业安全卫生做了全方位的介绍，是相对比较权威的官方文献。

南京大学历史系高麦爱的《煤矿工人尘肺病与英国福利国家政策》④，涉及英国煤工尘肺病与国家福利之间的关系，总结了英国在防治尘肺病方面的经验与教训。作者还认为，给予尘肺病患者的经济补偿一直是英国政府解决尘肺病问题的一个方法，但伴随福利国家出现的财政危机，直到撒切尔政府寻找清洁替代能源，才压缩了煤炭工业的规模，基本消除了煤工尘肺这一职业病。《试析撒切尔夫人执政时期英国煤炭工业收缩中的环境因素》这篇文章，⑤ 也与煤工尘肺病略有关联。此外，陈黎黎的《1980 年代以来美国史学界尘肺病史研究述评》《1900—1969 年间美国的尘肺病治理历程及其启示》及户佩圆的硕士学位论文《试论美国黑肺病运动（1968—1978）》等，⑥ 虽然都是对美国尘肺病研究的论述，但对英国同样具有参照作用。

总体来看，关于煤工尘肺病的研究，国外涉及的学科及研究人群较为多样，如历史学、经济学和医学研究等，其著作具有系统性、深

---

① 陈绍义主编：《煤矿尘肺》，煤炭工业出版社 1984 年版。

② 杨德昌、白云亭主编译：《今日尘肺》第 4 卷《防治尘肺研究论文专集》，中国建材工业出版社 1992 年版。

③ 中国安全生产科学研究院编撰：《中国职业安全卫生概况》，中国劳动社会保障出版社 2005 年版。

④ 高麦爱：《煤矿工人尘肺病与英国福利国家政策》，载《南京大学学报》（哲学·人文科学·社会科学版）2011 年第 6 期。

⑤ 高麦爱：《试析撒切尔夫人执政时期英国煤炭工业收缩中的环境因素》，载《淮阴师范学院学报》（哲学社会科学版）2011 年第 6 期。

⑥ 陈黎黎：《1980 年代以来美国史学界尘肺病史研究述评》，载《史学月刊》2011 年第 6 期；《1900—1969 年间美国的尘肺病治理历程及其启示》，载《鲁东大学学报》（哲学社会科学版）2014 年第 4 期；户佩圆：《试论美国黑肺病运动》，河南大学硕士学位论文，2013 年。

刻性等特征；论文方面研究较为细致，往往聚焦于一个工会组织对相关矿区尘肺病展开的预防、一条法律对煤矿工人的赔偿问题所做的规定等。国内研究尘肺病的学者则相对单一，成果较少，以论文为主。通过对相关文献的梳理可以看出国外研究者对尘肺病问题的关注程度，由此反思我国的尘肺病研究是否做到了研究人群的多样化、著作的深入性。因此，无论是英国还是国内学者仍须加大对尘肺病关注的力度。此外，伴随现代医学与社会观念的不断进步，当前煤工尘肺病问题的研究也应随之做出改变，跟进最新态势，以从医学上全面根治并避免尘肺病的再次蔓延。

研 究 方 法

在对尘肺病研究与治理的文献做了反思后，以下对本书的研究方法进行简单论述。

20 世纪，英国社会对煤工尘肺病的医学认知经历了漫长的过程，从社会动员再到预防、治理，英国社会的多个群体参与其中，不仅有与之直接相关的矿工工会，也有以国家煤炭局为主的英国政府，同时还有部分私营煤矿主的贡献。英国煤工尘肺病的治理过程充满了复杂性和曲折性。所以，在研究方法上，将主要采用多学科交叉法、计量史学以及史论结合等方法，尽可能对其进行系统性、全面性的考察与研究。

一、多学科交叉法：在此前的文献反思中可以看出，西方学界在对尘肺病的研究中，主要以疾病史为基础，提出许多具有挑战性问题，也涌现一批令人瞩目的成果，但遗漏了很多重要的社会、经济和文化因素。煤工尘肺病属于职业卫生的范畴，并属于医学社会史这一跨学科方向，因此，对其研究必然涉及多个学科，如历史学、社会学、医学、统计学等学科，本书将多种因素考虑在内，力求为观点与内容提供最可靠的理论支撑。

二、计量史学的方法：计量史学又称为历史定量分析方法，是指运用数学方法、统计学方法和电子计算机技术，通过各种数据关系，解释和认识历史的一种方法。本书中关于英国煤工尘肺病的产生和防控，涉及尘肺病情的部分，采用统计学的方法以表格、数据的方式直观呈现，以利于理解。

三、史论结合。本书立足于历史学基础之上，借鉴相关社会科学的知识与方法，以收集各类材料为依托，对其做出准确判断，达到史论结合，有理有据。

尘肺病相关概念的界定

煤工尘肺病从出现之日起，就表现出复杂、曲折等特点，因此，对相关概念的界定及其内容分类非常必要，它是动员社会各类群体认知、关注的关键，是更好地展开预防、治理与处理相关后续工作的重要标准。

尘肺病是人体由于长期吸入各种有机或无机的尘，或者化学刺激物引起的各种肺病。尘肺病现在还没有更好的治疗办法，是一种终身不能治愈的职业病。病情最严重的尘肺病患者，呼吸十分困难，最后因无法呼吸而死去。尘肺病的类型和严重性有赖于粉尘的构成——少量的某些物质，主要是硅和石棉，就会引起严重的病变；而轻微的刺激物只有在大规模暴露的情况下才会引发尘肺病的症状。

典型的轻微尘肺病症状包括胸痛、呼吸困难和咳嗽；某些严重病例会进一步发展为严重的呼吸能力损害，如慢性支气管炎、肺气肿等。吸入的粉尘会沉积在肺泡或者气囊里，引起炎症反应，使正常的肺部组织转变为纤维化的组织，降低肺的伸缩性。一旦产生够多的瘢痕组织，肺功能就会受到严重损害，尘肺的临床表现也会很明显。肺部所含粉尘的总量，某种尘的有害影响和已经受损害的肺部的感染会加剧尘肺病的恶化。

硅是严重尘肺病中最普遍的致病因素，它在包括采矿、采石、喷砂和陶器制造等许多行业中都存在。肺里有 5 或 6 克的硅就会引起尘肺。石墨、锡、钡、铬酸盐、黏土、铁、煤尘等无机物也会引起尘肺。长期暴露于这些物质中，可能引发相应类别的尘肺。石棉尘、铍尘和铝尘引起的尘肺更为严重，常常在相对短暂的暴露之后就会产生。根据所吸入物质的不同，尘肺可分为煤工尘肺、硅肺（旧称矽肺）、石棉肺、棉尘肺等等不同的类型。本书主要谈及的是英国煤工尘肺病的概况及其预防与治理研究。

据《不列颠百科全书》记载："煤工尘肺病，也叫黑肺病或黑肺，是由于长期吸入煤尘引起的一种尘肺。该病得名于尘聚集引起的肺部产生的独特的青黑色纹理。德国矿物学家乔基斯·阿格里科拉（Georgius Agricola），在16世纪首次描述了煤矿工人的肺病，如今已为人们广泛认知。无烟煤煤矿工人中该病最普遍，但烟煤和石墨矿工中也有。该病的出现是缓慢的；只有10—20年的暴露于煤尘之后才会出现症状，病的严重程度通常与尘暴露的总数相关。然而，不清楚是否是煤本身独自引起了黑肺，因为煤尘中含有硅，引起了相似的症状。黑肺的早期阶段（叫作硅肺）通常无症状，但是它的最高级形式通常与肺气肿或慢性支气管炎有关，能致残；肺结核在黑肺患者中也很普遍。"[①]

1942年，工业肺病委员会（IPDC）承认了煤尘致病的危险性，因此，将煤矿工人接触的可吸入性煤矿粉尘所引起的职业性肺部疾患统称为煤工尘肺症状。这里的煤矿粉尘不仅指煤尘，也包括开拓掘进工作面的岩尘。如果接触的粉尘成分以煤尘为主，则其病理改变趋向煤肺；如果粉尘中以二氧化硅含量为主，则病理改变趋向硅肺，但不论煤矿粉尘中二氧化硅含量多少，一律称为煤工尘肺病。[②] 我国目前将煤工尘肺病根据吸入物质含量的不同分为三类：硅肺、煤肺和煤硅肺。煤矿岩石掘进工作面的工人，接触游离二氧化硅含量较高的矽尘，所

---

① 美国不列颠百科全书公司编著：《不列颠百科全书》（国际中文版）第一卷，中国大百科全书出版社《不列颠百科全书》国际中文版编辑部编译，中国大百科全书出版社2007年版，第379页。

② 杨祖六、朱耀华、弓文康等：《英国煤工尘肺的流行病学资料介绍》，载《工业卫生与职业病》1985年第6期。

患的尘肺病称为硅肺；采煤工作面的工人，主要接触游离二氧化硅含量很低的煤尘，所患的尘肺称为煤肺；既接触硅尘，也接触煤尘的混合工种工人，所患尘肺为煤硅肺。[①] 可见，英国煤工尘肺病的概念与我国的基本相同。

尘肺 X 射线影像分类是确定尘肺病情的重要方法。尘肺病分类经过了一段时期的发展。1945 年英国成立了尘肺研究小组（PRU）对南威尔士的尘肺病情进行了流行病学分析，提出了 X 影像的"两病论"（two diseases theory）分类法，即将 X 线影像分为两大类：一类叫单纯性尘肺（simple pneumoconiosis），形态特征是小点状大致成圆形的阴影，其数量与吸入粉尘总量有关，脱离粉尘后此类阴影数量就不再增加；另一类叫合并症性尘肺（complicated pneumoconiosis），X 线影响下的形态是形状不规整的大团块阴影，多在有相当数量的小点状阴影的背景下出现。它的病理基础是进行性大块纤维化团块，称 PMF，其特点是脱离粉尘后病情仍继续进展，是粉尘以外的原因所致，主要由于结核感染所造成。根据以上论点，分类时首先将两类情况分开，再各自按小点状影的数量和团块的大小期划分。但是这种分类法作为一种方案在 1950 年国际劳工组织（ILO）第三届国际尘肺讨论会上提出后，受到多数代表的反对。后来，来自尘肺研究小组的英国代表弗莱切（Fletcher）采纳大家的意见，对方案进行了修改，形成了第一个国际劳工组织的尘肺影像分类法，简称 ILO1950，英国也采用此种方法。

此后，随着研究的深入，国际劳工组织对尘肺病的影像分类在阴影的形状、标记符号、大小等方面又有一些修订，但分类基本上遵循了 1950 年国际劳工组织对尘肺病的影像分类原则。[②] 简单地说，尘肺 X 影像分为两类：小阴影和大阴影。小阴影按密集度分为四大级、十

---

① 史雁屏：《尘肺及其合并症的治疗》，黑龙江教育出版社 1994 年版，第 1 页。

② 详细情况可参见丁茂柏：《ILO 国际尘肺 X – 线影像分类的演变史》，载《国外医学》（卫生学分册）1983 年 4 期。

二小级，四大级按 0、1、2、3 排列①；大阴影按面积分为 A、B、C 三个级别，详见下表。

1950 年国际劳工组织对尘肺病的影像分类纲要及定义②

	0：X 线影像在正常范围内
具有相互分离状阴影的尘肺影像	1 级：胸片上有少量这类阴影，其分布范围在两个前肋间以上，但不超过一侧肺野内中带之半。
	2 级：分布范围超过一侧肺野内中带之半，但外带不见或仅偶见。
	3 级：两侧肺野内包括外带遍布这类阴影，但肺尖很少或不见。
	X 级：有这类阴影，但不能划入以上任何一级。 阴影分布不均匀时，可按较高级别定
具有融合或大团块阴影的尘肺影像	A 级：有一块或数块直径大于 1 厘米，正在融合进程中，其本身密度尚不均匀的阴影。
	B 级：有一块或数块团块状，其伸展范围没有一侧超过三个前肋间者。
	C 级：一块活数块密度均匀一致的团块阴影，其伸展范围至少在一侧肺野超过三个前肋间。
	D 级：以上 ABC 任何一级伴有肺结构严重扭曲变形者

我国 2009 年修订的尘肺病诊断标准参照了国际劳工组织的尘肺病分类法，将 X 射线胸片表现分为三期。一期尘肺是指有总体密集度 1 级的小阴影，分布范围至少达到 2 个肺区。二期尘肺是指有总体密集度 2 级的小阴影，分布范围超过 4 个肺区；或有总体密集度 3 级的小阴影，分布范围达到 4 个肺区。三期尘肺是指有下列情形之一者：有大

---

① 英文中小阴影分类的单位是单词"category"，国内翻译不一致，有的译为"类"，有的译为"级"。而国内又以"期"来描述。因有些图表系引用，为忠实于原文，本文采用级和类两种译法。

② 丁茂柏：《ILO 国际尘肺 X－线影像分类的演变史》，载《国外医学》（卫生学分册）1983 年第 4 期。

阴影出现，其长径不小于 20 毫米，短径不小于 10 毫米；有总体密集度 3 级的小阴影，分布范围超过 4 个肺区并有小阴影聚集；有总体密集度 3 级的小阴影，分布范围超过 4 个肺区并有大阴影。①

　　20 世纪英国煤工尘肺病的肆虐与蔓延，成为其健康卫生史上最严重的职业病之一，其复杂、多样的病症使诊断上具有不同的标准与分类。在今天，尘肺病仍是困扰世界很多国家的一种危害较大、难以治愈的职业病。英国煤工尘肺病的爆发，是伴随工业革命后煤炭工业的快速崛起而出现的，其就业人数与规模不断上涨，矿井工人构成了 19 世纪后期英国工人阶级最主要的群体之一。在煤矿主与国家煤炭市场需求日益增长的影响下，英国医学界及社会对煤工尘肺病的认知经历了漫长的过程，造成了诸多煤矿工人的伤亡，极大地危害他们的身体健康与生命安全。英国矿工工会是最先接触并对煤工尘肺病进行预防和治理的组织，其在矿井中防尘、降尘以改善工作环境，救济、援助患尘肺病的工人群体，与政府、矿主谈判争取煤矿工人的薪资与赔偿金，积极争取解决其再就业问题等。另一方面，以国家煤炭局为主的相关政府机构在 20 世纪中后期同样采取众多举措抑制煤矿工人尘肺病的蔓延，解决尘肺病患者的再就业和休养康复等问题，以此缓解社会危机、保障愈发重要的矿工群体的安全。经过英国各方面的通力合作，煤工尘肺病的发病率与新增病例从 20 世纪 70 年代开始显著下降，至 21 世纪初，矿井的大量关闭从根本上杜绝了尘肺病的出现，其成功的治理经验对我国乃至世界其他国家的同类职业病都具有重要的借鉴意义。

---

① 尘肺病诊断标准 GBZ 70 - 2009，http：//www. moh. gov. cn/publicfiles//business/html-files/zwgkzt/pwsbz/index. htm，2010 - 12 - 13。

第一章　英国煤炭工业的发展及其就业状况和工作环境

英国是世界上较早大规模使用煤炭做燃料的国家之一。在整个中世纪时期，煤炭虽已出现，然而仅少量用于家庭供热和部分局限性行业中。近代早期开始，英国煤炭价格的持续下降刺激城镇煤炭消费的增长，到18世纪煤炭已跃升为英国家庭主要的供热燃料。在手工采煤时代，煤炭开采量不高，难以大规模集中挖掘。从19世纪开始，随着英国社会对煤炭的需求量骤增，以及机械化开采时代的来临，煤炭产业的市场需求量不断扩大，煤炭成为英国工业技术转变的关键性燃料，在国民经济发展中占有举足轻重的地位。英国对煤炭需求量的日益增加，吸引了很多就业工人投身其中。当时煤矿工人身处恶劣的工作环境中，矿井里供氧不足，黑暗且潮湿，常常面临爆炸、水灾和坍塌等危险，加上高强度的劳动时间与负荷量，越来越严重地威胁煤矿工人的安全与健康。开采煤炭技术的发展虽然有助于改善煤矿工人的工作环境，减少不必要的伤亡，但随之而来的则有其他危害，如尘肺病等慢性职业病。

第一节　英国煤炭工业的发展

在中世纪和近代早期，英国主要依靠土地和森林这两种主要的自然资源维持不断增长的人口——土地种植作物用以生产必需的粮食；森林则提供源源不断的原材料，供人们建造房屋、船舶和家具等生活用品，以及作为燃料为人们供暖供热。随着人口不断增加、工业日益繁荣，以森林为基础的木炭、薪柴的市场需求越来越大，导致森林的持续锐减、薪柴价格的上涨。再加上耕种土地面积的压缩等等，人们开始利用煤炭作为生活与工业的燃料，以缓解"森林危机"，解决能源问题。英国矿产资源丰富，特别是埋藏浅、容易开采、储量巨大的煤炭资源，遍布英格兰东北部、南威尔士以及苏格兰中部等地区。煤炭的使用，使世界进入能源经济的新时代。煤炭经济成为英国工业革命的驱动器，[1] 成为支撑英国人创造财富和成就繁荣的最强有力的后盾之一，而且也是推动英国制造业日趋兴盛的重要保障，[2] 促使其创造一个又一个工业奇迹，在英国国民经济中占有举足轻重的地位。

一、近代早期英国煤炭资源的利用

英国利用煤炭的历史较为悠久。早在罗马不列颠时代，煤就已经偶尔被用作燃料。在中世纪，英国家庭、修道院已部分用煤取暖。在852 年存留的一份契据中显示，一个叫伍尔弗雷德的人承担供应梅达姆斯特德修道院修道士的年租中，就有"六十担木柴、十二担煤炭和六担泥炭"[3]。12 世纪，使用煤炭来烹饪和取暖的记录开始大量出现。中世纪的达勒姆主教就曾以破坏原始土地为借口，勒索高达 1/3 的煤炭税，也从侧面证明了煤炭利用的历史之悠久。但是，由于煤炭燃烧起来烟雾较大、气味难闻且环境污染严重，所以一度被英国君主禁止在工业生产中使用。在家庭供热与烹饪中，因为通风排烟设施还未出现，煤炭无法充分燃烧，又存在浪费现象，因此，也很少被英国家庭普遍接受。同时，燃烧煤炭时火焰较旺，敞开式火炉导致火灾隐患。[4] 因此，以森林为基础的薪柴与木炭以其价格廉价、容易获取和掌控，成为这一时期英国家庭供暖、供热和烹饪的主要燃料。

---

① ［英］罗杰·奥斯本：《钢铁、蒸汽与资本：工业革命的起源》，曹磊译，电子工业出版社 2016 年版，第 31 页。

② ［英］罗伯特·艾伦：《近代英国工业革命揭秘：放眼全球的深度透视》，毛立坤译，浙江大学出版社 2012 年版，第 121 页。

③ ［法］保尔·芒图：《十八世纪产业革命——英国近代大工业初期的概况》，杨人楩、陈希秦、吴绪译，商务印书馆 2011 年版，第 252 页。

④ ［英］罗伯特·艾伦：《近代英国工业革命揭秘：放眼全球的深度透视》，毛立坤译，浙江大学出版社 2012 年版，第 138 页。

至 16 世纪，伴随着人口的增加、各类工业的发展以及国家其他各方面的需要，薪柴的需求量急速增加。13 世纪以前，英国因森林众多尚能提供廉价的薪柴燃料，然而在时间的推移中对有限性森林的获取愈加困难，加上英国皇室与贵族对城郊森林土地的占有，使可利用的薪柴燃料更为有限。据统计，在 11 世纪时，英国土地的森林覆盖面积达 15%，到 16 世纪末覆盖率仅剩下 6%。[①] 薪柴的紧缺造成对耕种土地的挤压，森林与耕地间的争夺经常导致农作物的歉收，间歇性饥荒成为威胁人口增加的主要障碍。因此，以森林为基础的薪柴燃料必然受到限制，直接性的影响是其人均需求直线下降。以伦敦地区为例，14 世纪至 15 世纪，薪柴的人均消费量由 280 公斤减少至 200 公斤，反映出在中世纪晚期，英国社会薪柴供热面临的普遍困境。[②] 同时，更重要的是薪柴燃料的有限性决定了其成本价格的日益高昂。1536 年，英国拉特兰郡拉特兰伯爵地产商的 1 车木炭价值仅为 3 先令 4 便士，但 50 年后的 1586 年，买同样的 1 车木炭则需要 25 先令之多。[③] 内弗在《英国煤炭工业的兴起》中的相关表格（表 1-1），对比了 16 和 17 世纪英国柴薪与一般商品的平均价格，其中以 100 为基数的薪柴燃料明显高于一般商品的上涨速度，为煤炭燃料时代在英国的全面到来提供了价格上的证据。

表 1-1　16 和 17 世纪英国薪柴价格和其他一般商品平均价格的比较[④]

年份	1451—1500 年	1551—1560 年	1583—1592 年	1603—1612 年	1613—1622 年	1623—1632 年	1633—1642 年
一般商品价格	100	132	198	251	257	282	291
薪柴燃料价格	100	163	277	366	457	677	780

---

① P. Rutter, J. Keirstead, "A Brief History and the Possible Future of Urban Energy Systems," in *Energy policy*, 2012, 50, p.74.

② P. Warde, "Fear of Wood Shortage and the Reality of the Woodland in Europe, c. 1450－1850," in *History Workshop*, 2006, 62 (1), pp.28－57.

③ J. U. Nef, *The Rise of the British Coal Industry*, London：Routledge, 1932, p.158.

④ J. U. Nef, *The Rise of the British Coal Industry*, London：Routledge, 1932, p.158.

薪柴燃料的有限与日益稀缺，以及相对成本价格的不断高涨使英国社会开始寻求供热、取暖的燃料替代品。从 16 世纪中后期开始，英国煤炭的消耗量显著增加，正如艾伦·麦克法兰在《现代世界的诞生》中论述道："英格兰人早在盎格鲁—撒克逊时代就开始大量用煤了，16 世纪后半叶更是用量激增。"[1] 这种激增主要表现在对家庭住宅的供暖与供热。与之前燃煤产生的难闻气味、烟雾以及火灾隐患不同的是，该时期炉箅与烟囱这两大发明，解决了上述阻碍煤炭家庭供热的技术等问题，使其供热质量显著提高。由此，煤炭开始取代柴薪，成为关键性燃料。除了技术因素外，煤炭成本的价格优势也为英国社会广泛使用煤炭资源奠定了坚实基础。16 世纪以来，英国煤炭价格的持续下降刺激城镇、乡村煤炭消费的普遍增长。据统计，在 15 世纪末期，英国每吨煤炭的平均价格为 300 英镑；16 世纪初，平均价格降至 250 英镑；到 1550 年又降至 150 英镑，1600 年价格又降至 100 磅，之后则在 100~200 英镑之间浮动。因此，英国的煤炭消耗量逐步增长，[2] 至 18 世纪，煤炭已经成为家庭供热、取暖的主要燃料。[3]

此外，英国煤炭运输条件的改善与排除矿区水泛等措施的落实，进一步扩大了消费市场，提高了煤炭生产吨量。17 世纪以前，以木制拉煤车为主的陆路运输不仅限制了煤炭市场的扩大，而且由于其运输费用的高昂，更使其成本大为增加。水路交通的改善则一举解决了两大障碍。远古时代的地理与气候变化，以及地势的崎岖不平，造就了英国众多的河流，在稍加整治与贯通后，就形成颇为密集且水量丰富的河流网，为海边或近海的煤田带来便利的水路交通。由此，采煤业依靠日益改善的水路交通在英国快速发展，纽卡斯尔成为以煤炭贸易

① ［英］艾伦·麦克法兰主讲：《现代世界的诞生》，刘北成评议，刘东主持，管可秾译，上海人民出版社 2013 年版，第 44 页。

② R. Fouquet, *Heat, Power and Light: Revolutions in Energy Services*, Cheltenham: Edward Elgar Publications, 2008, p.74.

③ P. Rutter, J. Keirstead, "A Brief History and the Possible Future of Urban Energy Systems," in *Energy Policy*, 2012, 50, p.75.

为主的重要港口，源源不断地为伦敦及其他地区的消费市场提供煤炭燃料。另一方面，在排除矿区水泛的过程中，逐渐摒弃了以人畜和水力为动力的方式，转而以蒸汽机作为高强度排水的工具，效果明显，加速了煤炭的采掘与开发。

英国煤炭消耗量的不断增加使其"煤炭市场也日趋成熟，其中主要消费的主要煤炭有褐煤、无烟煤两种。前者产自英格兰东北部，主要供应东部沿海地区，燃烧时容易收聚，持续燃烧能力不足，需人工不停拨弄才能充分燃烧；威尔士无烟煤则没有上述缺陷，无烟、清洁，无人照看下能够持续燃烧，主要不足是引燃困难，且作为优质煤较为稀缺，高质量、低供应使其较为昂贵。这样煤炭价格的差异引起消费市场的分化，普通家庭多选用劣质煤"①，王室贵族则选用威尔士无烟煤。煤炭除在日常生活中的消耗外，在部分工业生产中同样被使用。"1738年有一份请愿书请求议会采取措施禁止煤价过分上涨，这份请愿书上有'玻璃制造人、啤酒酿造人、酿酒人、制糖人、肥皂制造人、铁匠、染匠、制砖匠、烧制石灰人、铸造人、布匹印染人'的签字"，② 这表明煤炭的消耗已扩大至工业生产之中，但仍不能体现煤炭在工业领域中的高利用率。

近代早期，英国社会出现"森林危机"，煤炭能源逐渐替代传统社会生活中占主要地位的薪柴与木炭等燃料。伴随煤炭成本价格的不断下降、水路交通运输的改善，以及矿区排水技术的改善，在工业革命前，英国煤炭产业已具有广阔的市场基础和颇具规模的采煤、开发条件，由此为英国各类工业的进一步发展奠定了强有力的能源与动力基础。反过来，工业革命的开展又推动了煤炭产业的真正崛起，两者互为因果，相互支撑，形成良性互动，共同推进了此后英国经济的持续增长。

---

① 吕富渊：《英国能源服务变迁研究》，陕西师范大学硕士学位论文，2014年，第15页。
② ［法］保尔·芒图：《十八世纪产业革命——英国近代大工业初期的概况》，杨人楩、陈希秦、吴绪译，商务印书馆2011年版，第252页。

二、英国煤矿资源的分布与优势基础

英国煤炭资源之所以能够替代长久以来被广泛使用的木炭与薪柴等燃料，主要是因为其储量巨大、蕴藏丰富且分布广泛，一旦突破技术瓶颈，就容易开采，廉价而又实用。但在19世纪60、70年代，当煤炭产量开始以几何级数的速度增长时，人们曾一度担忧其储量会很快被消耗掉。1863年，在英国科学发展协会，威廉·阿姆斯特朗（William Armstrong）预测，煤炭消耗在未来不是以算数级增长，而是几何级快速消耗，他根据爱德华·赫尔（Edward Hull）对煤炭资源储量的分析，认为煤炭可再维持212年。两年后，经济学家杰文斯（W. S. Jevons）出版《煤炭问题》（*The Coal Question*）一书，对煤炭产量与消耗速度再次做出推断，给出了煤炭仅供应100年的惊人数字，引起了英国议会上下两院的争论与行动。1871年，英国煤炭委员会估计了全国的煤炭储藏量，做出了乐观的统计，他们认为可以开发利用的煤炭储量实际上应为1 460亿吨，此外，还有410亿吨煤炭资源储藏于距地表4 000～6 000英尺的深处。[①]事实上，英国的煤炭资源确如英国政府后期统计的那样，甚至更加丰富。

从地理位置看，英国位于欧洲大陆板块的边缘地带，特殊的地质时代使其形成了各个时代、各种不同类型的岩层，并蕴藏丰富的煤、铁、铅、铜、锡、锌、石灰石以及砾石……几乎所有的煤都来自地质期的石炭纪，而且要么裸露在地表，要么很容易开采。[②]迟至20世纪末期，据1989年第14届世界能源会议资料表明，英国煤炭资源总量为1910亿吨，其中绝大部分是硬煤，褐煤仅4亿吨；英国石油公司在《1997年世界能源统计》公布的数据显示，英国无烟煤和烟煤可采储量为20亿吨，次烟煤和褐煤可采储量为5亿吨，总可采储量为25亿吨，占世界总储量的0.2%，英国煤炭资源非常丰富。

---

① ［英］布雷恩·威廉·克拉普：《工业革命以来的英国环境史》，王黎译，中国环境科学出版社2011年版，第132页。英尺，英制长度单位，1英尺约合0.3米。

② ［英］罗杰·奥斯本：《钢铁、蒸汽与资本：工业革命的起源》，曹磊译，电子工业出版社2016年版，第31页。

煤炭资源遍布英国各地，不仅储藏巨大，而且分布较为广泛和均匀。英国煤矿主要分布在英格兰东北部、南威尔士以及苏格兰中部等3个大区，包括约克郡、兰开夏郡、肯特郡、格洛斯特郡等10个煤区，其中，英格兰和威尔士的露天煤层都坐落在由串特河、索尔河、沃里克郡的埃房河和赛佛恩河所构成的曲线以西，① 南威尔士的煤矿在全国总量中位居前列。但是在历史上，"直到1850年，英国煤炭工业的中心在泰恩河谷，其产量占全国的四分之一，其次是约克郡、兰开夏郡和南威尔士"。② 煤田的开采及煤炭产量在不同时期分布不同。此外，英国煤田的煤炭变质程度不一，从长焰煤到无烟煤皆有，主要是低、中变质程度的煤到炼焦煤。长焰煤和气煤约占储量的80%，无烟煤储量占3%~4%。煤层平均厚度为1~2米。英国有较大经济价值的煤田，都属于上石炭纪，只有苏格兰分布下石炭纪煤矿，还有几个侏罗纪煤田；英国的煤炭资源大多生成于古生代，仅苏格兰有小部分中生代烟煤资源，德文郡有新生代煤层。③

英国煤炭资源的丰富、易开采，使其能源价格非常便宜。据艾伦教授的统计，1800年时，英国西部地区含有1MBtu④热能的煤炭燃料仅需要0.5克白银（伦敦地区为3.84克），同期的安特卫普则需要5.51克白银，马德里6.28克白银，北京地区则达到7.11克白银。⑤ 煤炭成本的相对便宜，为英国进一步发展其他工业带来了便捷条件。以英国玻璃制造业为例，18世纪70年代，其在加工流程说明书中明确标示着，玻璃制造行业的单位产品所对应的煤炭燃料成本仅是法国同类产品所需成本的1/6。⑥ 廉价的煤炭能源成为支撑此后英国经济持续发展的坚强后盾，为工业革命的到来奠定了优势基础。因为"不列颠的

---

① ［英］克拉潘：《现代英国经济史》上卷第一分册，姚曾廙译，商务印书馆1986年版，第72页。

② 王章辉：《英国经济史》，中国社会科学出版社2013年版，第151页。

③ 数据来源于 http://eur.bytravel.cn/art/ylg/ylgkygdmtzygk/index.html。

④ MBtu，英制热单位，1MBtu 约合28.3立方米。

⑤ ［英］罗伯特·艾伦：《近代英国工业革命揭秘：放眼全球的深度透视》，毛立坤译，浙江大学出版社2012年版，第150—151页。

⑥ J. R. Harris, "Saint – Gobain and Ravenshead," in *Great Britain and Her World*, *1750 – 1914*, Manchester：Manchester University Press, 1975, p. 38.

每一位游客都注意到了工业和人口以不平常的方式渐渐集中于煤矿及其附近一带的情形……煤炭乃是任何程度的人口集聚和大规模工业发展所不可少的基本条件"。①

三、英国煤炭工业在其国民经济中的地位

工业革命之前，燃烧煤炭主要用于英国家庭的供热、取暖以及部分类型的工业生产中，且受到难以逾越的限制，因此，煤炭利用效率不足，开采量低下。"自从煤炭被广泛地用于冶炼钢铁和蒸汽机燃料后，煤炭在工业上的重要性是怎么强调都不过分的。"② 钢铁工业与煤炭工业的结合在现代大工业中占有特殊的、重要的位置。18 世纪中期以前，英国仍主要以木炭冶炼铁矿石，所使用的高炉大部分设在英国南部的林木地区，具有很强的地理区位性，如萨塞克斯郡："这个郡从前盖满了森林，它对炼铁厂提供必要的燃料；它在 16 和 17 世纪经历过非常昌盛的年代。"③ 随着森林的不断锐减，这个地区炼铁工业的衰落已很明显，这也进一步加剧了人们的担忧。人们就此认为："在都铎王朝时期的英国，萨塞克斯（Sussex）的铸铁业不仅消耗掉全国的燃料，而且消耗掉用于建筑和造船用的木材"；④ "钢铁工业的发展，似乎以过分砍伐和最终毁灭森林为其不可避免的结果"，⑤ 炼铁高炉将与森林一道消失。因此，从 17 世纪 20 年代开始，伴随薪柴危机，英国炼铁业经历了停滞与衰退期，继而遭到由波罗的海供应给其丰富木炭的瑞典炼铁业的强势竞争，这一时期国内的生铁、铁条严重依赖从瑞典进口。焦炭供热技术的突破则彻底扭转此局面，更使炼铁业、煤炭采掘业成为英国工业革命的两大支柱产业（另一大支柱产业是棉纺织

---

① ［英］克拉潘：《现代英国经济史》上卷第一分册，姚曾廙译，北京：商务印书馆1986 年版，第 66 页。

② 王章辉：《英国经济史》，中国社会科学出版社 2013 年版，第 151 页。

③ ［法］保尔·芒图：《十八世纪产业革命——英国近代大工业初期的概况》，杨人楩、陈希秦、吴绪译，商务印书馆 2011 年版，第 243 页。

④ ［英］布雷恩·威廉·克拉普：《工业革命以来的英国环境史》，王黎译，中国环境科学出版社 2011 年版，第 130 页。

⑤ ［法］保尔·芒图：《十八世纪产业革命——英国近代大工业初期的概况》，杨人楩、陈希秦、吴绪译，商务印书馆 2011 年版，第 250 页。

工业）。

在英国，利用煤炭供热进而炼铁的应用早在中世纪就已开始，但由于技术瓶颈的障碍，即难以融化铁矿石的原因，煤炭中的硫化物在燃烧时会释放出来，然后会使铁矿石变质，由此生产出的铁容易破碎、劣质且不纯，更不能锻造再加工。因此，煤炭的使用仅限于锻造金属和金属加工等几种制作方法，长期以来得不到炼铁工业的重视。17 世纪开始，经过西蒙·斯特蒂文特、达德·达德利、布劳恩施坦等几代研究者对煤炭炼铁坚持不懈的探索，终于在 100 年后，煤炭炼铁技术有了变革性突破，效果显著，进而克服了炼铁业者普遍遇到的难题。成功发明焦炭炼铁工艺的是位于科尔布鲁克戴尔的达比家族。亚伯拉罕·达比一世是这一发明的所有者，"1709 年左右，他来到希罗普郡科尔布鲁克戴尔安家，他同几个合伙人租进了设备，亦即是说一个旧高炉和几个锻炉。在这里，他用这个高炉生产的铁灌在沙模里铸造种种铁制品，高炉是用木炭发生作用的，因为人们还没有想到使用煤炭。不久之后，他发表意见说，用煤炭在高炉里炼矿石也许能够得到铁；他首先用生煤即从煤矿里取出的原煤来试验，但是没有成功。他并未泄气，他叫人把煤烘焦以使其成为焦煤，好象烘烤麦芽使之干枯一样；这样做成功了，并使他感到满意"。[1]

一旦突破技术性难题，炼铁业便势不可挡地飞速发展，其规模与产量在焦炭冶铁方法下不断突破。在 1750 年、1800 年、1840 年其产量分别达到 3 000 吨、17 万吨、100 万吨，炼铁工业的生产量在不到 100 年的时间里增长了 300 多倍，成为工业革命超常发展的典型工业。[2] 紧随其后的则是其关键性燃料——煤炭的采掘与开发，煤炭为炼铁业提供了源源不断的燃料，炼铁业反过来使煤炭迅速成长为一类工业经济。从 18 世纪到 19 世纪 30 年代，英国各地的煤产量都达到了惊人的增长，其总产量的年增长率达到 2% 以上。（见表 1－2）"到 1760 年代，英国

①［法］保尔·芒图：《十八世纪产业革命——英国近代大工业初期的概况》，杨人楩、陈希秦、吴绪译，商务印书馆 2011 年版，第 231—232 页。

② R. Fouquet, *Heat, Power and Light：Revolutions in Energy Services*, Cheltenham：Edward Elgar Publications, 2008, p.63.

几乎完全依赖煤，煤的消耗量超过任何一个欧洲国家。"① 再以英国人均煤炭的消费量来看，从 1700 年的 9 英担上升至 1750 年的 16 英担，在 1800 年超过 27 英担，到 1830 年更上升为 30 英担，② 且这一统计尚没有考虑英国日益增加的人口数量。煤炭的广泛应用使"一位法国参观者对英国的变化感到大为惊异。他写道：'煤是英国制造业的灵魂'，它'适用于家庭各个方面，无论是取暖、炊事或洗衣，在这方面我们都是用柴的'"。③

表 1-2 1700—1830 年采煤地区煤产量的估算（单位：千吨）④

采煤地区	1700 年	1750 年	1755 年	1800 年	1815 年	1830 年
苏格兰	450	715	1 000	2 000	2 500	3 000
坎伯兰	25	350	450	500	520	560
兰开夏郡	80	350	900	1 400	2 800	4 000
北威尔士	25	80	110	150	350	600
南威尔士	80	140	650	1 700	2 750	4 400
西南地区	150	180	250	445	610	800
东密德兰地区	75	140	250	750	1 400	1 700
西密德兰地区	510	820	1 400	2 550	3 990	5 600
约克郡	300	500	850	1 100	1 950	2 800
东北地区	1 290	1 955	2 990	4 450	5 395	6 915
总数（英吨）	2 985	5 230	8 850	15 045	22 265	30 375
（吨）	3 033	5 314	8 992	15 286	22 621	30 861
复合年增长率（%）	1.13	2.13	2.15	2.65	2.09	

① ［英］罗杰·奥斯本：《钢铁、蒸汽与资本：工业革命的起源》，曹磊译，电子工业出版社 2016 年版，第 44 页。

② Michael Walter Flinn, *The History of the British Coal Industry*：*1700 - 1830*. Oxford ： Clarendon Press，1984，p.290.

③ 邱建群：《生态危机与能源转换英国首先发生工业革命原因之新解》，载《辽宁大学学报》（哲学社会科学版）2010 年第 2 期。

④ Michael Walter Flinn, *The History of the British Coal Industry*：*1700 - 1830*, Oxford：Clarendon Press，1984，p.27.

煤炭在工业革命中成为原动力，成为支撑工业革命的支柱产业之一。从工业革命开始，英国的煤炭工业迅猛发展，19 世纪中叶，英国煤炭工业的开采量占世界总开采量的 2/3。1860 年，沃德尔等人对矿井中风扇的改造，使机械通风装置得到普遍采用，又进一步拓展了采煤的潜力。19 世纪末 20 世纪初，随着第二次工业革命的深入，英国的"世界工厂"地位受到严重挑战，经济呈现出相对缓慢的发展趋势，尤其是采矿业、冶金业等传统工业相对衰落得厉害。在这种相对衰落的趋势下，英国经济仍在发展，1870—1914 年的英国经济呈现出一种发展与萧条的周期性、阶段性交替趋势……1884—1886 年、1892—1894 年、1900—1904 年、1908—1910 年四个时期是英国工业发展缓慢的时期，而 1870—1883 年、1887—1891 年、1894—1899 年、1905—1907 年、1910—1913 年。这几个时期英国工业发展较快。[①] 英国出口贸易的发展趋势与工业发展的趋势一致，英国煤炭行业的发展也随着出口贸易的波动而沉浮。

英国的煤炭产业在 1913 年达到开采量的巅峰，即 2.92 亿吨，之后再也没有超过这个数量，在第一次世界大战期间下滑又复苏，出现了不稳定的下降期。战后，稍有复苏的煤炭业受到汹涌而至的经济大危机冲击。两次世界大战之间，英国的煤炭工业进行了重组，煤炭业的利润不断上涨，但其占世界的总额却在不断下降。"英国的煤炭产量从 1913 年占世界产量的 23.2% 下降到了 1937 年占世界产量的 18%，英国煤产量占世界总产量比例的下降说明了其地位的下降以及行业规模的缩小，这既是工业重组的结果，也是行业整体衰落的反映。"[②] 第一次世界大战前，采煤量达到最高峰，1913 年产煤 2.9 亿吨，其中有 1/3 供出口。此后，由于燃料动力结构的变化和其他产煤国的竞争，英国采煤业不断衰退。第二次世界大战前夕，煤炭产量下降至 2.3 亿吨，后经投资改造，20 世

① 丁建定：《1870—1914 年英国经济结构的调整与社会生活的变化》，载《南都学坛》（哲学社会科学版）2000 年第 2 期。

② 胡莉：《两次世界大战之间英国传统工业的重组研究》，陕西师范大学学位论文，2013 年，第 63 页。

纪 50 年代末，其产量已恢复到 30 年代末经济萧条时期的水平。此后，部分由于燃油船只的大量使用，部分由于出口的减少，英国对煤炭需求锐减，产量降至 1 亿吨左右，并从 1948 年起由大量出口变成少量进口煤炭，煤炭在英国燃料动力构成中的比重虽已大大下降，可是同其他发达国家相比，英国仍然是煤炭占比最高的国家之一。

从 19 世纪开始，煤炭经济在英国工业中的重要性日益体现，作为关键性的能源燃料，它对整个工业领域的技术变革都产生了革命性的影响，特别是与钢铁工业的相互结合、蒸汽机的推广使用等，促进了采煤技术的不断革新，极大地促进了煤炭在生产、生活中用量的增长，使英国煤炭经济成为引领世界新型能源市场的先锋，在世界煤炭市场的消耗与生产中稳居前列。采煤业曾有力地促进了英国工业区的形成。工业化初期，煤是最重要的能源，当时远距离运煤运费昂贵，于是工厂大都建在煤炭产区，劳动力也都向这里集中，结果在采煤区逐渐形成了英国的主要工业区。直到 20 世纪中期，英国的煤炭工业在国民经济中始终占有举足轻重的地位，对英国经济的发展、人民的社会生活都具有显著影响。

第二节　英国煤炭工业的就业状况及工作环境

煤炭经济是一种工序繁多的复合型工业，它需要煤矿工人在矿井中的开采与地面上的相互配合——地下开采后的煤炭运输也是工作流程的重要一环。所以，诸多的人力资源必须协同作业。因此，英国煤炭工业的发展离不开众多煤矿工人的辛勤与劳作。伴随工业革命的展开，煤炭越来越成为英国的关键性燃料，其市场需求量不断增加，煤矿工人的就业人数同步攀升。煤矿工人为英国工业化的发展与帝国的建设做出很大的贡献，但煤矿开采的工作环境艰苦、劳动强度巨大，严重威胁着煤矿工人的生命安全与身体健康。19 世纪乃至 20 世纪英国煤炭工业的发展，伴随的是煤矿工人的灾难与不幸。

一、英国煤炭业的就业状况

英国煤炭资源的储藏丰富，开发利用的历史较为悠久，长期以来，吸引了大批的从业人员。工业革命时期，煤炭年产量的不断增长使英国成年男子数量难以满足其开采需要，妇女儿童一度卷入其中。根据1841 年英国的一项调查：仅在煤矿工作的 20 岁以下男性工人就有 32 475 人，20 岁以上的达 83 408 人；20 岁以下的女性工人 1 165 人，20 岁以上的有 1 185 人，共有 118 233 名工人直接参与煤矿工作，是铜矿、铅矿、铁矿等工人人数的十几倍。[①] 此后，在煤矿开采技术、社会改革与国家进步思潮影响下，妇女与童工逐渐淡出煤矿工人的行列，但因煤炭需求量的增大，成年煤矿工人的人数依然迅猛增加。

从 19 世纪中叶开始，煤矿工人从已有的 20 多万稳步上升，至1920 年时，英国煤炭从业人员已达到 124 万，煤炭开采量和从业人数均达到了历史最高（见表 1 - 3）。第一次世界大战后，随着煤炭行业的重组，从业人数略有下降，但仍维持在较高水平。1947 年英国煤炭行业国有化时，仍有 70 多万工人。20 世纪六七十年代开始，能源结构的调整导致大量矿井关闭，煤炭从业人员总体上呈下降趋势，期间因石油危机而有波动。从 80 年代起在政府的强力政策之下，煤矿工人人数持续下降，到 2000 年缩减至 8495 名从业者；截至 2015 年，当凯灵利煤矿关闭后，英国几乎再没有开采煤矿的工人了。

表 1 - 3　英国煤产量和雇员人数，1850—2000 年[②]

年份	产量（百万吨）	雇员人数
1850—1855	68.4	218 230

①［德］恩格斯：《英国工人阶级状况》，中共中央马克思恩格斯列宁斯大林著作编译局译，人民出版社 1956 年版，第 293 页。

② Arthur Mclvor, Ronald Johnston, *Miners' Lung: a History of Dust Disease in British Coal Mining*, Aldershot: Ashgate Publishing Ltd., 2007, p.28. 1850 年—1855 年，1880 年—1885 年，1900 年—1905 年的英国煤产量为年平均产量及 2000 年煤炭的具体产量未知。

续表

年份	产量（百万吨）	雇员人数
1880—1885	156.4	458 600
1900—1905	227.4	778 700
1920	229.5	1 248 000
1947	200.0	703 900
1960	193.6	602 100
1980	126.6	229 800
2000	未知	8 405

二、煤炭开采业的工作环境

从 19 世纪初期到 20 世纪末期，英国煤炭业的开采与发掘经历了从手工作业向机械化，再向自动化发展；从露天矿厂到浅层矿井，再到深层矿井的变化。在 19 世纪 30 年代以前，露天矿厂和浅层矿井较为常见，此后，大规模的煤矿和具有决定性作用的开采真正开始。从矿井中的工作环境来看，随着采煤技术的发展，矿井中的开采状况虽然逐渐得到好转，但煤矿工人的工作环境仍充满危险，体现出很强的职业特征。煤矿产业的主要工作分为地上和地下两部分。地上工作包含筛选、分级和洗煤，以将不同的煤产品供给不同的消费人群与市场使用。地上工作强度通常较轻，多由一些老矿工或身体不能适应井下工作的矿工承担。工业革命时期，妇女和童工占很大一部分。即使到第二次世界大战时，在南威尔士、兰开夏郡和东苏格兰等地，还有几千名女性工人从事地上工作。地上工人还包括负责排风机的工人和矿井运转必不可少的各种工匠，比如机械、建筑和设备维护工人。随着组织管理与技术的不断进步，许多较大的煤矿还雇用很多管理人员，后来又出现矿区医疗中心、矿区浴室等附属机构的工作人员。以 1945 年为例，地上煤炭产业的工人占煤矿工人总人数的 20% 到 25% 之间。

表 1 - 4　1945 年英国各地煤矿数及不同采煤工人人数 ①

地区	煤矿数	地下雇员数	地上雇员数
苏格兰	384	63 591	20 901
诺森伯兰和坎伯兰	117	33 833	11 797
德比	227	82 084	23 249
约克	220	106 246	29 086
英格兰中北部	170	75 083	25 733
英格兰西北部	141	44 184	15 395
加的夫	255	64 223	15 532
斯温西	167	29 091	8 242
英格兰中南部	205	49 716	17 843
总计	1 886	548 051	167 778

　　地下工作主要有 3 种：采掘、运输、开发和维护，是煤炭开采业中最辛苦、最繁重的工作。在手工作业时代，采掘被认为是最艰苦和最耗费体力的工作。由于矿井地质条件、煤层厚度、煤的类型的不同，不同矿井和矿区流行的采掘技术也不尽相同。采煤最初采用手工工具，用镐底割煤层，用木头支柱支撑矿洞顶部，工人躺在煤层底下工作，并向前移动。采煤工采下松散的煤，由运输工装上矿车，从采煤工作面运送到矿井通道，然后运至地表。运输工通常也是井下一个独立的工种。这些工作，尤其是挖、凿、爆破和装载不可避免会产生大量的煤尘。掘进工负责巷道的掘进工作。巷道是井下工作的基础，是采煤和运煤到地面的前提，通常由专业的掘进队负责。巷道掘进通常是在坚硬的岩石上作业，会产生大量的硅尘，工作环境也很恶劣。此外，煤炭产业的发展也促使一些管理人员和监督人员出现，其主要负责公路和工作面的安全维护。同时，矿区也会雇用一些采矿专家如机械和

① Arthur Mclvor, Ronald Johnston, *Miners' Lung*: *A History of Dust Disease in British Coal Mining*, Aldershot: Ashgate Publishing Ltd., 2007, p.30.

电力工程师、地质专家、化学家等指导工作，以保证井下的安全生产。由于深井采挖和矿区的扩大，管理人员和技术人员逐渐增多。

然而，各矿区、各矿井的工作程序和工作环境有很大的不同。地质条件、煤层厚度和从矿井通道到采煤工作面的距离（最大的矿井有8公里远）等，从根本上影响着采煤工的采煤能力。温度、空气质量（通风）、潮湿、照明度则是影响采煤工劳动进程、身体状况和工作能力的重要因素。在矿井里，"我们从竖井底部，沿着一条凿穿岩石、拱顶、两边象用砖砌并粉刷过的长长通道前进……在黑暗中我尽所能摸索着走，矿井的无数通道又会合又交叉，好似一座城市的条条街道——而且是一座规模不小的城市"。[①] 矿井里常常供氧不足、黑暗且潮湿，同时又充满煤尘、碳酸气，环境寂静，往往让人感到压抑与不安。采煤工除了要忍受黑暗潮湿，还要冒着矿井中的爆炸、水灾和坍塌等危险。煤矿中的瓦斯气体在通风设备不完善之时，遭遇明火会产生严重爆炸，导致矿井的坍塌；矿井又深入地下，在排水系统不畅之时，遭遇大雨天气，矿井往往被淹没，对采煤工构成严重危险。有些矿井的炎热也是令人难以忍受的，在 1 000 英尺的深井下，煤的表面温度能够达到 30 摄氏度。

在工业革命时期，因为技术的相对落后，采煤业主要仍以人力为主，且常见于露天矿场和浅层矿井。即使"在 1830 年前后，一般的看法是：一千二百英尺的深度将是有利可图的开采极限。但在很多地区常见的还是浅矿井和露天矿场。甚至在诺森伯兰，从地面通过倾斜的'横坑道'取煤的办法，在 40 年代还残存在煤田西界，普鲁德豪附近煤层的外露部分。在兰开郡、约克郡、坎伯兰和苏格兰的其它几处北部矿山，也保存了同样的横坑道，即古怪的方言所谓的熊口、羊肠路口、胸眼等，以便运出煤炭，或者在煤炭从顶端吊出时，供作工人下

---

① ［英］E. 罗伊斯顿·派克编：《被遗忘的苦难：英国工业革命的人文实录》，蔡师雄、吴宣豪、庄解忧译，福建人民出版社 1983 年版，第 227 页。

矿之用"。① 随着采矿技术的发展，人们开凿出越来越多的深层矿井，"规模宏大和有决定作用的开凿开始于 30 年代的后期。在 1838 和 1840 年之间，在彭德尔顿已经达到了一千三百九十二英尺深的一个七英尺厚的煤层，并且成立了一个组织，每天输送一千吨煤到曼彻斯特——这在当时是兰开夏郡总产量中一个很可观的部分"。②

在各个小型矿井中，采煤业的效率非常低下，有的采掘或运输通道非常狭窄，成年工人难以通过；矿井挖到更深的地方，采煤作业也越来越远离竖井，这些任务因此就落到身材较小的儿童身上，他们成为矿井中常见的"运煤工"，或者负责看管通风口等工作。其中也包括女童工。"分区调查委员（J. C. 西蒙斯）说：'女童工像男童工一样，固定看管风门、急运（约克郡词语，指拉矿车）、装煤、筛煤、倒煤，以及偶尔从事挖煤等各种劳动。'""童工和未成年工的固定劳动时间一般不少于十一小时，更常的是十二小时，有些地区多达十三小时，还有一个矿区通常在十四小时以上。"③ 女性矿工的劳动强度同样很繁重，她们的工作主要是将男性矿工挖下来的煤用竹篓等工具背到矿井的通道底部，然后再用机器把煤筐吊到地面，有的甚至要靠自己的力量把煤背到地面。在派克编著的《被遗忘的苦难》中，记录"一位女工，在工作时间内至少背重一百七十常衡磅，在矿井下的陡坡上走了一百五十码，再爬一百一十七英尺长的梯子登上矿顶，最后又走二十多码才到卸煤的小山坡。她一天要这么背着煤走二十四趟……这样，一个女工一天运到矿顶的煤达四千零八十磅，即超过三十六英担，还经常有人背过两吨。这种工作的报酬一天只有八便士"！④

① ［英］克拉潘：《现代英国经济史》上卷第二分册，姚曾廙译，商务印书馆 1986 年版，第 532—533 页。

② ［英］克拉潘：《现代英国经济史》上卷第二分册，姚曾廙译，商务印书馆 1986 年版，第 536 页。

③ ［英］E·罗伊斯顿·派克：《被遗忘的苦难：英国工业革命的人文实录》，蔡师雄、吴宣豪、庄解忧译，福建人民出版社 1983 年版，第 229、142 页。

④ ［英］E·罗伊斯顿·派克：《被遗忘的苦难：英国工业革命的人文实录》，蔡师雄、吴宣豪、庄解忧译，福建人民出版社 1983 年版，第 224 页。常衡：以 16 盎司为 1 磅。

马克思在《资本论》中曾深刻地指出劳动强度的问题："资本经历了几个世纪，才使工作日延长到正常的最大极限，然后超过这个极限，延长到十二小时自然日的界限。此后，自十八世纪最后三十多年大工业出现以来，就开始了一个象雪崩一样猛烈的、突破一切界限的冲击。道德和自然、年龄和性别、昼和夜的界限，统统被摧毁了。"[①] 1842年，英国的一份报告显示，煤矿工人们"每天都从事那么长时间的劳动，又没有规定时间让工人休息或吃点心……他们的饭是在矿井下在劳动过程中各显神通想办法吃掉的"。[②] 这一时期，煤矿工人劳动强度巨大，工作环境极其恶劣，从事煤炭行业的工人来自社会的各个弱势群体，矿工整体上处境悲惨，其安全与健康受到严重威胁。从19世纪中后期至20世纪，伴随社会观念的不断进步，妇女和儿童首先被法律明确禁止下井，矿工的工作时间与劳动强度也有了一定缩减。机械化和采煤及运输技术的进步，使采矿工作的性质发生了很大变化。采煤方法从柱式采煤法发展成长壁采煤法，采掘、钻孔和巷道掘进中运用了机械力，运输中使用带式煤输送机取代了原来跑在轨道上的矿车和人拉煤车。此外，矿井中还使用了动力装载的采煤工作面机械、动力牵引可移动的液压支架，通风和照明技术也有很大改进。矿井已经部分实现了机械化、电气化操作。

然而，技术的进步体现在各煤区、各矿井中是极度缓慢且很不平衡的。因为直到1830年，矿井中的煤仍是用人拉拖车这一原始方法运到地面上的，而第一个用于采煤的机器在19世纪中期才被发明出来，其主要依靠蒸汽为动力。后来经过很长时间，才发展为以电力推动。正如克拉潘在《英国现代经济史》中论述的："当英国在世界市场上既无对手而节约和分等工作又无关重要的时候，方法一直是极其简陋，极其原始的——倒煤、铲煤和车煤都带有大量的灰尘、垃圾和烂泥，

---

① ［德］马克思：《资本论》第一卷，中共中央马克思恩格斯列宁斯大林著作编译局译，人民出版社2004年版，第307—308页。

② ［英］E·罗伊斯顿·派克：《被遗忘的苦难：英国工业革命人文实录》，蔡师雄、吴宣豪、庄解忧译，福建人民出版社1983年版，第143页。

虽然也总是有一定数量的手工挑拣——挑拣出石块——和手工分类。到了二十世纪，每一个稍有声誉的煤矿厂都有了机械装置，凭以在将煤炭按各种不同大小和等级发送到铁路卡车之前进行筛选、筛分、分类和精洗。"① 但是，这些机器在多数矿区的普及速度很是缓慢。截至1925年，英国所有开采的煤炭中只有25%是机器采掘的。② 苏格兰是个例外，这里采用新技术的步伐很快，到20世纪20年代中期，机器开采的煤炭已占其总产量的一半多。③ 地下运输方式也在变革。到1920年，英国所产煤的38%是由机械传送的。这些技术在第二次世界大战期间迅速扩散，到1945年，英国所产煤的70%是用机器开采和运送的。④ 然而不同煤区在机械化水平上仍然有较大的差别。1939年，英国61%的煤是由机器开采的，这一比例在诺森伯兰是92%，苏格兰是80%，德比是43%，南威尔士只有26%。⑤ 新技术的采用率不高，直到20世纪下半期，"现代的"和"传统的"采煤部门仍然并存着，它们并行不悖——在部分煤矿中手工采掘是必要的。迟至1951年，英国大约1/3的采煤工仍然用镐刨煤，为英国煤炭产业辛劳奉献。

但无论如何，煤炭工业新技术的采用还是改善了恶劣的井下工作环境。由于煤炭掘进技术采用了大功率的电力机械，更宽阔的井下巷道得以修建，工作环境更为舒适；较为先进的电力风扇系统也改善了井下的通风，电力照明则使得井下的黑暗一去不复返。通风方法的改进使得井下空气流通更畅通，减少了瓦斯爆炸的风险。南威尔士无烟煤矿，由于无烟煤释放的甲烷比较少，因此通风设备远不及一般的矿

---

① ［英］克拉潘：《现代英国经济史》下卷，姚曾廙译，商务印书馆1986年版，第206—207页。

② N. K. Buxton, *The Economic Development of the British Coal Industry*, London：Batsford, 1978, p. 179.

③ A. Campbell, *The Scottish Miners, 1874 - 1939, volume 1*, Aldershot：Ashgate Publishing Ltd. , 2000, p. 179.

④ W. Ashworth, *The History of the British Coal Industry, volume 5*, Oxford：Oxford University Press, 1986, p. 75.

⑤ B. Supple, *The History of the British Coal Industry, volume 4*, Oxford：Oxford University Press, 1987, pp. 382 - 383.

井。地下运输的发展，比如电力或内燃机车的使用，可以把矿工从矿井通道直接运到工作地面之上，避免了矿工更多的体力消耗。在地面上，20世纪20年代以后广泛兴建的矿区浴室以及40年代开始建立的医疗福利中心对矿工的健康和保健起到了积极的作用。40年代以后，矿井内安装了现代的、综合的、自动化的筛子和洗煤机器，地面成套设备有了更好的布局，地面运输方法也在改进，使得地面工作效率大大提高，需要的体力劳动也大大减少了，煤炭从业人员的安全系数有了提高。

20世纪40年代后期至50年代，英国研制出地下长壁工作面的联合采煤机，可以同时完成落煤、装煤两道繁重工序的采掘作业，与摩擦式或液压式单体支柱，以及稍后研制出的可弯曲输煤机一起，构成了配套齐全的普通机械化采煤设备，即普通采煤机组。到60年代，液压自移动支架又取代了单体支柱，构成了综合采煤机组，从而使工作面生产的采煤、装煤、运煤等实现了连续、协调一致的综合机械化程序，对煤矿的采空区处理等其他后续工序也有了一定维护。到1982年，采煤综合机械化程序的应用率，在英国已达到92%。[1]煤矿生产的现代化和机械化，对煤矿劳动力提出了更高的要求，需要更多有技术、有文化的人员，也需要对生产程序进行监督和管理。从20世纪20年代开始，公务员的职责范围从井下安全管理扩大到监督生产，监督员、专家和管理人员占矿区总劳动力的比例也从20世纪初的4%，提高到20世纪中期的7%。随着机械化的发展，井下维护人员也增多，机器代替了许多过去需要人力的工作，所需要的劳动力更少。

三、煤矿工人的健康与安全

工业革命以来，伴随着市场上煤炭需求量的不断增长，煤矿开采业日益繁荣，煤矿工人这一群体逐渐受到关注，最引人注目的是他们

---

[1] 中国大百科全书总编辑委员会、《矿冶》编辑委员会编：《中国大百科全书·矿冶》，中国大百科全书出版社1984年版，第39页。

健康状况。"矿工的身体受到他们所做工作的深刻影响，这种影响几乎比其他任何职业都多。"[1] 乔治·奥威尔曾在他的纪实文学《通往威根码头之路》中，对英国北方煤矿工人的身体有过热情的颂扬："看到工作的'装载工'，你一定会对他们的健壮生出许多羡慕…装载工看着工作起来就像他们是钢铁铸造的一般…只有当你看到矿工下到井下，赤裸着，你才会知道他们是多么值得赞赏的人。他们大多数都矮小，但是他们几乎都有极好的身材……"[2] 矿井中恶劣的工作条件和沉重的劳动，磨炼了矿工的意志，培养出最坚强，最强壮的人。体质差、意志薄弱和胆怯的人是不能在矿区工作的。矿工由此形成了一种"硬汉"的形象，逐步发展成矿区流行的男子汉气概特性。矿工的职业是健康的，这种观念不仅出现在煤矿主的商业杂志《矿区卫报》（*Colliery Guardian*）中，还出现在《煤矿监督员的年度报告》上。[3]

事实上，煤炭的采掘与开发是英国国内最危险的职业之一，其较高的致残伤害率为工人阶级所惧怕。工业革命时期，煤矿工人长期处在低矮、拥挤、黑暗、潮湿等极端恶劣的工作环境中，加上身体某部位的重复性动作与缺乏营养导致的发育不良，使其身体肌肉发展极不平衡，脊柱弯曲，身材畸形。许多人认为，单从体格上就能从 100 个普通工人中认出哪个是煤矿工人。[4] 此外，煤矿工人饱受胃病折磨，风湿也是行业通病，还有诸多其他职业病症。恩格斯在考察当时工人阶级状况后愤然写道："仅仅为了一个阶级的利益，竟有这么多的人成为畸形者和残废者，竟有这么多的勤劳的工人在替资产阶级服务的时候因资产阶级的过失而遭遇不幸，从而陷入穷困和饥饿的厄运。资产阶级的这种令人厌恶的贪婪造成了这样一大串疾病！妇女不能生育，孩

---

[1] Arthur Mclvor, Ronald Johnston, *Miners' Lung: A History of Dust Disease in British Coal Mining*. Aldershot: Ashgate Publishing Ltd., 2007, p.38.

[2] George Orwell, *The Road to Wigan Pier*, London: Penguin Books Ltd., 2001.

[3] Arthur Mclvor, Ronald Johnston, *Miners' Lung: A History of Dust Disease in British Coal Mining*, Aldershot: Ashgate Publishing Ltd., 2007, p.40.

[4]［德］恩格斯:《英国工人阶级状况》，中共中央马克思恩格斯列宁斯大林著作编译局译，人民出版社1956年版，第128页。

子畸形发育，男人虚弱无力，四肢残缺不全，整代整代的人都毁灭了，他们疲惫而且衰弱——而所有这些不过是为了要填满资产阶级的钱袋。"①

从 19 世纪 50 年代开始，煤矿行业的受伤和死亡率开始有所下降，在 1850 年到 1900 年之间，煤矿工人每千人的死亡率从 3.9 下降到 1.33。② 工作环境的安全记录有了提高③，而且年轻矿工的死亡事故也相对减少了。从煤矿工人的内部分工看，地下工人因工作受到伤害的概率是地上工人的 2 到 3 倍，采掘工人的受伤率明显高于运输工人。④机械化和电气化虽然有利于改善矿工的健康和安全处境，但也带来了新的危险因素。苏格兰机械化水平最高，触电伤亡也最多。20 世纪 20、30 年代，矿工占了英国所有职业死亡人数的 1/3。⑤ 为此，英国矿工联合会（MFGB）为伤残矿工设立了矿工康复中心，雇用更多的医生和护士为矿工服务。30 年代初，拉纳克郡每年有 7 000 多名矿工在工作中受伤，针对这一问题，1935 年，拉纳克郡矫形外科协会在矿工学院开设了门诊医务室，并在矿区开设公共健康中心。⑥ 国家对煤矿业的高死亡率也给予关注，陆续通过了限制工时并禁止雇佣妇女和童工，保护工人健康卫生的《煤矿法》。煤矿监察员对矿井的健康和安全进行监督，明显地改善了矿井的卫生安全水平。然而，法律的规定毕竟与

---

① ［德］马克思、恩格斯：《马克思恩格斯全集》第二卷，中共中央马克思恩格斯列宁斯大林著作编译局译，人民出版社 1957 年版，第 452—453 页。

② Louis, "Mining," in *The Dangerous Trades*, London: John Murray, 1902, p.158. 转引自 Arthur Mclvor, Ronald Johnston, *Miners' Lung: A History of Dust Disease in British Coal Mining*, Aldershot: Ashgate Publishing Ltd., 2007, p.41。

③ A. Bryan, *The Evolution of Health and Safety in Mines*, Letchworth: Ashire Publishing Ltd., 1975, table9.1.

④ Louis, "Mining," in *The Dangerous Trades*, London: John Murray, 1902, pp.524 – 525. 转引自 Arthur Mclvor, Ronald Johnston, *Miners' Lung: A History of Dust Disease in British Coal Mining*, Aldershot: Ashgate Publishing Ltd., 2007, p.42。

⑤ Arthur Mclvor, Ronald Johnston, *Miners' Lung: A History of Dust Disease in British Coal Mining*, Aldershot: Ashgate Publishing Ltd., 2007, table2.4.

⑥ B. L. Coombes, *These Poor Hands: The Autobiography of a Miner Working in South Wales*, London: Left Book Club, 1939, p.231.

工作中的实际状况有着很大的差别，并且这是一个普遍而长期存在的问题。矿工在深井下工作，远离管理人员的安全监督，导致一些不必要的事故发生；此外，矿工会为了完成生产任务，某种程度上也是为了提高收入，而漠视一些安全、卫生规定。①

至 20 世纪初，煤炭开采在英国仍是一个高危行业。在 1914 年，每 6 个小时仍有 1 名矿工死亡，每 2 个小时有 1 名矿工受到重伤，② 且煤矿中因事故死亡的人数在 20 世纪初已超过海上工作人员的死亡人数。③ 1880 年至 1914 年间，官方记录显示大约有 40 000 名矿工在工作中死亡，平均每年死亡 1 000 多名。不同工种、不同矿区的死亡人数和伤残人数大大不同。到 1914 年，英格兰东北部、约克和英格兰中部矿区的工伤事故数量明显低于威尔士。④ 间歇性的大灾难毁坏了英国各地的社区与家庭，比如，1934 年在格瑞斯福德死亡 265 人；1913 年在南威尔士的森海迪地区发生了英国一次煤矿的特大灾难，导致 439 人死亡。这一时期，英国煤矿业更多的死亡和重伤率主要发生在个别事故，尤其是拱顶塌陷、瓦斯爆炸等偶然事故中。约翰·班森将这一现象称为煤矿中的"稳定的持续性死亡"（a steady drip – drip of death）。⑤

因为多坍塌、爆炸等意外事故的发生，矿工是所有行业中受到高伤残和高死亡率威胁最多的群体。同时，他们还受到一系列慢性职业病的长期侵害。19 世纪和 20 世纪初，电灯广泛使用之前，由于地下光线太差，令眼部肌肉长期处于紧张状态，眼球震颤的眼部疾病在矿工中十分猖獗，采煤工中尤其常见。该病的症状是眼球震动无法控制，

① Arthur Mclvor, Ronald Johnston, *Miners' Lung: A History of Dust Disease in British Coal Mining*, Aldershot: Ashgate Publishing Ltd. , 2007, p. 48.

② J. Benson. *British Coalminers in the Nineteenth Century: A Social History*, Dublin: Gill and Macmillan, 1980, p. 117.

③ Arthur Mclvor. *A History of Work in Britain, 1880 – 1950*, Basingstoke: Palgrave Macmillan, 2001, p. 117.

④ Arthur Mclvor. *A History of Work in Britain, 1880 – 1950*, Basingstoke: Palgrave Macmillan, 2001, pp. 587 – 589.

⑤ R. Church. *The History of the British Coal Industry, volume. 3*, Oxford: Clarendon Press; Oxford: Oxford University Press, 1986, p. 587.

引起严重头晕和头痛，结果通常是采煤工被迫放弃采掘工作，丧失劳动能力。据统计，在20世纪20年代，英国有1万多名矿工因眼球震颤而无法工作，到40年代初，平均每年有1000多名新增病例报告。① 许多矿工的视力最终受到严重损害。1953年，一项煤炭工业社会福利组织（CISWO）的调查显示，有800多名矿工完全失明。② 随着地下电力照明的发展（1881年首次采用）和帽灯对达维安全汽油灯的取代，从20年代开始，煤矿工人患病人数开始下降。到1951年，每一万人中有34例，到1954年，又降到了18例。③

矿井下潮湿的工作环境和不舒服的工作姿势，也引起了一系列的职业病，诸如风湿病、疝病、关节炎等。机械化之前，矿工通常跪着或躺在煤层上，支撑身体从狭窄的煤洞里往外挖煤，因而此类疾病很容易发生。20世纪40、50年代，每年都有1万多名新增炎症病例。到60年代，随着膝部护垫发明、新的医学疗法出现，再加上机械作业减轻了矿工因采取跪着或者其他不舒服的姿势而造成的伤害，这种状况有了大大改善。但是，仍有其他疾病折磨着煤矿工人，比如由于采矿环境的肮脏和多尘，皮炎就成为一个普遍的问题。这种病很常见，又不会导致伤残，容易被忽视，所以是当时一个难以解决的问题。正如布莱恩（Bryan）指出的，有利于控制皮炎的关键变化是医疗中心的建立、矿井浴室的修建和住房卫生条件的改善，尤其在第二次世界大战后更加显著。④ 采煤机械化改善了采掘环境，使许多职业病销声匿迹，但它也产生了新的慢性健康问题，如振动白指症和工业性失聪就是两个新产生的主要职业病。

---

① *Annual Report of the Chief Inspector of Mines for 1938*, p. 228.

② Coal Industry Social and Welfare Organisation, *Annual Report*, 1953, p. 22. 转引自 Arthur J. McIvor, *A History of Work in Britain*, *1880 – 1950*. Basingstoke: Palgrave Publishing Ltd., 2001, p. 51.

③ J. M. Rogan, "Medical Development and Medical Problems," in *The First Ten Years*, London: National Coal Board, Mining Department, 1957, p. 100.

④ A. Bryan, *The Evolution of Health and Safety in Mines*, Letchworth: Ashire Publishing Ltd., 1975, p. 109.

到 20 世纪下半期，英国煤矿社区的伤亡率和致残率相对下降，但与其他职业相比，矿工仍遭受多种职业病的伤害。20 世纪中期，英国煤矿工人占不到全体男性劳动力总人数的 5%，申请政府赔偿金的工人中却占 60%。[1] 根据英国卫生与社会保障部（DHSS）提供的数字，70 年代中期，英国所有职业肺病赔偿中（《国家工伤保险法》的规定下），煤矿工人占 85%（总人数为 34 870，其中煤矿工人有 29 720）；尘肺医疗专门小组首次诊断即为职业肺病（包括棉屑沉着病和硅肺病）的人数里，煤矿工人占到 60%（总人数 1 137，煤矿工人 683）。此外，煤矿工人在所有其他非呼吸系统职业病患病人数中也占很大比重。20 世纪 70 年代初，这一比例在 25% 至 30% 之间。那时，煤矿工人患职业病的人数比率是其他制造业工人的 9 倍。[2] 20 世纪末，对英国劳动力的调查进一步证实了采煤行业高残疾率的延续性。多个数据显示，煤炭工业在自行报告的职业病中高居榜首，职业发病率是建筑工人的 4 倍多，超过所有职业平均发病率的 8 倍。[3] 在 80、90 年代撒切尔政府对矿井进行大量关闭后，因曾在矿井下工作产生的职业病遗留问题在患病工人中还延续了很长一段时间。

英国是世界上较早利用煤炭作为燃料的国家，其煤矿开采业的发展历史较早，经历了起步、发展、鼎盛与衰退等过程。煤炭在英国工业化过程中充当着关键性的燃料，与蒸汽机和钢铁工业的结合为其开发带来了巨大的潜力，煤炭工业对国民经济的发展有不可估量的贡献。因此，煤矿工人的人数与就业规模在整个工人阶级当中占有非常重要的地位。但是，工业革命时期低矮、潮湿、危险的工作环境长期以来危及煤矿工人的健康与安全。此后，伴随技术的不断革新与社会经济的发展，煤矿工人的工作环境出现了改善与进步，坍塌、爆炸等意外事故造成的死亡率明显下降。然而，以尘肺病为主的慢性职业病却充

---

[1] *The Miner*, 1953（7/8），p.5.

[2] "Health and Safety Executive," in *Health and Safety Statistics*, 1975（1977），p.52.

[3] "Health and Safety Commission（HSC），" in *Annual Report*, 1992－3（1993），p.88.

斥在煤矿工人身边，这一"隐形杀手"在 20 世纪 70 年代以前极大地威胁着他们的身体健康与生命安全。下一章将主要论述 20 世纪初期英国煤工尘肺病流行的原因及大致的分布情况。

第二章　20世纪英国煤工尘肺病
流行原因及分布概况

在所有英国煤矿工人的职业病中，尘肺病无疑是最严重的一种。煤工尘肺病是英国职业健康历史上最为严重的疾病之一，是煤矿工人长期从事煤炭开采，导致过量吸入煤矿环境中的粉尘而引发的肺部病变。在手工采煤时代，由于煤炭市场消耗量较低，开采量不高，煤工尘肺病流行范围比较小，并未明显构成疾病灾难。然而，从19世纪末开始，随着英国社会对煤炭的需求量骤增及机械化开采时代的来临，煤工尘肺病逐渐在英国各大煤矿流行起来，并呈愈演愈烈之势。煤工尘肺病在英国的大规模爆发，与当时煤炭工业的发展情况和煤矿工人的健康状况息息相关。它不仅严重危及煤矿工人的生命安全，也同样影响着国民经济的发展与社会的和谐稳定。本章简要论述20世纪英国煤工尘肺病的流行情况，再从恶劣的工作环境、滞后的医学认知、生产与保护的持续博弈、机械化的恶果以及工作习惯等5个方面探究尘肺病肆虐的原因；在此基础上，进一步分析煤工尘肺病在20世纪不同年代中的发病率、在地理空间的分布情况，以及尘肺病患者在不同年龄阶段的发病特点，从而尽可能全面了解20世纪英国煤工尘肺病的发展变化情况与其蔓延范围。

第一节　煤工尘肺病在英国的流行情况

煤工尘肺病及其并发症是对煤矿工人的身体健康和生命安全危害最大的慢性职业病，其发病原因主要是相关从业人员在矿井中吸入的粉尘阻塞了他们的肺部，并逐渐引发肺部的损伤和纤维化，从而导致患者出现气喘、咳嗽、呼吸急促等症状。更可怕的是，患者肺部功能的衰竭导致其心脏不得不承受巨大压力，久而久之，心脏功能也会逐步衰竭，最后在痛苦中不可避免地走向死亡。煤工尘肺病严重破坏工人的身体机能和生活幸福，削弱他们的劳动能力以及日常活动的能力。在 20 世纪初期，煤工尘肺病肆虐的年代里，英国诸多的煤矿城镇和村庄的一个典型特点，便是居住着许许多多退休的伤残老矿工。他们气喘吁吁，不时地咳出黑痰，即便只走一段很短的距离，也需要停下来休息。此外，他们还因被健康人排除在正常的社会活动之外而备受煎熬。

煤工尘肺病居高不下的发病率使其成为 20 世纪最为流行的疾病之一。20 世纪 30 年代时，在英国被确诊为煤硅肺的工人急剧增多；在不久后的 1942 年，煤工尘肺病得到了英国官方承认，后者还许诺对患病工人进行赔偿，之后该疾病的确诊人数骤增。① 在第二次世界大战结束后的 40 年代末，英国每年因煤工尘肺病而离世的工人达到了 700～800 人，而在英国煤工尘肺病患者死亡的高峰期——20 世纪 50 年代初到 60 年代末，最多时每年有 1 600 人离世。与之形成强烈对比的则是，同一时期英国每年因硅肺病致死的其他行业人员（主要是铁矿工人、采石工人、石匠等），仅为 420 人左右，因石棉肺致死的病人还不到 100 人。此外，在 20 世纪 40 年代，据不完全统计，仅记录在册的因煤工尘肺病致死的工人数量已经超过了因煤矿事故致死的人数，到 50 年代中期，这种情况进一步恶化，前者已经发展为后者的 4 倍之多。②

进入 20 世纪 50 年代后，煤工尘肺病开始得到控制。新确诊病例数从 40 年代中期进入高峰，50 年代后又大幅度减少。尘肺病的死亡率一直保持在较高水平，自 60 年代起情况逐渐好转。然而，即便是在 90 年代末，煤工尘肺病的致死人数也还是远远多于其他类型的尘肺病，

---

① Mark Bufton, Joseph Melling, "Coming Up for Air: Experts, Employers and Workers in Campaigns to Compensate Silicosis Sufferers in Britain, 1918 – 1939," in *Social History of Medicine*, 2005, 18（1），pp. 82 – 83.

② "Health and Safety Commission," in *Health and Safety Statistics*, 1995（6），p. 76；1998（9），pp. 86 – 87.

其比例大约为 4∶1。① 1930—1990 年间，英国有记录的因煤工尘肺病致死的工人总数超过了 4 万人，这还不包括煤工尘肺病被官方正式承认前死亡的人数。这种情况还可能被低估了，因为很多因素会影响有关职业病官方数据的准确性，例如很多病人原来被误诊为肺结核（TB）或者硅肺，而此时煤工尘肺病的并发症如肺气肿、支气管炎等还没有被官方承认为职业病。当煤工尘肺病成为导致英国矿工死亡的主要病因时，煤矿粉尘就成为矿工身体健康及生命安全的头号敌人。②

更多的工人因煤工尘肺病而致残，气喘吁吁地艰难生活着。如前文所述，根据英国官方记录，1930—1990 年间，因煤工尘肺病致死的总人数超过了 4 万人，但这大约只占该疾病所导致的严重残疾人数的 1/4，甚至是 1/3。旅居英国的波兰社会学家费迪南德·茨威格（Ferdynand Zweig）在目睹了煤矿工人中普遍存在的伤残情况后，震惊地写道："你绝对无法在煤矿小镇之外的任何地方发现这么多残疾人。"③ 此外，因煤工尘肺病的并发症——肺气肿和支气管炎——所导致的残疾工人数量恐怕永远也无法查清了。这两种疾病都是工人由于长期在粉尘肆虐的环境中工作而引起或加剧的。当这些疾病的患病病例在 1993 年终于得到国家迟来的赔偿后，处于世纪之交的英国平均每年新增病例 2 000 名左右。④ 还有一件事实可以反映这些煤工尘肺病的严重性：根据 1998 年对英国煤炭公司发起的关于肺气肿和支气管炎的诉讼，2004 年是煤矿工人及其家属进行病情登记以获得赔偿的最后期限，令人难以置信的是，截至这时共计有 57 万人完成了登记。⑤

几乎在整个 20 世纪，英国煤工尘肺病在各个矿区都非常流行，死

---

① "Health and Safety Commission," in *Health and Safety Statistics*, *1999 - 2000*, pp. 82 - 83.

② Arthur Mclvor, Ronald Johnston, *Miners' Lung: A History of Dust Disease in British Coal Mining*, Aldershot: Ashgate Publishing Ltd., 2007, pp. 54 - 57.

③ Ferdynand Zweig, *Men in the Pits*, London: Victor Gollancz Ltd., 1948, p. 6.

④ "Office for National Statistics," in *Annual Abstract of Statistics*, 2001, 137, table 9. 7, p. 134.

⑤ Arthur Mclvor, Ronald Johnston, *Miners' Lung: A History of Dust Disease in British Coal Mining*, Aldershot: Ashgate Publishing Ltd., 2007, pp. 54 - 58.

亡率与致残率居高不下。它的患病人数与规模都远远高于其他类似的病症，在同期职业病中占据首位。在日常生活中，尘肺病患者往往承受着身体与社会方面的巨大压力，作为社会的弱势群体，得不到政府的救助与关怀。20 世纪初期煤工尘肺病的流行、恶化与蔓延，不仅严重威胁煤矿工人的生存与健康，而且影响英国国民经济的发展与社会的和谐稳定。

第二节　英国煤工尘肺病的流行原因

英国煤工尘肺病之所以肆虐蔓延，成为 20 世纪最具威胁的职业病之一，其主要有以下 5 个因素：恶劣的工作环境、滞后的医学认知、生产与保护的持续较量、技术机械化带来的严重恶果，以及工人的生活与工作习惯等方面。这些原因彼此联系，相互交叉，共同诱发了煤工尘肺病在 20 世纪英国社会的集中爆发。

一、恶劣的环境因素

在 19 世纪手工开采煤炭的时代，矿井下工作环境相当恶劣，光线阴暗、积水潮湿和低矮空间下的不舒服工作姿势，引起了一系列的煤工职业病，如视力下降、风湿病、关节炎和脊椎弯曲等。20 世纪以后，随着机械化和电气化的到来，光线差和矿井潮湿以及不舒服的工作姿势等问题都解决了，然而机械化的进步却带来了新的问题，那就是煤尘的大量出现。早期的矿井中虽然也有煤尘的弥漫，但总体上相对稀少。先进的机器设备被发明以后，虽然更容易磨碎煤块，带来煤炭产量的增加，但同时，机器的高速运转也促使煤尘越来越多。使用功率较大的矿井排风机，也产生了消极作用，进一步助长了煤尘的扩散。排风机应用之前，粉尘只出现在工作面或者煤尘产生地，运输通道里的空气相对比较清洁，而通风能力的加强使得煤尘弥散到整个矿井，使每个矿井下的工人都处于煤尘的危害之中。

马修·摩斯（Mostyn Mose），一名南威尔士的煤矿工人——他的父亲同是一名在矿井中工作的工人，因长期吸入煤尘，在 53 岁就死于尘肺病。摩斯描述他在南威尔士彭卡瓦达（Pentrecalywda）矿井中的地下工作时说："我年轻时就在矿井中工作，与一名矿工一起合作。他挖出煤，我铲出煤将其装入煤箱，然后拉走，他们又推来另一个。你伸手不见五指，矿井中很黑恐怖，但我每天都必须在那样的环境中持续工作。"①

汤米·库尔特（Tommy Coulter）则描述了装载煤炭时弥漫在矿井中恶劣的煤尘状况："我认为在装载点上遭遇到的是矿井下最坏的情况，三个煤矿工人将开采的煤从传送带上转入一个主要传送装置，他们装煤满矿车……这是在一个非常干的矿井中，气流很强，完全没有煤尘抑制，煤尘完全散布开来。但当你走到装载点后面，你就完全看不到东西，里面布满煤尘，难以呼吸。慢慢的，你习惯了，这就是你工作的一部分。"② 一位在布兰德森斯（Brandseth）矿井从事运输工作的德罕矿工指出了 1950 年矿井中的煤尘状况，他被分配到传送带的末端工作："……可怕的煤尘，黑的，整天都是黑的，煤尘、石尘，所有的粉尘都有。"③ 一位煤矿工人还回忆了矿井中爆破时的状况："当煤矿爆破后，一片漆黑，伸手不见五指。但是你必须回去……你不得不这样做，在矿井中透不过气来，只得大口喘息。这是肺病的一个成因……现在，你必须记住，你在压力之下还要继续，所以你不能说我们等一个小时直到煤尘散去、通道清洁了再进去工作，现实不允许你这样，你必须回去继续开采，一直这样循环。"④

矿井下恶劣的环境如此，地上的情况也不容乐观。在许多煤矿，

① Arthur Mclvor, Ronald Johnston, *Miners' Lung*: *A History of Dust Disease in British Coal Mining*, Aldershot: Ashgate Publishing Ltd., 2007, p.240.

② Arthur Mclvor, Ronald Johnston, *Miners' Lung*: *A History of Dust Disease in British Coal Mining*, Aldershot: Ashgate Publishing Ltd., 2007, p.241.

③ Arthur Mclvor, Ronald Johnston, *Miners' Lung*: *A History of Dust Disease in British Coal Mining*, Aldershot: Ashgate Publishing Ltd., 2007, p.139.

④ Arthur Mclvor, Ronald Johnston, *Miners' Lung*: *A History of Dust Disease in British Coal Mining*, Aldershot: Ashgate Publishing Ltd., 2007, p.242.

14 岁至 16 岁的男孩在地表从事筛煤和洗煤的工作。地表的煤尘浓度比矿井底下要低许多，但仍然具有危险性。20 世纪 30 年代末，一位矿工回忆洗煤机、筛选机上的煤尘状况："这里充斥着非常多的煤尘，在筛、洗中伸手不见五指，你还不能用水喷湿它们，因为它本会掉进一个滤网和一个搅拌器，在那里按大小分类；如果你用水抑制煤尘，那些小的煤块就会堵塞，造成工作的中断。更重要的是，你如果用水就会被煤矿主解雇。"[1] 伯特·库姆斯（Bert Combes）在他的自传中回忆道，20 世纪 30 年代，他在南威尔士的煤矿工作时，筛子全速工作所产生的煤尘，飘浮在空气中，围绕在每个灯泡附近的粉尘都清晰可见。[2]

毫无疑问，煤矿开采中恶劣的工作环境是尘肺病产生的根源。机器化时代虽然克服了此前矿井中存在的积水、潮湿与低矮空间等问题，但却使煤尘遍布煤矿的各个通道之中，使每个矿工都受到了影响。他们在艰难地呼吸中持续不断地进行开采作业，吸入的大量粉尘阻塞了他们的肺部，进而引发肺部的损伤和纤维化，从而导致患者出现气喘、咳嗽、呼吸急促等症状。矿井中弥漫的粉尘成为煤工尘肺病出现的决定性原因。

二、医学认知的滞后性

一种疾病的产生及其影响与医学知识和医疗服务技术的发展水平密不可分。首先，疾病的治疗有赖于医学界对该病的医学认知，进而在认知的基础上研究出有效的治疗方法。反过来，由于存在对该病医学认知的不足与偏差，医生们无法给出有效的治疗方法，必定会影响该病的治疗和预防，进而产生严重的社会后果。英国人对煤工尘肺病的认知和防治过程十分漫长，经历过曲折的认知偏差。如果从 1831 年约克郡一位内科医生注意到矿工们易得气喘算起，到《1943 年煤矿业

---

[1] Tennyson Tipper, cited in "The Price of Coal," in *Saga Magazine*, 1998 (3), consulted at http://www.deadline.demon.co.uk/archive/saga/980301.htm.

[2] Bert Coombes, *These Poor Hands: The Autobiography of a Miner Working in South Wales*, London: Left Book Club, 1939.

（尘肺）赔偿计划》承认煤工尘肺病是一种职业病，此间长达 100 多年；而从 1943 年国家开始关注煤工尘肺的防治到 1975 年《煤矿可吸入尘条例》（RDR）的颁布又用了 30 多年。近年来，因为煤矿采掘业的基本关闭，以及工会和煤炭局所做的大量工作，英国的煤工尘肺已得到有效的预防，患病者已经很少，但医学界仍未研究出有效的治疗方法，所依赖的只能是预防。可见对该疾病认知之困难。

医学认知的滞后性，无疑是英国爆发如此大规模煤工尘肺灾难的一个主要原因。1958 年，一位矿工工会的代表，J. R. A. 梅钦（J. R. A. Machen）对此作了非常准确的描述，其讽刺意味在于他的描述直接反映出 20 世纪初期医学对尘肺病相关的错误认知："我们对医学界人士非常尊重，但是我们不能忽视残忍的历史事实。我们来看看 20 世纪与尘肺病相关的医学知识。20 年代，医学界人士和科学家告诉我们，煤尘不仅无害，没有危险，而且它起预防作用，是采矿地区比其他地区患其他病症率更少的原因之一。时间到了 30 年代，南非所发生的事情冲击了英国的医学幻象……他们在对付含硅的岩石时与此前英国医学认知全然不同。这进一步导致了英国所发生的偏见，因为南非人认识到这一问题源自硅石。由此，又经过 10 年或 13 年，直到 1943 年，人们气喘吁吁死于尘肺病这一事实才逐渐被承认。此前，关于煤矿工人肺中的煤尘，科学家和医学人士告诉我们是无害的……"[1] 医学认知上的滞后性使煤矿工人疏于防护，助长了尘肺病的蔓延与多发。

在后面的章节中，我们将详细论述英国尘肺病医学认知的复杂过程。我们将会看到，从对煤工尘肺病的认知到确定其存在，经历了几场长期的辩论：煤矿中的煤尘是否有害；其引发的症状是肺结核还是尘肺病，是支气管炎还是硅肺。它病症复杂多样，难以清晰界定。关于煤工尘肺的致病病因，也经历了是硅尘还是煤尘，煤的等级与尘肺

---

[1] TUC, *Congress Report*, 1958, p. 344. 转引自 Arthur McIvor, Ronald Johnston, *Miners' Lung: A History of Dust Disease in British Coal Mining*, Aldershot: Ashgate Publishing Ltd., 2007, p. 214。

产生关系的争论等内容。在医学研究理事会（MRC）下属的工业肺病委员会的调查研究下，煤工尘肺被承认为职业病；在尘肺研究小组、矿山安全研究院（SMRE）、工业咨询委员会（IAC）、国家联合尘肺委员会（NJPC）、国家煤炭局和英国矿工联盟的调查研究中，煤工尘肺病进一步得到认知，人们对它的预防和检查水平都有了很大提升，使得煤工尘肺的发病率降低。可见医学认知对煤工尘肺病灾难的影响之大。

三、生产与健康保护的较量

在对煤工尘肺病的认知与防控过程中，贯穿其中的一条主线就是煤炭的生产总量与矿工健康保护之间的斗争、博弈。为了增加煤炭产量，获取最大经济利益的煤矿主忽视煤矿工人健康问题的现象时有发生。对煤矿主而言，以最小的资本投入获取最大的有效产出是最合算的，但是，为保护煤矿工人职业健康而产生的任何投入都会使煤矿主的利润减少。这种观念自英国最初工业化以来就充斥了绝大部分资本家的头脑，这也是第一次世界大战以前狠心的煤矿主不顾工人死活，一味追求煤炭产量进而获取利润，使尘肺病肆虐于矿工群体之间的一大原因。

20世纪40年代，国家煤炭局成立之初，面临非常严重的形势。一方面由于战后生产恢复的需要，煤的需求量大增，煤炭的市场消耗量从1947年的1.9亿吨上升到1955年的2.3亿吨，这些煤炭大多数都用在工业消费中，而1947年的寒冬使得煤炭供给形势更为严峻。另一方面，由于洪水肆虐，许多排水设备较差的矿井无法进行生产，由此，进一步加剧了50年代煤炭短缺的危机，所以国家煤炭局这时期的首要任务是加速采掘煤炭，来满足这一需求。为此，英国政府通过1948年《尘肺病人再雇用》，允许雇用"严重伤残"者在"被认可的煤尘标准下"的地表环境中工作，雇用或再聘处于尘肺早期的人在"被认可的煤尘标准下"矿井环境里工作。这种做法对失业矿工和采矿业都是有利的。然而，问题是"被认可的煤尘标准下"在实践中并不容易实现，何况这一标准从一开始就被认为是不恰当的，而这一不恰当的标准还很快成为各煤区决定所有地下工人最大尘暴露浓度的标准，并且这一标准直到 1971 年后才改变。这种不恰当的煤尘标准对煤矿工人的身体健康是非常不利的。

在防治煤尘措施实施过程中，也常常出现这种为了生产而忽略健康的事情。例如煤层注水是有效降低工作面尘浓度的措施，但是由于生产步伐的加快，无法空余出时间来注水，使得这一措施难以发挥效果，并最终被废止。安德顿采煤机（Anderton Shearers）是煤炭生产的一种主要机器，为了增加煤炭产量，该机器以比它的最大限度 700 英尺/分多出 500 英尺/分的速度高速运转。虽然煤炭开采量迅猛增加，但是，空气中的粉尘量大大增加。只计生产速度加快的命令，使得煤尘抑制的效果大打折扣。

矿工在工作中也会为了工资和生产量而忽视对自身健康的保护。矿工的工资是以采煤量的多少计算，生产的煤炭产量愈高，意味着拿到的工资薪水就越高。很多矿工为了补贴家用、维持生计，不惜以身涉险，忽视矿井中煤尘的弥漫，努力工作。此外，在采掘中，因设计或购买的防护措施不舒适而放弃携带的现象也很多。例如，在水喷射器、防尘呼吸机的应用中，煤矿工人们因为不舒适、难于携带而拒绝使用的例子很多。同样，矿工工会也会在工作和工资与职业卫生的冲突中，优先考虑矿工的工作和工资。正如一个苏格兰职业卫生专家所说：有些工会是例外的，但是在我的经历中，工会并没有像关心工作有无、工资多少那样关心卫生安全，[①] 这也是工会遭受批评的一个原因。尽管矿工工会在对煤工尘肺病的认知、预防和病例赔偿中发挥了很大的作用，但是，在为争取矿工的工资提升与人身健康保护中往往偏向前者，这就造成煤工尘肺病增长的概率，并助长矿主对矿井下安全意识的淡化。煤矿工会对尘肺病的认知、防治及其消极作用将在第

---

① Robin Howie, "Interview C45（SOHC），" 转引自 Arthur McIvor, Ronald Johnston, *Miners' Lung: A History of Dust Disease in British Coal Mining*, p. 185.

四章进一步论述。

四、双刃剑——机械化的恶果

在 20 世纪的英国煤矿业发展中，技术进步的机械化是一把双刃剑。在煤炭开采中，它无疑起着重要的作用，为煤矿开采业带来先进的生产效率和巨大的生产能力，煤炭产量的逐年增长令人欢欣鼓舞，也极大地满足了英国的市场需求。然而，机械化开采也给矿工带来最大的恶果——它造成矿井中煤尘增多，加大了防治措施的困难程度，使煤工尘肺病更加难以控制和治愈，其规模与范围上的迅速蔓延，引发社会的进一步恐慌与动荡。

19 世纪末开始到 20 世纪，煤炭生产的机械化水平逐步提升，从采掘到运输大量采用机器来替代人力，使煤炭产业在整体上得以迅速发展。在国有化时期，以煤炭最重要的技术革新即机械装载而论，1947年至 1957 年的 10 年间，英国机械装载煤所占比例从 2% 上升到 23%；20 世纪 60 年代末，这一数字急剧上升至 86%；到 70 年代，英国 90%的煤用机械装载。[1] 然而，随着煤炭生产量的高涨，煤尘浓度也相应在增加。比如，在处理安德顿采煤机（Anderton Shearer）所产生的粉尘时比较困难，并出现一种令人尴尬的局面：一方面国家煤炭局采取了很多措施来减少粉尘，保护工人免于煤尘等危害，为此投资高水平的流行病学研究；但是，另一方面煤炭局在矿井中的机械化政策又戏剧性的增加了煤矿中各类粉尘的浓度[2]，使矿井中布满煤尘。

曾担任英国矿山总督察（CIM）的安德鲁·布赖恩（Andrew Bryan）爵士在其出版于 1975 年的《矿井中的健康和安全发展》（*The Evolution of Health and Safety in Mines*）中，提及粉尘抑制与粉尘产生之间

---

[1] N. K. Buxton, *The Economic Development of the British Coal Industry*, London: Batsford, 1978, p.248. 转引自 Arthur Mclvor, Ronald Johnston, *Miners' Lung: A History of Dust Disease in British Coal Mining*, Aldershot: Ashgate Publishing Ltd., 2007, p.151。

[2] Arthur Mclvor, Ronald Johnston, *Miners' Lung: A History of Dust Disease in British Coal Mining*, Aldershot: Ashgate Publishing Ltd., 2007, p.151.

的不平等对抗："在过去十年间，由于机械化采煤方式的日渐普及，多班制工作体制的逐步实施，煤矿工作在长壁工作面的不断集中，矿井中所产生的粉尘也随之大大增加。在某些情况下，从事抑尘工作的专业人员不得不像《爱丽丝漫游奇境记》（*Alice in Wonderland*）中的主人公一样，'必须全力奔跑才能留在原地'。"①

五、生活习惯和工作文化

"医学史应用历史人类学方法，可以通过考察生活习惯、卫生习惯、饮食习惯、行为习惯等，比较研究不同时代、不同地域人们的健康观、疾病观、生死观，比较研究医学界和民间关于这些观念的异同及其相互影响。"② 一个职业群体的文化观念必然会受到该职业状况的制约与影响。采矿业在进入 19 世纪后期，特别是 20 世纪时，成为一个以男性为主导的行业，其劳动强度大、工作环境差，煤矿工人从事的采掘工作可以说是所有职业中最危险的一种。在这以男性为主导的危险行业中，矿工对危险必然有自己的特定看法，并形成了独具特色的工作文化，这种工作文化就是所谓的"大男子气概"。

"大男子气概"是一种以男性体力优于女性或者男性地位优越于女性地位的假想。在英国工人阶级文化中，迟至 20 世纪 60 年代，妇女仍被广泛认为具有依附性、工作效率低等品质。大男子气概则表现出男性的力量——通常是男人要养家糊口，男性的英勇、健壮、冒险精神、竞争意识和情感不外露、冷静以及父亲高大威猛的角色等等。③ 为此，我们将从以下几个方面来看工人阶级的男子气概对矿工身体健康的影响。

（一）男人要承担供养家庭的责任，这在男性观念中是根深蒂固

① Andrew Bryan, "The Evolution of Health and Safety in Mines," in *British Journal of Industrial Medicine*, 1977, p. 112.

② 张大庆：《医学编史学：问题与方法》，载《医学与哲学》1999 年第 11 期。

③ 转引自 Arthur Mclvor, Ronald Johnston, *Miners' Lung: A History of Dust Disease in British Coal Mining*, Aldershot: Ashgate Publishing Ltd., 2007, p.260。

的。为了获取高工资，男性要到矿井中工作，因为井下工作，尤其是采掘工的工资要比其他工人高出许多。采掘工的工资是一种依据采煤量的多少来定工资的弹性体制。这样的工资体制就会导致煤矿工人一味追求最大量生产而漠视健康危害。正如一位在第二次世界大战前开始工作的约克郡矿工所说的，要养家糊口就意味着必须接受一定程度的危险："你当然知道有危险，但是不知道要做什么，你必须养活一家人，所以你必须工作，无论你喜欢还是厌恶。"① 一位南威尔士矿工约翰·琼斯（John Jones）解释了他于1950年不顾父母反对放弃做学徒而到地下矿井工作的原因——他的父亲因为尘肺病严重不得不离开矿井，而"我是一名工具制作学徒，父亲虽然恳求我不要离开现在的工作，但我仍然离开了。因为我是三个男孩子中最大的，煤矿上挣的钱比工厂多，如果在矿井下作业可以挣得更多，这就是我进入矿井的真实原因。尽管父亲不让我去"。② 他后来说，他们在家里争吵，他向父母掩盖了真实原因，告诉他们他去矿井的原因是他的所有伙伴都去了。

在井下工作中，尤其是工作面工人常常偏向于优先考虑工资。一位苏格兰矿工认为井下生产两个最好的激励措施就是工资和津贴。例如，1961年国家煤炭局与英国矿工联盟达成协议，工人按日取得工资报酬，比如维修工、电工等等，在"未认可的条件下"工作，每班会得到额外的1先令6便士（1s. 6d.）③。这种津贴是对矿工吸入粉尘的补贴。这一协议被国家采用。

直到20世纪70年代，许多尘肺病患者在确诊之后，依然继续在煤矿深井中工作，将自身暴露在有大量煤尘的环境下而不是选择一个煤尘较少的工作。1961年，一位来自南威尔士的矿工莱斯·西格冈

① "The Price of Coal（Part 2），" in *Saga Magazine*，1998（10），consulted at http：//www. deadline. demon. co. uk/archive/saga/981001. htm.

② Arthur Mclvor, Ronald Johnston, *Miners' Lung: A History of Dust Disease in British Coal Mining*, Aldershot：Ashgate Publishing Ltd.，2007，p. 265.

③ NUM. "Annual Conference 1961," in *Report of National Executive Committee*，pp. 48 – 49. 转引自 Arthur Mclvor, Ronald Johnston, *Miners' Lung: A History of Dust Disease in British Coal Mining*, Aldershot：Ashgate Publishing Ltd.，2007，p. 206。

（Les Higgon），被诊断为尘肺病患者，并收到离开矿井工作的建议。但是，他拒绝了这一建议，而选择继续在矿井中工作，用他的话说，是"为了钱"。他认为，在地面上工作意味着收入将降低50%。事实上，他说："一些人隐瞒了他们自己的尘肺病，因此他们要继续待在矿井中工作挣钱……有四分之三的人都这样，井下的煤矿工人一直继续工作，直到他们不得不屈服为止。"①

（二）男性的英勇、健壮和冒险精神在采矿社区中表现得淋漓尽致。采矿业的危险、肮脏、多尘和繁重的工作，再加上矿井中不断出现的受伤和死亡事件锤炼了年轻的矿工，使他们变得冷酷，对危险麻木不仁，崇拜艰苦的工作，成为一个个典型的"硬汉"。正如伯特·库姆斯根据第二次世界大战前他在南威尔士的经历所描述的那样，矿工们对恐惧置之不理，而日常暴露于危险中使他们更坚强："这些九死一生使我们有时候感到紧张，尤其是想到可能发生的事情时。有时，我们看每块石头都有危险，我记得一个16岁的男孩就死在离我大约12码的地方。60多个男孩在那工作，但没有人工作到下一班——都害怕，但是，下一次他们将再次变得坚强。"② 在诸多采矿社区中，他们广泛接受了高风险和不卫生的煤矿工作环境，敢于冒险的精神也使得他们易于抛弃安全和卫生保护设施，例如在弥漫煤尘的矿井中他们拒绝戴口罩进行开采等。

（三）个人的名望也是大男子气概的一个关键性特性。正如一名在埃尔郡（Ayrshire）工作的矿工指出："你发现煤矿业中的一般人和管理者总是争执……如果你是一个柔弱的人，那你就得按老板说的去

① Les Higgon，"Interview C30（SOHC），"引自 Arthur Mclvor，Ronald Johnston，*Miners' Lung*：*A History of Dust Disease in British Coal Mining*，Aldershot：Ashgate Publishing Ltd.，2007，p. 206。

② Bert Coombes，*These Poor Hands*：*The Autobiography of a Miner Working in South Wales*，London：Left Book Club，1939，p. 121.

做。"① 这种名望是通过竞争得来的，采矿社区尊重强者，就是煤炭开采量最大的人，矿井中有很多关于"伟大采掘工"的神话。那些打破生产记录的人在采矿社区中受到尊敬，而不能完成固定份额的人会受到轻视，还会因此被起诨号。同事之间潜意识中的竞争使得每个矿工都面临压力。为了顺利完成份额，甚至是开采出更多的煤炭，他们容易漠视工作中的危险，忍受遍布煤尘的矿井环境。

在经历几代人的生活习惯与工作风气之后，年轻的煤矿工人继续追随他们父辈的脚步，不畏艰苦、努力工作，帮助供养家人，做所有矿工后代曾经所做之事。在尊重超额完成开采量矿工的环境中，年轻矿工很快适应这种艰苦无情的工作，从心理上克服了矿井下的高度危险。此外，可能在矿工的脑海里，一直到20世纪中期，更加频繁的坍塌、爆炸等所造成的外在伤害，远比更为遥远的、看不见的或可能出现的呼吸系统伤害要可怕得多。

以上诸因素，我们无法确定到底哪种因素是最重要的，哪种因素是次要的。它们并不是单独作用于煤工尘肺病的，而是合力造成了煤工尘肺病灾难的发生。在考虑造成煤工尘肺病在20世纪英国肆虐的原因时，不仅应考虑当时特殊的历史条件。因为煤矿的工作环境是随着新技术的应用在逐渐改善的，它消除了一些疾病，但也恶化了另一些疾病，例如尘肺病的肆虐。我们还会发现，有时候，在健康和生存之间是那么难以抉择——矿井中的工作是危险的，但牺牲一个人可以养活一家人，基于这样的考虑会使若干年后才恶化的疾病不堪一击，因为与当下的饥饿相比，健康简直可退居二线。谁知道呢，也许等不到疾病暴发自己就因为矿难而丧命了。的确，对矿工来说，他们在高危的环境下，无法考虑那么长远的事情，即使想考虑，也会因为现实的需要而被迫从事明知会危害自己健康的工作。

---

① Alec Mills, " Interview C1（SOHC），" 引自 Arthur Mclvor, Ronald Johnston, *Miners' Lung: A History of Dust Disease in British Coal Mining*, Aldershot: Ashgate Publishing Ltd., 2007, p. 262。

第三节　英国煤工尘肺病分布的规模与特点

20 世纪开始，英国煤工尘肺病的肆虐蔓延，使很多煤矿工人饱受折磨，严重威胁起身心健康与生存生活。煤工尘肺病被认为是所有职业病中最严重的一种。英国煤工尘肺病在不同时代，其患病率、趋势特点、地理空间的布局以及患病者年龄分布也不同。以煤炭国有化为界限，此前与此后在分布重心与特点上略有不同，前者出现持续性的增长，后者在整体上则出现了显著的下降。

一、煤炭国有化前煤工尘肺病分布的规模与特点

20 世纪上半叶的威尔士，经济结构较为单一，严重依靠煤炭资源的出口。史密斯等历史学家将 20 世纪上半叶南威尔士的经济描述为："一个经济繁荣与萧条下交替循环的殖民经济，其严重依赖单一的产业资源（煤），后者又在很大程度上依赖不稳定、价格敏感的出口市场。"① 采煤业吸引了大量外来人员的涌入，到 1921 年，南威尔士的采矿工人达到了 25 万人。此时，全国矿工人数为 124.8 万，南威尔士矿工人数约占 20%。威尔士矿区在英国煤炭行业中占有重要的地位。英国经济在发展过程中，形成了很多区域中心，英格兰西北部和威尔士就是最早形成的区域中心，大体上包括诺森伯兰、达勒姆、格拉摩根到蒙默斯等郡，它是英国采矿、冶金和煤炭等重工业聚集区。"到 1880 年，煤炭工业已成为英国最大的工业，主要集中在南威尔士、苏格兰低地、诺森伯兰、德勒姆、兰开郡南部以及约克、德比和诺丁汉……在第一次世界大战前夕，中部地区、南威尔士、诺丁汉和德勒姆所生产的煤即占全国煤产量的 3/4。"②

① Michael Bloor, "No Longer Dying for a Living: Collective Responses to Injury Risks in South Wales Mining Communities, 1900 – 47," in *Sociology*, 2002, 36（1）, p. 93.
② 钱乘旦、陈晓律、潘兴明等：《英国通史》第六卷，江苏人民出版社 2016 年版，第 116 页。

南威尔士是英国主要的煤矿生产区，以向市场出口煤炭为其经济命脉，聚集着英国 1/5 的煤矿工人，因而其在煤工尘肺病的防治方面最具有典型性。威尔士地区关于尘肺病的记录非常多。19 世纪时，就有很多医生对尘肺病的症状进行记录。"第一例确诊为尘肺病死亡的病例是在 1801 年，尘肺病与采矿业首次联系是在 1831 年，那时候被称为'矿工炭末、石末沉着病'或煤矿工人肺结核，人们逐渐习以为常。"[1]随后，在矿区大量的工人不断确诊这种疾病，尘肺病慢慢受到人们的重视。

表 2 - 1　25 至 65 岁的煤矿工人的呼吸系统疾病的死亡率比较[2]

文献编号	职业	时间（年份）	所有呼吸疾病（人）	肺结核（人）	支气管炎（人）	尘肺病（人）	胸膜炎（人）	其他呼吸系统疾病（人）	尘肺病所占比率（%）
	男性职业（英格兰和威尔士）	1890—1892	469	214	101	122	8	24	26.01
		1900—1902	340	175	53	87	6	19	25.59
83	矿工	1890—1902	423	113	131	141	8	30	33.33
		1900—1902	274	85	75	85	6	23	31.02

---

① Michael Bloor, "The South Wales Miners Federation, Miners' Lung and the Instrumental Use of Expertise, 1900 - 1950," in *Social Studies of Science*, 2000, 30（1）, p. 129.

② 表格数据来源于 Andrew Meiklejohn, "History of Lung Diseases of Coal Miners in Great Britain: Part III, 1920 - 1952," in *British Journal of Industrial Medicine*。有改动，加入了尘肺病占所有呼吸病的比重。

续表

文献编号	职业	时间（年份）	所有呼吸疾病（人）	肺结核（人）	支气管炎（人）	尘肺病（人）	胸膜炎（人）	其他呼吸系统疾病（人）	尘肺病所占比率（%）
83a	矿工（达勒姆和诺森伯兰）	1890—1892	291	109	58	85	10	29	29.21
		1900—1902	205	84	41	54	6	20	26.34
83b	矿工（兰开夏）	1890—1892	567	118	198	217	14	20	38.27
		1900—1902	386	96	113	149	14	14	38.60
83c	矿工（西赖丁）	1890—1892	473	142	137	165	7	22	34.88
		1900—1902	247	88	67	71	5	16	28.74
83d	矿工（德比郡和诺丁汉郡）	1890—1892	263	80	87	77	1	18	29.28
		1900—1902	186	64	49	52	5	16	27.96
83e	矿工（斯塔福德郡）	1890—1892	463	95	204	127	9	28	27.43
		1900—1902	277	66	104	71	6	30	25.63

文献编号	职业	时间（年份）	所有呼吸疾病（人）	肺结核（人）	支气管炎（人）	尘肺病（人）	胸膜炎（人）	其他呼吸系统疾病（人）	尘肺病所占比率（%）
83f	矿工（蒙默思郡和威尔士南部）	1890—1892	522	124	153	190	5	50	36.40
		1900—1902	343	93	104	108	5	33	31.49
总计			5 729	1 746	1 675	1 801	115	392	31.44

表 2-1 记录了英国各主要煤矿区 1890 年至 1892 年及 1900 年至 1902 年间，25 岁至 65 岁中患呼吸系统疾病的工人人数，从表中可以清楚地看出，19 世纪末 20 世纪初时患尘肺病的工人占所有呼吸系统疾病工人的 30% 左右。蒙茅斯郡和南威尔士区及兰开夏郡所占的比例在整个英国是最高的。

表 2-2　英国硅肺医学委员会认定的硅肺和尘肺病的新病例人数（1931—1947）

年份	南威尔士矿区			其他矿区			全国总计	南威尔士占全国比重
	部分残疾	完全残疾	总计	部分残疾	完全残疾	总计		
1931	14	30	44	–	–	–	–	–
1932	30	69	99	–	–	–	–	–
1933	61	123	184	10	8	18	202	91.09%
1934	45	135	180	14	5	19	199	90.45%
1935	53	139	192	21	15	36	228	84.21%
1936	71	214	285	19	4	23	308	92.53%

续表

年份	南威尔士矿区			其他矿区			全国总计	南威尔士占全国比重
	部分残疾	完全残疾	总计	部分残疾	完全残疾	总计		
1937	93	156	249	25	17	42	291	85.57%
1938	155	228	383	29	15	44	427	89.70%
1939	228	177	405	21	23	44	449	90.20%
1940	272	160	432	12	21	33	465	92.90%
1941	327	158	485	15	19	34	519	93.45%
1942	485	260	745	26	28	54	799	93.24%
1943	823	302	1 125	91	50	141	1 266	88.86%
1944	1 303	255	1 558	315	128	443	2 001	77.86%
1945	4 651	529	5 180	422	152	574	5 754	90.02%
1946	3 405	348	3 753	455	145	600	4 353	86.22%
1947	2 474	322	2 796	634	240	874	3 670	76.19%
总计	14 490	3 605	18 059	2 109	870	2 979	21 038	85.84%

从表 2 - 2 中可以看出，从 1931 年至 1947 年，南威尔士矿区每年被确诊罹患硅肺病和尘肺病的人数占全国的比重非常高，最高发生在 1941 年达到了全国的 93.45%，最低发生在 1947 年，也达到了 76.19%。

20 世纪 30 年代早期，大部分的煤矿工人因吸入煤尘引起的肺部慢性病而变得残疾。1931—1948 年，22 000 多名英国矿工因为尘肺病离开了他们的工作岗位，其中 85% 来自于南威尔士。"南威尔士州 1939 年至 1945 年间尘肺病新发病例超过全英国的 89%。根据官方统计，1937—1948 年之间，硅肺和尘肺导致 1334 名南威尔士矿工死亡，18 297 人永久残废。这些数字很可能被低估，因为它们仅仅是从尘肺病正式认证为工业疾病后开始统计的。"①

　　以上数据均是尘肺病被认定为职业病前的数据，在 1943 年《煤炭工人（尘肺病）赔偿法案》出台后，确诊为尘肺病的人数激增。在 20世纪 40 年代后期，每年有肺尘病的矿工死亡达到 700～800 人。在高峰期，从 20 世纪 50 年代初到 60 年代末期，英国煤矿工人的肺尘病死亡率每年高达 1 600 人。"到 20 世纪中叶，尘肺病成为矿业社区中职业病的主要杀手。到 20 世纪 40 年代末，尘肺病患者的记录死亡人数超过了英国煤矿开采事故的死亡人数，到 20 世纪 50 年代中期，尘肺病死亡人数超过了矿业事故死亡人数的 4 倍。"②

　　除死亡的矿工外，还有更多的煤矿工人饱受残疾的折磨。英国正式记录的因尘肺病死亡的人数为 4 万人，据推测因尘肺病严重丧失劳动能力的人大概是死亡人数 3 到 4 倍。据统计"残疾工人占总雇用人数的 5.6% 或工作人口的 12.9%"③。按照迈克尔·布劳尔的说法："许多受影响的人都能够成为非专业的流行病学家，通过记录他们的工作历史与和有相似之处的那些同样残疾的同事，就能得出自己残疾的来历的结论。"④ 可见尘肺病在南威尔士矿井中影响之深。20 世纪上半叶南威尔士地区的煤工尘肺病占据了全国总患病人数的大多数，因而其他地区就显得没有那么严重。弗莱切在《煤矿工人尘肺病》一文中对英国其他地区的尘肺病也有详细的记录。

———————

　　① Ben Curtis, Steven Thompson, "This is the Country of Premature Old Men's Aging and Aged Miners in the South Wales Coalfield, C. 1880 – 1947," in *Cultural and Social History*, 2015, 12 (4), p. 592.

　　② Arthur Mclvor, Ronald Johnston, *Miners' Lung: A History of Dust Disease in British Coal Mining*, Aldershot: Ashgate Publishing Ltd., 2007, p. 54.

　　③ Joseph E. Martin, J. R, M. D, "Coal Miners' Pneumoconiosis," in *American Journal of Public Health*, 1954, 44 (5), pp. 581 –591.

　　④ Michael Bloor, "The South Wales Miners Federation, Miners' Lung and the Instrumental Use of Expertise, 1900 –1950," in *Social Studies of Science*, 2000, 30 (1), p. 131.

表 2 – 3   1931—1938 年、1940—1945 年英国地下煤矿工人

尘肺病确诊率（‰）①

煤矿区域	煤矿性质		地下煤炭工人确诊率（每千人）		增长倍数
			1931—1938 年	1940—1945 年	
南威尔士矿区	无烟煤区		5.14	34.7	6.75
取样大于 100 人的矿井	非无烟煤区	西格拉摩根	1.14	7.69	6.75
		东格拉摩根	1.00	18.27	18.27
		蒙茅斯郡	0.82	5.18	6.32
英国其他地区矿井			0.0535	0.467	8.73

从表 2 – 3 中可以看出，地下煤矿工人确诊的尘肺病例中，无烟煤矿区的确诊病例远远高于非无烟煤区；南威尔士的确诊比率也远远高于英国其他地区之和。

虽然英国其他地区数据占全国的比重比较小，但比较前后两个阶段，可以看出 1940 年至 1945 年间，英国全国的尘肺病病例也呈现出增长的趋势，增幅达到 8 倍之多。一方面是由于这些地区的尘肺病人数确实有增加，另一方面，也可能是因为矿工接受的体检更加全面细致。在煤炭国有化之后，尘肺病无论是在患病率上，还是新增发病率等方面，显然出现不同。

二、煤炭国有化后煤工尘肺病分布的规模与特点

第二次世界大战后，工党上台，实行了一系列的国有化政策，以前私有的矿山全部国有化，国家为管理煤矿专门成立了国家煤炭局，以前隶属于私人煤矿主的工人全部变成了国家工人，国家煤炭局负责工人的安全及健康问题。迟至 1943 年，煤工尘肺病才被英国政府承认

---

① Alice Stewart, "Pneumoconiosis of Coal – Miners," in *The British Medical Journal*, 1948, 1 (4560), pp. 120 – 140. 表格有改动，删去了比率，增加了增长比。

并列入赔偿法案。基于这一变化，我们将按照不同年代尘肺病的患病率比较，每年的新发病例数和发病率，尘肺病患者的死亡统计，以及其进展指数等方面进行分析，以展现煤炭国有化后煤工尘肺病分布的规模与特点。

（一）不同时期尘肺病的患病率比较

煤矿工人群体的尘肺病是由于多年吸入粉尘，造成粉尘在呼吸系统中积累而产生的疾病，是一种慢性、长期的病理行为，被称为"隐形的杀手"。到20世纪50年代，英国社会已逐渐意识到煤工尘肺病成为遍布各个煤田、矿区的一大问题。因此，在观察煤矿工人患病率之时，必须以较长时段为依据，将包括有年长煤矿工人遗留下的长期影响等因素考虑在比较范围内。下图是根据英国国家煤炭总局医学服务部对1959年至1997年不同时期尘肺病总患病率的统计所绘的。在60年代以前，其平均患病率仍高达12%；1969年至1973年下降到10%；从70年代开始，这一比率明显下降；1978—1981年下降至4%；1986—1989年仅为1%。总的来看，英国煤工尘肺病的患病率呈现出不断下降的态势。

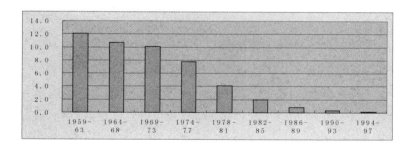

图 2 – 1　1959—1997 年英国煤工尘肺患病率①

———————————

① Arthur Mclvor, Ronald Johnston, *Miners' Lung：A History of Dust Disease in British Coal Mining*，Aldershot：Ashgate Publishing Ltd.，2007，p.119.

表 2 - 4　1959—1981 年 5 个不同时期全英国煤工尘肺病的患病率统计[①]

5 个不同时期调查的煤矿数	尘肺患病率										进展指数
	1 类		2 类		3 类		PMF		总尘肺数		
	人数	%	人数	%	人数	%	人数	%	人数	%	
1959—1963 年 652 个矿	32 608	7.0	15 291	3.3	3093	0.7	5017	1.1	56 009	12.1	
1964—1968 年 434 个矿	23 091	6.8	8507	2.5	1203	0.4	3417	1.0	36 218	10.7	5.8
1969—1973 年 291 个矿	16 389	6.9	5250	2.2	532	0.2	2106	0.9	24 277	10.2	9.7
1974—1977 年 44 个矿	10 803	5.4	2817	1.4	187	0.1	1363	0.7	15 170	7.6	4.5
1978—1981 年 230 个矿	6256	3.2	1202	0.6	43	0.02	657	0.3	8158	4.1	2.7

（二）新发病例数及发病率

在现在普及的流行病学中，人们习惯用发病率，即每年每千名工人中新诊断的病人数，来表明该病的流行状况。从图 2 - 2 中可以看出，就英国煤工尘肺病而言，20 世纪 40 年代和 50 年代间，煤矿工人中心诊断的新增病例显著增多。具体来看，在 1940 年，新增病例大约仅有 400 人，1946 年和 1949 年近乎为 20 世纪新增病例的峰值，分别为 5 800 人和 5 900 人。进入至 20 世纪 50 年代，尘肺病新增病例略有下降，1950 年为 4 000 人，1952 年下降到 3 500 人，随后的 1954 年又升至 5 000 人，至 1959 年再次下降到 3 200 人。60 年代开始，煤工尘肺病新增病例有显著下降，1965 年约为 1 000 人。此后基本持续下降，1962 年至 1972 年的 10 年间，基本上处于一个平衡状态，每年在 500 人到 800 人之间。

---

① 杨祖六、朱耀华、弓文康等：《英国煤工尘肺的流行病学资料介绍》，载《工业卫生与职业病》1985 年第 6 期。

从煤工尘肺病的发病率来看，其大体与新增病例人数相吻合。从图 2-3 中可以看出，1959 年，煤工尘肺病的发病率大约为 5.3%，从 60 年代开始急速下降。1962 年下降至 4%，1969 年为 2%，比 10 年前下降了一半之多，此后便徘徊在 2% 到 3% 之间。通过对三四十年尘肺病发病率与新增病例的数据对比，可以看出，煤工尘肺病在 20 世纪中后期的蔓延轨迹，下降速度明显，说明英国在尘肺预防方面做出了很大努力。

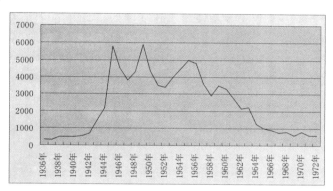

图 2-2　英国煤工尘肺新增病例人数：1936—1972 年①

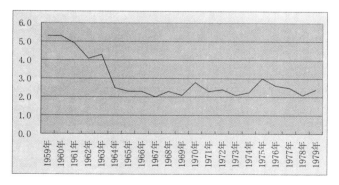

图 2-3　医疗保险中煤工尘肺病的发病率②

---

① Arthur Mclvor, Ronald Johnston, *Miners' Lung: A History of Dust Disease in British Coal Mining*, Aldershot: Ashgate Publishing Ltd., 2007, p.55.

② 杨祖六、朱耀华、弓文康等：《英国煤工尘肺的流行病学资料介绍》，载《工业卫生与职业病》1985 年第 6 期，第 385 页。

（三）尘肺病患者死亡统计

尘肺病患者死亡统计包括死亡人数和平均死亡年龄。1955年死亡1 144人，1965年死亡902人，1975年死亡687人，1978年死亡534人。由图2-4可见，死亡率在逐年下降，个别年份还有反复，1970年后，死亡率下降趋势缓慢。而同期，因硅肺死亡的人数平均每年大约420人，石棉沉着病死亡人数不到100人，甚至到90年代，煤工尘肺病的死亡率也以5：1的比率远远高出其他尘肺病（包括硅肺和棉屑沉着病）。[1] 而且，到20世纪中期，尘肺就成为采矿社区的主要职业杀手。到40年代末，有记录的尘肺死亡人数已远远超出煤矿事故的死亡数，到50年代中期，尘肺死亡人数与采矿事故死亡人数的比例达到4：1。从1930年到1990年，死于煤工尘肺的英国煤矿工人超过4万人。[2] 因尘肺病致残的煤矿工人要比意外事故死亡的人数超出很多。英国官方记录的意外事故死亡人数一共是4万左右，而因尘肺病发展到大规模纤维化阶段并因此遭受严重残疾的人数则是意外事故死亡人数的三四倍。[3]

表2-5显示出，从20世纪50年代开始，患尘肺病矿工的平均存活时间相对延长。从1955年平均死亡年龄的63.6岁，到1965年的67.8岁，1970年进一步提高至70岁，1977年达到72.2岁，说明英国煤工尘肺病蔓延的速度在逐步降低，也进一步证明，经过有效的防治与休养，尘肺病患者可以达到一定程度的康复，寿命可以相对延长。

[1] Health and Safety Commission. *Health and Safety Statistics*, 1995 (6), p.76; 1998 (9), pp.86-87. 转引自 Arthur Mclvor, Ronald Johnston, *Miners' Lung: A History of Dust Disease in British Coal Mining*, Aldershot: Ashgate Publishing Ltd. , 2007, p.54。

[2] "Ministry of Power," in *Statistical Digest*, 1957, table31, p.44; *Annual Report of the Chief Inspector of Factories for 1959*, table4, p.38. 转引自 Arthur Mclvor, Ronald Johnston, *Miners' Lung: A History of Dust Disease in British Coal Mining*, Aldershot: Ashgate Publishing Ltd. , 2007, p.54。

[3] Arthur Mclvor, Ronald Johnston, *Miners' Lung: A History of Dust Disease in British Coal Mining*, Aldershot: Ashgate Publishing Ltd. , 2007, p.56.

表 2－5　英国煤工尘肺病的死亡人数与平均死亡年龄[1]

年份	死亡人数	平均死亡年龄（岁）	年份	死亡人数	平均死亡年龄（岁）
1955	1 144	63.6	1967	652	69.2
1956	1 054	64.4	1968	713	69.4
1957	1 111	65.3	1969	714	69.5
1958	1 079	66.6	1970	780	70.0
1959	995	66.8	1971	627	70.2
1960	1 062	66.8	1972	682	70.1
1961	1 103	66.8	1973	649	70.3
1962	995	67.1	1974	638	71.2
1963	1 102	67.4	1975	687	71.4
1964	920	67.8	1976	638	71.8
1965	902	68.1	1977	502	72.2
1966	748	68.6	1978	534	

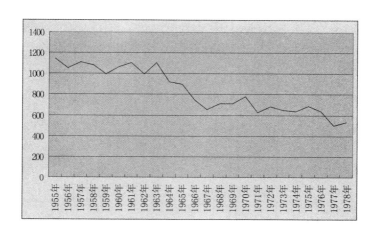

图 2－4　英国煤矿工人尘肺的死亡人数折线图[2]

---

① 张大艺：《国外煤炭工业统计》，煤炭工业出版社 1986 年版，第 228 页。
② 据表 2－5 所绘制。

（四）进展指数

进展指数（Progression Index）是研究尘肺病发病发展的一个动态指标，在某种程度上可以基本反映尘肺病的防治效果。因此，英国把进展指数称作"生物监测指标"①。从图 2 - 5 中可以看出 1964 年全国平均进展指数为 5.7，而 1971 年至 1972 年达到了 11.3，增加了 1 倍；以后逐年下降，到 1979 年下降到 2.3。发展趋势与图 2 - 3 所示发病率一致。1971 年至 1972 年进展指数的升高，是因为在此之前英国在煤矿中普遍推行了机械化采煤方式，煤炭产量剧增，而防尘、降尘工作未能快速跟上所引起的发病率的回升。

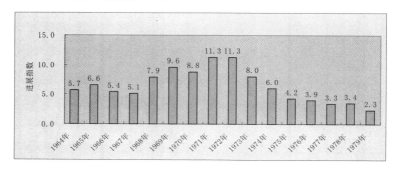

图 2 - 5　进展指数（生物监测指标）按年比较（1964—1979）②

（五）年龄分布

煤工尘肺病是一种潜伏期比较长的慢性职业病。从表 2 - 6 可以看到，在 4 个年龄组中，45 岁以上年龄组的患病率较高，表现了尘肺潜伏期长达 15 ~ 20 年的特点。随着社会的发展与时代的推移，各年龄组的患病率都保持平行下降趋势。从 1959 年到 1977 年比较低的年龄组（45 岁以下）患病率明显下降：如 24 岁至 34 岁组从 1.3% 下降到

① 计算方法：进展指数 = 观察期内观察对象胸片进级总级数/该期内总观察人数。胸片胸片进级数的计算必须对前后二张胸片的动态进行对比，进级数按国际分类中 12 点分级。如 1/0，1/1 为进 1 级，1/0¹/2 为进多级，1/1²/2 进 3 级，已发展为大阴影者，则进级数仍按小阴影计算，大阴影不计，如 1/IP¹/2PB，则算进 1 级。详情可参见杨祖六、朱耀华、弓文康等：《英国煤工尘肺的流行病学资料介绍》，载《工业卫生与职业病》1985 年第 6 期。

② 煤炭部煤矿医疗卫生科技情报中心站编：《英国煤工尘肺及煤矿卫生情况考察报告》，载《煤炭部煤矿医疗卫生科技情报中心站》1981 年，第 6 页。

0.1%，35岁至44岁组从8.3%下降到2.2%。45岁以上年龄组患病率虽然也有所下降，但仍居于较高水平：如45岁至54岁的年龄组，患病率从18.5%下降到9.6%，55岁至64岁的年龄组，患病率从26.3%下降至7.5%。当回忆起第二次世界大战刚结束时的情景时，一位在苏格兰煤矿地区工作的社区医生说道："这里的矿工，无论是老年矿工还是中年矿工，都不得不接受这样一种事实：他们在煤矿中工作的年限越久，呼吸也就越困难，咳嗽也就越发严重……他们只在一件事情上取得了发展，那就是慢性支气管炎。"[1] 因此，可以看出，煤矿工人的年龄越低，尘肺患病率越低；年龄越高，则其犯病率越高。按年龄不同，其按年代下降的指数同样不同，年龄越长，其下降比例越慢。

表2-6　不同年龄的尘肺患病率按年代比较[2]

年龄组	1959—1963	1964—1968	1969—1973	1974—1977
25～34	1.3	0.6	0.5	0.1
35～44	8.3	5.7	3.9	2.2
45～54	18.5	14.6	12.8	9.6
55～64	26.3	23.3	21.8	17.9
平均	12.3	10.7	10.0	7.5

（六）尘肺病的地理空间分布

在地理分布上，相比于其他地区，20世纪的南威尔士有规模庞大得多的残疾人群体[3]，是英国煤工尘肺病最为严重的地区。20世纪50年代时，一些医学专家使用在当时十分先进的X光射线监测技术，于南威尔士地区的朗达山谷（Rhonda Valley）进行了一次具有开拓性的

① Arthur Mclvor, Ronald Johnston, *Miners' Lung: A History of Dust Disease in British Coal Mining*, Aldershot: Ashgate Publishing Ltd., 2007, p.58.

② 煤炭部煤矿医疗卫生科技情报中心站编：《英国煤工尘肺及煤矿卫生情况考察报告》，载《煤炭部煤矿医疗卫生科技情报中心站》1981年，第8页。

③ Arthur Mclvor, Ronald Johnston, *Miners' Lung: A History of Dust Disease in British Coal Mining*, Aldershot: Ashgate Publishing Ltd., 2007, pp.55 – 56.

流行病学研究，结果发现这里超过 1/3 的煤矿工人患有不同程度的尘肺病。[①] 此外，还有更多工人承受着因支气管和呼吸道功能损伤而带来的各种痛苦。从表 2 - 7、2 - 8 中可以看出，两个不同时期的统计中南威尔士的患病率都是最高的，而苏格兰最低。表 2 - 9 显示出，1939 年南威尔士的新增病例占到全英国的近 89.9%，1945 年新增病例仍达到89.7%，到 1955 年才下降到 22.4%。这主要是因为南威尔士的煤矿工人最初从事工作时的年龄比其他地方的煤矿工人要小很多。这种状况造成英国社会尘肺病的主要研究机构和注意力也集中于这一地区。医学研究理事会下辖的尘肺研究小组同样设在南威尔士。因此，本文中的大量一手资料是关于南威尔士煤矿工人的。

表 2 - 7　1959—1963 年各地区尘肺矿工比例[②]

地区	百分比（%）
西南威尔士	25.3
东南威尔士	15.5
德宰	14.3
约克	12.5
西北	11.9
中英格兰西部	10.7
诺森伯兰和坎伯兰	8.7
中英格兰东部	5.8
苏格兰	5.7
平均	12.1

---

① Archie L. Cochrane, "Pulmonary Tuberculosis in the Rhondda Fach," in *British Medical Journal*, 1952, 2, p. 8.

② Arthur Mclvor, Ronald Johnston. *Miners' Lung: A History of Dust Disease in British Coal Mining*, Aldershot: Ashgate Publishing Ltd., 2007, p.57.

表 2 - 8　1974—1977 年不同矿区的煤工尘肺患病率和发病率[①]

地区	患病率	2 级以上尘肺患病率
南威尔士	20.0	6.4
东北威尔士	8.6	1.8
西部	7.3	2.5
约克	6.3	2.2
中英格兰东部	4.6	1.0
中英格兰南部（包括肯特）	3.9	0.8
苏格兰	2.8	0.3

表 2 - 9　1939—1955 年南威尔士煤工尘肺新增病例[②]

年代	全国	南威尔士	比例（%）
1939	465	418	89.9
1945	5 821	5 224	89.7
1951	3 154	1 222	38.7
1955	4 848	1 088	22.4

综上可知，在整个 20 世纪的大部分时间里，煤矿中的深井开采都十分盛行。如果认为所有煤矿工人呼吸系统的损伤都是由于长期从事煤矿地下工作而引起的，难免过于武断，然而在 20 世纪的英国，职业性呼吸道疾病的确是一个十分普遍且长期存在的严重问题，不断摧残着煤矿工人这一群体，至少有几十万的工人及其家庭遭受着它所带来的种种痛苦。通过对英国煤工尘肺病在不同时代患病率等趋势特点、地理空间的分布以及患病者年龄分布等方面的分析，可以清晰地看出，在 20 世纪前期，即国有化之前，威尔士矿区是煤工尘肺病发病的主要

---

① 煤炭部煤矿医疗卫生科技情报中心站编：《英国煤工尘肺及煤矿卫生情况考察报告》，载《煤炭部煤矿医疗卫生科技情报中心站》1981 年，第 7 页，据地图列表整理。

② Arthur Mclvor, Ronald Johnston, *Miners' Lung：A History of Dust Disease in British Coal Mining*, Aldershot：Ashgate Publishing Ltd., 2007, p.56.

区域，尘肺病已成为呼吸性疾病工人中的主要疾病，其患病人数同样在迅速增加；中期以后，特别是在 20 世纪 70 年代以后，英国煤工尘肺病的患病率则有了明显下降，尤其在 45 岁以下的年轻矿工中间逐渐消失；在地理分布上，仍然以南威尔士的患病率为最高，苏格兰地区患病率最低。英国煤工尘肺病在 20 世纪中后期的整体好转，是煤矿工人联合会和国家煤炭局等联合预防、治理的结果。但是，在论述其具体的措施与政策之前，有必要将煤工尘肺病在医学上曲折的认知过程进行说明，以期对尘肺病的认知及对身体健康造成的危害更加详尽、清晰。

第三章　英国社会对煤工尘肺病的认知过程

煤矿开采从一开始便被人们认为是一种危险而有害健康的职业，因此，尘肺病是一个古老的社会历史现象。早在公元前 4 世纪时，历史学家希罗多德就记载了一种发生在矿工身上的疾病，其症状类似于铅中毒。这大概是最早的关于职业病的记录。公元 2 世纪时，那些在金矿、银矿、汞矿等处进行劳动的人们，已经试着通过佩戴用动物膀胱做成的面具来减少粉尘的吸入。在 16 世纪，世界上关于尘肺病的相关记载逐渐增多。英国作为一个利用煤炭燃料发展较早的国家，在迅速进入工业化社会之后，其煤工尘肺病的出现也比世界上其他国家更早。因此，在长期的接触中，英国人对煤工尘肺病的认知必然与时俱进，不断丰富和发展。对煤工尘肺病的认知过程主要涉及两大群体：一个是矿工及其组织，另一个是医学界人士。矿工及其工会基于工作和生活经验较早认识到了煤尘会引发呼吸疾病，然而医学界的科学认知却经历了较长时间的调查、研究和争论。其间，英国政府、国家煤炭局和煤矿主、医学专家、矿工工会和矿工对尘肺病的认知都发挥了重要作用。煤工尘肺病的认知过程是一条曲折和反复的道路。本章主要聚焦于英国社会的不同群体对煤工尘肺病的认知过程及其在这一过程中所做出的贡献和发挥的作用。

第一节　矿工对尘肺病的通俗认知

在乡村矿区里，有这样一群老男人——你会发现他们聚集在山脚下，向过往车辆挥手，等待着车辆驶入地下。然后他们保持着适当的间距，用手帕擦汗，并且还四处观看。他们几乎一直生活在矿区，或许他们不愿意向同伴甚至他们自己承认身体上的问题，更害怕自己将丧失劳动能力。他们气喘吁吁、咳嗽、吐痰，痰中偶尔带出血液；他们的视力变得模糊，他们正是英国各个矿区中的煤矿工人。可以说，矿工是煤矿恶劣工作条件的直接受害人，是煤工尘肺病最易感染的人群。作为在矿井工作的亲身经历者，矿工及其组织对煤工尘肺有着自己的认知。就许多矿工而言，他们在煤矿社区中长大，熟悉了父辈们的工作；他们在 14 岁至 16 岁时就开始在地表从事筛煤和洗煤的工作。煤尘——尽管地表的情况要好很多，但是他们仍然从小就对此有深刻的感受。每一个进入煤矿工作的矿工都知道这种病，对一个健壮的男子汉在若干年后就一直咳嗽，吐出黑痰，走路变慢，动作迟缓，直到干不动活，离开矿井，在家中早早死去这种事情十分熟悉。待自己进入矿井，面对的就是无边的尘。没有办法，他们不得不接受这种恶劣的环境。直到他们自己也开始咳嗽，喘不过气来，离开矿井，默默地离开人世。

在长期的生活和工作实践中，矿工们逐渐认识到，是矿井中大量的粉尘造成对身体的损害。因为吐出来的是黑痰，一定是吸入了过多的煤尘；煤尘损害了肺，才会呼吸困难。煤矿工人还意识到了这种疾病的典型症状：即一直咳嗽，唾液从带有黑色条纹到成为完全漆黑的痰，呼吸愈发困难，发病时间长，过早死亡，等等。矿工们也试图消除危险，他们用一块湿布掩盖住嘴和鼻子，减少尘的吸入。他们还寻求药物或其他方法来减少对粉尘的吸入。他们使用兴奋剂，例如用鸦片制成的鸦片酊，来减轻疼痛的症状。同时，他们相信咀嚼烟草可以减少粉尘吸入。他们仅仅以自己所知道的办法去缓解这种疾病的折磨，没能从根本上清晰认识其发病机理。尽管矿工对尘肺病有自己的认知，也在第一时刻感受到其对身体的危害，但是，一方面他们需要在矿井中工作，赚取工资以补贴家用；另一方面，也更重要的是，19 世纪末20 世纪初期的英国政府并不承认有尘肺病这一新病例。因此，想赢得政府和社会的广泛承认，就必须依靠医学上的科学认知，以激发起政府和社会对煤工尘肺病的广泛关注。

第二节 医学界对煤工尘肺病的缓慢认知

一种疾病是否被定性为职业病，必须经过医学部门的鉴定和确认。因此，医学人士的看法对煤工尘肺病的认知至关重要。在早期认知中，医学环境的滞后，尘肺病表现出的复杂、多变与长效，使人们一度在认知中出现偏差，对尘肺病的认知过于简单化与直接化，因而错过了防治的最佳时段，致使在随后的 20 世纪，尘肺病肆虐蔓延。此后，医学研究理事会的成立为人们进一步认识尘肺病提供了前提与可能。他们的探索使煤工尘肺病终于得到清晰的医学界定及相对有效的预防与治理。

一、对煤工尘肺病的初步认知

早在 16 世纪中叶，德国学者格奥尔格·阿格里科拉（Georgius Agricola）以及瑞士炼金术士帕拉塞尔苏斯（Paracelsus）就曾经描述过煤矿工人中尤为流行的一种肺病。[1] 在英国实现工业化之前的很长一段时间里，采矿业都因其不利于工人身体健康的工作方式而声名狼藉。直到 19 世纪中期，英国医学界才开始重视工人健康与矿井空气质量之间的关系，并将其作为一例病症进行研究。1831 年，约克郡的一位内科医生查尔斯·萨克拉（Charles Thackrah）注意到矿工们容易气喘[2]；同一年，另一个苏格兰医生格雷戈里（Gregory）在他的作品《柳叶刀》（Lancet）中同样阐述了他称其为"矿工的气喘"（Miners' Asthma）的病症。格雷戈里呼吁矿区的医生们正视这些疾病。[3] 当时，大多数医生

① G. Rosen, *A History of Public Health*. New York: MD Publications, 1958, pp. 22 – 23.

② C. Mills, "The Kinaird Commission: Siliceous Dust, the Pitfalls of Cause and Effect Correlations and the Case of the Cornish Miners in the Mid – nineteenth Century," in *Scottish Labour History*, 2005, 44, pp. 16 – 17.

③ P. F. Holt, *Pneumoconiosis*, *Industrial Diseases of the Lung Caused by Dust*, London: Arnold Publishers, 1957, p. 160.

认为这些矿工患病是由于吸入了爆炸时产生的受污染的空气，或者经受了煤烟煤油的熏染。[①]

1833 年，马歇尔（Marshall）医生在三位长期供职于拉纳克郡煤矿的工人身上，发现了一种被他称为"黑痰症"（Black Spit）的疾病，他将病因归结为这里某些十分干燥的煤矿中过多的粉尘。此外，马歇尔医生还发现那些死亡矿工的肺中遍布黑色结节和空洞，这使他更加确信该病的主要病因是工人吸入了过量的煤尘。[②] 之后不久，对煤工尘肺病更深层的揭示出现了。1837 年，汤姆森（Thomson）医生记录了多例发生在苏格兰矿井里的致命肺病，其主要症状是呼吸困难和频繁咳痰，随着病情的发展，病人咳出的痰颜色会逐渐变为黑色。在对 9 名死亡矿工进行尸检后，汤姆森医生发现他们的肺部渗入许多黑色物质。同一年，英格兰东北部的斯特拉顿（Stratton）医生使用"炭末沉着病"（Anthracosis）一词来指称一种在矿工中流行的特殊肺病，从而成为使用这一医学术语的第一人。差不多也是在这个时候，爱丁堡的一对医生父子对石匠肺中的结节和矿工肺中的深黑色团块做出了清晰的区分。[③]

到 19 世纪中期，人们已经清楚地认识到，煤工肺部疾病的分布其实十分广泛，越来越多的矿工患者出现在医学文献当中。与此同时，英国不断积累的关于煤尘危害的知识促使美国人也开始关注这一问题。此外，尽管一些医学权威早就断定有害气体的吸入和炸药的使用是主要病因，但在格里高利、马歇尔、汤普森等医生逐步证明了是煤尘本身而不是其他因素导致这种疾病后，医学界的观念开始转变。[④] 在 1861 年的《公共健康报告》（*Public Health Report*）中，英国病理学家、首席医疗官约翰·西蒙（John Simon）特别提到，英格兰北部存在胸腔不

---

① Donald Hunter, *The Diseases of Occupations*, London：Hodder Arnold Publishers, 1975, p.994.

② Donald Hunter, *The Diseases of Occupations*, London：Hodder Arnold Publishers, 1975, p.994.

③ Donald Hunter, *The Diseases of Occupations*, London：Hodder Arnold Publishers, 1975, p.995.

④ Arthur Mclvor, Ronald Johnston. *Miners' Lung：A History of Dust Disease in British Coal Mining*, Aldershot：Ashgate Publishing Ltd. , 2007, p.65.

适问题的矿工明显少于威尔士，他将这一现象的原因归结为不同地区之间通风设备标准的差异。这部文献中还包含着一份由英国流行病学家爱德华·格林豪（Edward Greenhow）基于各地统计数据撰写的调查报告，报告指出，胸腔不适问题盛行于威尔士的梅瑟蒂德菲尔（Merthyr Tydfil）和阿伯加文尼（Abergavenny）。格林豪医生调查了这两个地方的 53 名煤矿工人，发现他们当中的大多数都患有慢性支气管炎。[①]

煤工尘肺最初有不同的名称，例如煤肺、伪硅肺和"矿工的气喘"等。1861 年时，一个由帕默斯顿政府任命的委员会着手调研煤矿中由粉尘引发的疾病。5 年之后，通用至今的术语"尘肺病"（Pneumoconiosis）第一次被用来描述这种特别的疾病。这一词汇派生自希腊语中的"pneumon"和"conis"，前者意为肺，后者代表粉尘。后来这一名词逐步涵盖了因吸入粉尘而诱发的各类肺部疾病，例如硅肺、石棉肺、铁尘肺、棉尘肺以及较晚出现的煤工尘肺。更为重要的一点是，到 19 世纪 60 年代时，英国社会已经普遍认识到：煤矿工人中流行着一种因吸入过量煤尘而诱发的呼吸道疾病，这种疾病除伴有咳痰等症状外，患者肺部在晚期还会呈现出黑色病变。[②]

从 19 世纪 80 年代开始，英国各地报道的尘肺病例与矿工气喘病例逐渐减少。英国医学家约翰·阿利奇（John Arlidge）在他 1892 年编写的有关职业健康的教科书中注意到了这一趋势，他写道："今天，人们普遍相信，那些发生在煤工身上的严重肺部损伤，只属于过去的历史。"[③] 不过阿利奇显然也相信这些疾病的产生有着复杂的原因："这些疾病被认为是不同寻常的，那是因为人们不清楚矿工的工作环境是怎样的。患者来到医院医治咳嗽，可是却被贴上支气管炎与气喘的标

---

① Medical Research Council, "Chronic Pulmonary Disease in South Wales Coal Miners, Medical Studies," in *Amerncam Journal of Public Health and the Alations Health*, 1942, p. 1403.

② Arthur Mclvor, Ronald Johnston. *Miners' Lung: A History of Dust Disease in British Coal Mining*, Aldershot: Ashgate Publishing Ltd., 2007, pp. 65 – 66.

③ John T. Arlidge, *The Hygiene Diseases and Mortality of Occupations*, London: Percival, 1892, p. 265.

签，无法引起病理学家的兴趣。而正是因为病理学研究的缺乏，导致我们对煤工尘肺没有完整而清晰的认知。"[1] 此外，阿利奇对煤工尘肺病的主要症状还进行了描述，并在 45 年后被人们广泛接受。

但是人们对煤工尘肺病的关注却因为矿井的持续存在而淡化了，在阿利奇的研究过去 20 年后，英国职业病医学家托马斯·奥利弗（Thomas Oliver）大胆评论道："煤工的劳动条件已经有了很大改善，如果不考虑还有爆炸的话，煤矿开采已经是一份安全的工作……这个国家煤矿工人的肺结核以及炭末沉着病正在不断减少。"[2]

1914 年，斯塔福德郡的一位医学专家沙佛博谭（Shufflebotham），根据 1906—1907 年的一份工业疾病部门委员会（Departmental Committee on Industrial Diseases）的报告得出结论："可以说，在目前的英国，煤矿工人肺部的纤维化症状几乎已经绝迹了。"[3] 这时的医学界将煤工肺部问题的减少与很多因素联系在一起，例如 50 年来对煤矿通风设备的持续改进以及对工人地下工作时间的不断缩减。[4] 然而不可否认的是，在 19 世纪和 20 世纪前期，仍有成千上万的工人因煤工尘肺病致死，只不过他们的死因被误诊为肺结核、慢性支气管炎或哮喘。

关于这一时期尘肺病在威尔士流行情况的信息十分匮乏。19 世纪八九十年代，这里曾普遍采用爆破的方式开采煤矿，以至于尘土飞扬的矿井越来越多。这种信息的匮乏产生了严重而意想不到的后果，在沙佛博谭的乐观结论出现 20 年后，也就是 1934 年，一名威尔士的医疗官为英国社会敲响了警钟："煤硅肺已经在威尔士的无烟煤地区引起了严重伤亡……这个国家的矿工们正因为对不断出现的煤硅肺的忧虑而

① John T. Arlidge, *The Hygiene Diseases and Mortality of Occupations*, London: Percival, 1892, p. 265.

② Medical Research Council, "Chronic Pulmonary Disease in South Wales Coal Miners," in *Medical Studies*. 1942, p. 141.

③ Medical Research Council, "Chronic Pulmonary Disease in South Wales Coal Miners," in *Medical Studies*. 1942, p. 141.

④ Donald Hunter, *The Diseases of Occupations*, London: Hodder Arnold Publishers, 1975, p. 994.

备受煎熬。"①

二、煤工尘肺病认知中的复杂因素：肺结核、支气管炎和硅肺

为弄清英国煤工的肺部疾病问题，有必要将其置于此时英国公共卫生的大背景下进行考察。当时英国最严重的公共卫生问题是肺结核。由于医学问题经常存在争议，因而我们应该避免把医学界对尘肺病的认知简单化、直接化。例如，在1896年，格林豪医生发展了他早期的结论，进而怀疑煤矿工人的肺部疾病是由煤尘直接诱发的，并认为由煤尘诱发的慢性支气管炎还会导致更为严重的肺炎。② 虽然支气管炎和肺气肿的致病原因与煤工尘肺病相同，这方面的证据也很早就有并且数量庞大，但直到20世纪90年代时，这两种疾病才勉强被政府承认为煤矿工人职业病。尽管有关煤矿工人伤病原因的研究越来越多，可是煤矿工人死于因过量吸入粉尘而引发的特定类型肺部疾病的观点，并不被19世纪末20世纪初的大多数医生所认可。这种现象出现的原因之一便是，要区分尘肺病与肺结核、支气管炎以及硅肺等症状都十分困难。后来的情形更加复杂，有几位知名医学专家甚至认为煤尘对矿工实际上起到了保护的作用，使他们远离了肺结核的危害。③

（一）肺结核

19世纪链霉素发现之前，肺结核的流行是当时最严重的公共卫生问题。1763年时，据说一位名叫克拉皮耶（Clapier）的法国医生成功治愈了一名肺结核患者，他的治疗方法是让患者在煤矿中生活一段时间。这一不循常规的治疗方法取得了显著成功。克拉皮耶分析治愈的原因是病人在矿井中吸入了硫黄，但其他大部分医学家都认为是碳元

---

① Medical Research Council, "Chronic Pulmonary Disease in South Wales Coal Miners," in *Medical Studies*, 1942, p. 141.

② Arthur Mclvor, Ronald Johnston, *Miner's Lung: A History of Dust Disease in British Coal Mining*, Aldershot: Ashgate Publishing Ltd. ,2007, p. 67.

③ Arthur Mclvor, Ronald Johnston, *Miner's Lung: A History of Dust Disease in British Coal Mining*, Aldershot: Ashgate Publishing Ltd. , 2007, pp. 67 – 68.

素在其中起到了关键作用——当病人肺部的溃疡被煤尘包裹的时候，它们就会慢慢痊愈。① 到 19 世纪 60 年代时，整个欧洲的医生都在讨论煤尘在矿工肺结核发病率相对较低方面所发挥的积极作用。19 世纪 80 年代，斯马特（Smart）医生认为肺结核在煤矿工人中之所以有着较低的发病率，是因为碳元素具备抗菌、杀毒的效果，他在 1883 年的一封写给爱丁堡卫生学会（Edinburgh Health Society）的信中清楚地表达了下列观点：煤尘——或者更确切地说是炭——以其显著的抗菌作用很好地保护了人体的肺部器官。② 1882 年，德国细菌学家、医学家罗伯特·科赫（Robert Koch）发现肺结核实际上是由一种病原菌引起的。③ 这意味着从此时开始，区分肺结核和因粉尘所致的呼吸道疾病变得不再那么困难。另外，科学家伦琴（Roentgen）于 1895 年发现了 X 射线，使医学家对肺部疾病的研究和认知能够更为深入。

但是，新旧医学知识的更替是一个缓慢的过程。认为煤矿工人因工作环境的影响而不会患上肺结核的观点，在 19 世纪末到 20 世纪初的这段时间里一直存在。例如，1924 年，托马斯·奥利弗（Thomas Oliver）仍然认为矿工吐出的大量黑痰对他们的身体来说好处多于害处。进入 20 世纪 30 年代后，其他专家更是把自己的名誉都押在煤尘对人体的"有利"影响上。康明斯（Cummins）医生就是其中一位，他坚持煤尘对人体健康有利的观点，指出是它消灭了肺结核中的结核菌素。康明斯还认为，很多由肺结核导致的死亡最终被人们误诊为煤硅肺和支气管炎。英国的研究还影响了大西洋另一边的美国，那里关于矿井空气是否有助于健康的争论也非常激烈。④

---

① John C. Gilson, "Is Coal Dust Harmful to Man?" in *PRU Collected Papers*, 1955, 4, p. 245.

② Andrew Smart, "Note on Anthracosis," in *British Medical Journal*, 1885, 2, p. 493.

③ Alan Derickson, *Black Lung*: *Anatomy of a Public Health* Disaster, Ithaca: Cornell University Press, 1998, p. 44.

④ Alan. Derickson, *Black Lung*: *Anatomy of a Public Health Disaster*, Ithaca: Cornell University Press, 1998, p. 44.

(二) 支气管炎

给煤工尘肺病认知造成阻碍的另一个因素就是支气管炎。科利斯（Collis）在 1915 年利用 X 光技术得出结论：在所有的尘肺病及其并发症中，危害最大的是支气管炎，而不是煤工尘肺病。[①] 这一观点也被苏格兰生理学家约翰·霍尔丹（John Haldane）所认同。1916 年到 1918 年间，霍尔丹担任唐卡斯特煤矿科研实验室（Doncaster Coal Owners' Research Laboratory）主任，正是在此期间他着手调查英格兰和威尔士老年矿工死亡率居高不下的原因。霍尔丹最后得到的结论是，造成这种现象的罪魁祸首乃是支气管炎，它因人在重体力劳动期间的"过度呼吸"（over-breathing）而诱发，并因通风不良所引起的二氧化碳浓度上升而加重。[②] 至于煤尘吸入问题，他评论道："在煤矿工人的日常工作中，我们尚未发现因吸入煤尘或石屑而导致伤害的统计学证据。因而我们大胆推测，矿工们平时吸入的粉尘可以使他们免于遭受更大的危险。"[③] 霍尔丹的观点后来广为人知。

1942 年，英国医学研究理事会得出结论，霍尔丹的理论有三处明显缺陷。第一，在 X 光得到应用前，许多被诊断为支气管炎的病例很可能实际上患的是硅肺或煤工尘肺；第二，很可能是霍尔丹所谓的"过度呼吸"导致煤矿工人吸入了更多的煤尘；第三，医学研究理事会的科研人员注意到，霍尔丹并没有分析南威尔士无烟煤产区所处的地理位置，虽然这些地方有着较高的呼吸道疾病发病率，但是其劳动强度并不高于低发病率地区。不过医学研究理事会对于煤矿工人与肺结核之间关系的分析也模棱两可："无论是煤矿中的凿岩工人还是采煤工人，一旦他们患上尘肺病，再患肺结核的概率就会大大提高。不管是

[①] Medical Research Council, "Chronic Pulmonary Disease in South Wales Coal Miners," in *Medical Studies*, 1942, p. 141.

[②] Arthur Mclvor, Ronald Johnston, *Miners' Lung: A History of Dust Disease in British Coal Mining*, Aldershot: Ashgate Publishing Ltd., 2007, p. 69.

[③] Medical Research Council, "Chronic Pulmonary Disease in South Wales Coal Miners," in *Medical Studies*, 1942, p. 141.

借助临床试验还是尸体解剖，要查明尘肺病与肺结核之间的关系都十分困难。"[1]

霍尔丹关于煤尘有益于人体健康的观点，还延续到他对岩尘（主要成分为二氧化硅）的看法中。他坚信大部分硅肺病患者其实患的是支气管炎。然而早在 1926 年，塔特索尔（Tattersall）就发表过一篇关于硅肺病的论文，试图说明长期从事煤矿工作会导致矿工患上硅肺病，引起肺部 X 光图像的异常，这种异常在威尔士无烟煤地区甚至更为普遍。塔特索尔的论文终于使霍尔丹意识到岩尘问题的严重性，但他仍然将研究重点放在支气管炎上，因为他认为："无论是官方统计的数据还是其他相关的数据证据，都无法证明煤矿工人遭受着煤硅肺的威胁……过量吸入煤尘或岩尘的确有可能引发支气管炎，但是还没有任何明显的证据可以证明粉尘吸入是导致支气管炎和肺炎的一般性原因。"[2]

20 世纪 30 年代前期，随着临床研究与放射学研究的进步，煤矿工人尸体解剖数量的增长，以及死亡率统计数据可靠性的增强，有关煤矿工人肺部疾病的研究得以更为深入、细致地展开，这使霍尔丹的观点越来越难以立足，而医学研究委员会此时也最终认定，煤工尘肺这一疾病是真实存在的。真相越来越明显——煤尘才是导致矿工呼吸道疾病问题不断升级的元凶。

（三）硅肺

与煤工尘肺病相比，人们对硅肺的认知过程也很复杂。但是，对硅肺的首先被认知，又延缓了人们对煤工尘肺病的正确认知。早在1906 年到 1911 年期间，英国皇家矿业委员会的第二份报告中就提到了吸入硅尘的危险，但也仅限于岩石掘进工人之间。1918 年颁布的《工人赔偿法（硅肺）》，准许给予那些证明在含硅量不少于 80% 的岩石上工作的人赔偿。此后，在矿工工会的持续压力下，1928 年颁布的《各

① Medical Research Council, "Chronic Pulmonary Disease in South Wales Coal Miners," in *Medical Studies*, 1942, p. 157.

② John S. Haldane. "Silicosis and Coal Mining," in *The Colliery Guardian*, 1931, p. 315.

工业（硅肺）计划》，又规定给那些被医学小组诊断为硅肺或硅肺附带肺结核患者的钻探和爆破硅质岩石的煤矿工人以赔偿，但是该法案也给出工人们工作的岩石中必须含有自由硅是赔偿的前提。自由硅的规定直到 1935 年，才在这项条款的修订版中被删除。

南威尔士矿工联合会为维护矿工的利益，确保矿工得到赔偿，开始推动更多的研究。南威尔无烟煤区有大量的尘肺患者，他们工作中却从未接触过岩石。此时，医学专家们仍固执地认为是硅尘而不是煤尘导致了矿工的这种病。而且，有的医生甚至认为这种病就是支气管炎，而不是其他新的疾病。但是，患病的人越来越多，得到赔偿的人却只有少数，政府受到了来自工会的压力，不得不采取措施来解决这一问题了——将硅肺与煤工尘肺病进行区分。

三、医学研究理事会的研究和社会承认

在两次世界大战的间隔期，英国社会对煤矿工人呼吸道疾病问题日益关注，公众越来越广泛地认识到工作环境对健康的重要性。1913年，英国医学研究理事会成立，在第一次集体会议上，研究会就确定其职权应该包括对某些工业疾病的调查研究。[1] 第一次世界大战的爆发后，医学研究理事会受政府委托解决一个十分紧迫的问题，那就是如何增加煤炭战时产量。与此同时，军需工厂工人健康委员会（HMWC）也成立了，这是英国为防治职业病所采取的最具开拓性的国家干预措施之一。军需工厂工人健康委员会在一战即将结束时即宣告解散，但医学研究理事会仍决定继续密切关注工业中的健康与效率问题，于是在 1918 年成立了工业疲劳研究委员会（IFRB），[2] 以进一步研究与职业相关的尘吸入引发的病理情况。这时工业肺病委员会研究的重点是

---

① Philip D. Hart, Edward M. Aslett, "Chronic Pulmonary Disease in South Wales Coal Mines: An Eye Witness Account of the MRC Surveys (1937 – 1942)," in *Society for the Social History of Medicine*, 1998, 11, pp. 459 – 460.

② Arthur Mclvor, "Manual Work, Technology, and Industrial Health, 1918 – 39," in *Medical History*, 1987, 31, pp. 163 – 179.

硅肺，当时威尔士和英格兰每年都有 300 多人死于硅肺，每年的赔偿金就达到 10 万英镑。

工业肺病委员会在英国承认煤工尘肺中扮演了重要的角色。1935 年春天，霍尔丹将医学专家在岩尘问题上的不同观点传达给了工业肺部疾病委员会。同时，硅肺医疗委员会（SMB）的首席医学官员 C. L. 萨瑟兰（C. L. Sutherland）博士使委员会全面了解了南威尔士出现的赔偿申请数增长的状况。被拒绝的赔偿申请的比例从 1933 年占全部申请的 22% 上升到 1935 年的 50%。[1] 在这样的背景下，工业肺病委员会才决定对硅肺病进行研究，并立即向医学研究委员会和内政部报告。之后不久，工业肺部疾病委员会完成了一项针对苏格兰金洛赫利文（Kinlochleven）铝矿工人粉尘吸入的试验，此后所有针对煤矿工人的大规模临床诊断和放射性研究，都是在其成功经验的基础上开展的。随后，加迪夫的医学专家、残疾工人和工人代表召开了一次会议，再后来，萨瑟兰和硅肺医疗委员会的其他官员也召开了一次会议。[2] 硅肺医疗委员会对照典型硅肺制作了不同类型呼吸病的 X 光片的证据，他们把这种新现象叫作"病 X"。1936 年，工业肺病委员会也注意到南威尔士煤矿工人得了一种特殊的肺病，这种病会致使病人丧失劳动能力，却与硅肺 X 射线影像的特征不符合。这种病在这个地区很流行，是由于工作而产生的。[3] 工业肺病委员会确信需要一个全面的调查，立即报告给了医学研究理事会，又报告给了内政部。[4]

同年 2 月，记者路易斯·摩尔根（Louise Morgan）在《新闻纪事》（News Chronicle）上发表了一系列文章，揭露南威尔士和英格兰北部的采矿社区的尘问题。她采用令人震惊的、吸引眼球的标题，诸如"哪

① "Industrial Pulmonary Disease Commission（IPDC）," in *Minutes*，1936，（5 – 28）PRO. FD1/2884.

② Arthur Mclvor，Ronald Johnston，*Miners' Lung：A History of Dust Disease in British Coal Mining*，Aldershot：Ashgate Publishing Ltd.，2007，p. 83.

③ "Industrial Pulmonary Disease Commission（IPDC）," in *Minutes*，1936（7 – 16），PRO. FD1/2884.

④ "IPDC," in *Minutes*，1936（10 – 23），PRO. FD1/2884.

里的年轻人老的最快""困难呼吸背后弥漫着的死亡""健康的人快速死亡"等，生动地报告了一个接一个的患了尘肺的矿工年纪轻轻就死去的事例。文章指出，采矿社区通常由于呼吸病而大伤元气，支气管炎、肺气肿或者只是呼吸困难在采矿社区十分常见。除了报告事例，摩尔根还整理了通俗认知和专家医学证据的排列，引用了医学杂志和当地的流行病学研究，包括对地面工人的研究以及 1935—1936 年加迪夫结核病医院对 130 名"健康"矿工的一项调查。摩尔根宣称南威尔士的医学专家"一致谴责目前矿主解释的硅肺法令强迫矿工对这种疾病的可怕代价负责的情况。95% 的医学人士相信不只是'新的'硅肺病，而是矿工特别容易得所有的肺病，例如支气管炎、肺气肿、肺结核、无烟煤肺、肺炎等等，与矿区的工作条件直接相关。目前的法律规定只能根据硅肺获得赔偿"，她说："我交谈过的所有专家都同意矿尘，无论在哪儿发现，无论什么类型，无论是煤还是石头都会导致肺病。"① 矿工工会在这次新闻调查中发挥了很大作用，他们，尤其是埃文·威廉姆斯（Evan Williams）和南威尔士矿工联合会为摩尔根提供了信息、调查引导和证据。这些新闻报道对转变公众的观念有十分重要的作用。

在工会和公众的压力下，内政部决定委托工业肺病委员会对此事进行全面调查。这一项目由菲利普·达西·哈特（Philip D'Arcy Hart）医生和爱德华·阿斯莱特（Edward Aslett）医生负责。一些采矿工程师和病理学家参加了这一项目。此次调查也得到了 HM 矿井监察员（HM Inspectors of Mines）和英国矿工联合会的大力支持。1937 年 12 月，工业肺病委员会开始对阿曼福德（Ammanford）无烟煤矿区的 560 名矿工进行 X 光片和临床检查。在 6 个多月的时间里，每个矿工都接受了临床检查和 X 光片检查，这些信息与详细的职业史整理在一起。医学研究理事会随后出版了 3 个报告（长度分别是 243 页、244 页、250 页），

① *News Chronicle*, 1936（12－17）. 转引自 Arthur McIvor, Ronald Johnston, *Miners' Lung: A History of Dust Disease in British Coal Ming*, Aldershot: Ashgate Publishing Ltd., 2007, p.194.

作为它的专题报告系列的一部分。1942 年公布的第一份报告说明了煤工尘肺的 X 光片状况。1943 年发布的第二个报告中，工业卫生研究局科技部的成员贝德福德（Bedford）和华纳（Warner）提出了一个最大尘浓度的初步标准：无烟煤矿每立方厘米 650 个尘粒子，其他煤尘中有 850 个，岩石上工作的有 450 个。贝德福德和华纳说得很清楚，这一数字并不是确定的标准，"我们拿不准应合理地采取什么样的浓度作为实际应用中标准的基础"。不仅如此，工业肺病委员会也在对报告的介绍中强调，这些数字确实是任意的。[1] 但是，这一任意的标准却在后来被用作了国家强制执行的标准。

医学研究理事会的第三个报告是工业肺病委员会对南威尔士港口煤平舱工人的研究结果。尽管平舱工人所做的工作使他们从未与硅尘接触过，却有大量的平舱工人死于"病 X"。1942 年，医学研究理事会进行了一项更广泛的研究，调查了 4 个南威尔士码头的 470 名煤平舱工人。研究结果证明，尽管这些人们从没有暴露于硅石，他们却得了一种尘相关的肺病。因而，原因一定是煤尘。该报告对煤尘引起尘肺的观点至关重要。

根据工业肺病委员会的调查结果，医学研究理事会建议政府改变赔偿程序，用"煤矿工人的尘肺"来代替硅肺，所涵盖的工人包括工作面的采煤工、掘进工和港口的煤平舱工人等。政府接受了医学研究理事会的建议，制定了 1943 年《煤矿业（尘肺）赔偿计划》，该计划规定患有"硅尘、石棉尘，或其他尘导致的肺纤维化"的所有矿工，无论是哪个煤矿的地下和地上，只要矿工在其中工作过，都在该法的保护范围之内。至此煤工尘肺已得到政府的承认，但是关于煤工尘肺的许多问题尚未弄清楚，有待进一步研究。

---

① Arthur McIvor, Ronald Johnston, *Miners' lung*: *A History of Dust Disease in British Coal Mining*, Aldershot: Ashgate Publishing Ltd., 2007, p. 84.

第三节　煤工尘肺病的再探索与进一步认知

　　1943 年《煤矿业（尘肺）赔偿计划》的结果之一就是，被证明患有煤工尘肺的人被迫离开采矿业。1945 年硅肺医学小组每周停职的南威尔士矿工达到 100 多人。为了给停职的矿工提供合适的工作，政府决心引进配套的康复计划和再培训，但由于缺乏理解而受挫。1945 年12 月到 1946 年 12 月间，燃料动力部（MFP）对 1931 年到 1944 年间的硅肺医学小组确诊的病人进行了一次调查。[①] 咨询委员会做报告（关于威尔士区患尘肺的矿工治疗和康复）之后，医学研究理事会开始相信，在矿工健康问题上需要做更多的研究，这种信念使得他们于 1946 年在南威尔士设立了自己的尘肺研究小组，进行尘肺方面的调查研究。

一、尘肺研究小组（PRU）

　　1946 年，隶属于医学研究理事会的尘肺研究小组在南威尔士佩纳斯（Penarth）的兰多医院（Llandough Hospital）成立，由查尔斯·弗莱切担任首任组长。该小组的成员包括内科医生、生理学家、病理学家、物理学家、生物工程学家和统计学家等。各领域的专家密切合作，使该小组成为医学研究理事会下辖最大的一个小组，并一直存在到1985 年。弗莱切认为他们工作的目标是确定不同浓度的或者不同性质的煤尘与患病率的关系，以及确定使矿工可以安全工作的尘浓度。[②] 同年，考虑到患有尘肺的经济和社会影响的增长，燃料动力部成立了国家联合尘肺委员会，由来自国家煤炭局、工会、矿工福利委员会以及燃料动力部自己的官员组成。

　　20 世纪 50 年代初，英国研究煤尘问题的机构已有很多。例如下属

[①] A. Stewart, "Pneumoconiosis of Coal Miners: The Disease After Cessation of Exposure to Dust," in *Colliery Guardian*, 1948, 177, p.375. 转引自 *Miners' Lung*, p.87。

[②] Arthur Mclvor, Ronald Johnston, *Miners' Lung: A History of Dust Disease in British Coal Mining*, Aldershot: Ashgate Publishing Ltd., 2007, p.97.

于燃料动力部的矿山安全研究院。1921 年成立时叫矿山安全研究中心，该名称一直保留到 1947 年；1950 年重组后改名为矿山安全研究院。采矿安全研究咨询委员会也在 1950 年成立，在采矿安全研究工作的组织和发展事务上为燃料动力部提供建议。此外还有贝文创建的工业咨询委员会；国家联合尘肺委员会（硅肺）有多个分会，如地区尘预防委员会；此外还有国家煤炭局和英国矿工联盟的地区尘肺联合咨询委员会，联合尘肺研究委员会，劳工部设立的粉尘小组（dust panel）以及工业肺病委员会，等等。各种利益机构都建立了自己的研究部门试图解决煤尘问题。

一时间，各单位的研究课题有很多重叠（overlap），研究变得很混乱。早在 1943 年，医学研究理事会就认为："发现一个政府部门的行动或者各部门都按照自己的方式活动是相当麻烦的，对普通人来说，似乎也希望保持密切的关系。"[①]到了 1948 年，这一研究领域甚至变得更加混乱。于是政府要求弗莱切就重叠问题如何解决拟定一个报告。弗莱切建议，在医学研究理事会内部成立一个协调小组——尘肺研究小组、国家煤炭局下属的科学研究院及其他有利害关系的机构——来协调尘肺研究的医学和环境方面。[②] 这个小组的成立是为了更加清楚地定义研究策略。

尘肺研究小组在对尘肺病的认知方面发挥了重要作用。到 20 世纪 50 年代初，医学界已经承认尘肺病真正有两种类型：单纯性尘肺和合并症性尘肺。单纯性尘肺的特征是肺部分散有多个煤焦点，由小片的肺气肿包围着；威尔士国家医学院的病理学家杰罗斯·高夫博士（Jethro Gough）将合并症性尘肺定义为"传染性"尘肺。高夫采用肺组织切片方法有效地揭示了疾病对肺部的破坏。这种复杂形式的病也叫持续性大规模纤维化，是最严重的一种尘肺病——被认为是肺结核

① *Letter from MRC to Sir David Dale*, *The Royal Institution*, *7 June*, *1943*, Edinburgh: National Archives of Scotland, FD 1/2880.

② *Letter from C. M. Fletcher. PRU to Sir Edward Mellanby*, *Dated 14 April 1948*, Edinburgh: National Archives of Scotland, NA/PDI/214.

再加上添满煤尘的肺。高夫发现，1000 例患持续性大规模纤维化矿工的尸体解剖中有 40% 显示有肺结核的迹象。[1] 肺结核和大规模纤维化之间的这一可能联系成为流行病学认真研究的课题。

为了更好地确定尘肺的严重程度，弗莱切及其成员把放射片分成 4 个等级，从 0（正常的）到 1、2、3 级尘肺病，与病情发展所显示的不透明程度的增加相一致，这种分类方法，随后在 1950 年国际劳工组织召开的第三次世界尘肺专家会议上被采用。X 光片等级为 1、2 或 3 级的人被记录为单纯尘肺。然而 1 级并没有被《1946 年国民保险（工伤）法》认定为诊断目的，因为到 50 年代，尘肺研究小组也不确定非常轻微迹象的尘暴露是否 1 级。然而，达到 2 级症状的人面临着发展成持续性大规模纤维化的危险。合并症性尘肺（或者持续性大块纤维化团块）一定会导致残疾或死亡，需要从采矿社区中消灭。此外，为了确定矿工呼吸困难的级别，尘肺研究小组还设计了一套标准问卷。通过提问，根据矿工呼吸困难的状况来确定级别。调查表明：居住在山区的矿工通常早晨呼吸最困难，达到一级；三级呼吸困难的人就会常常腿抽筋；五级呼吸困难的人常常有严重的肺气肿或者放射片表现为持续性大块纤维化团块。

尘肺研究小组在成立的头几年里，主要关注矿工的尘肺；从 1952 年到 1963 年，虽然仍优先关注煤工尘肺，但研究范围有所扩展，涉及慢性肺病病人的肺静脉血压、动脉血压、间皮瘤中的遗传因素和影响动脉血压的因素；到 20 世纪 70 年代初，尘肺研究小组的研究范围更加广泛，包括石棉肺、间皮瘤以及兰开夏棉纺厂工人的呼吸困难等。1985 年，尘肺研究小组关闭。40 年来，尘肺研究小组都是英国工业尘肺病最重要的智囊团，其高水平的研究工作对医学和全世界对煤尘问题的了解与认知做出了巨大的贡献。

---

[1] J. C. Gilson, "Pathology, Radiology, and Epidemiology of Coal Workers' Pneumoconiosis in Wales", in *Archives of Industrial Health*, 1957, 15, p.469.

二、煤工尘肺流行病学调查：郎达法赫（Rhondda Fach）研究

为了进一步了解煤工尘肺病，尘肺研究小组组织了一项流行病学的调查，该调查对了解煤工尘肺病十分重要。该组织进行调查的地方位于威尔士一个叫朗达法赫的山谷。这一地区有5个矿区，周围分布着8个城镇，人口有3万，大多数人都在煤矿工作。《工人赔偿法》和《国民保险（工伤）法》颁发的证明书显示出该地区的煤工尘肺患病率高出全威尔士的平均数，并随着1943年7月《尘肺赔偿计划》的实施而大幅度攀升。为了使调查更为广泛，囊括该地所有的人口，在调查开始之前，尘肺研究小组就通过广播、电视、演讲、贴标语和家访等各种方式进行了宣传。

第一阶段调查用了6个月。为减少读片中发生错误的可能性，每张光片都要由两个人分别来读。任何一个被怀疑有肺结核的人都要接受痰检测，检测显示有肺结核的人被送到威尔士地区医院理事会（WRHB）设立的两个有27张床的病房中去治疗。威尔士地区医院理事会的一个分队也对调查有贡献，他们为山谷中所有在校学生进行了肺结核检测，以获得该病流行率的估量。1950年9月，尘肺研究小组开始在山谷的6个中心进行X射线摄像，每个镇有两个工作队分别开展工作。尘肺研究小组的工作区域在矿井口，威尔士地区医院理事会的研究人员则在当地的办公楼和小教堂。如科克伦（Cochrane）团队有两名医生，一名男性护士，三名以前的矿工——一个负责运输，两个负责统计和编号，还有一个秘书。[1] 最初，科克伦的尘肺研究小组认为来登记调查的当地人口不会超过50%。[2] 然而，由于以前矿工的帮助和宣传的成功，来登记的人数很快达到了喜人的89%。

---

① Arthur Mclvor, Ronald Johnston. *Miners' Lung*: *A History of Dust Disease in British Coal Mining*, Aldershot: Ashgate Publishing Ltd. , 2007, p.102.

② "The Health Thinkers", in *Health and Social Service Journal*. 1978（11－24），p.1339. 转引自 Arthur Mclvor, Ronald Johnston, *Miners' Lung*: *A History of Dust Disease in British Coal Mining*, Aldershot: Ashgate Publishing Ltd. , 2007, p.102。

项目的第一阶段结束后，朗达法赫91.7%的男性和86%的女性都进行了 X 射线摄像，非矿工和老年人之间有最多的中断记录。调查中使用了弗莱切创立的新光片分类法，从中发现朗达法赫大约30%的矿工和前矿工显示出一些尘肺迹象，而15%的人患有持续性大规模纤维化。同时，对山谷中在校学生的检测与全英国的检测相比，肺结核流行率属于正常。最后统计出 122 人住院治疗，其中两个病例拒绝住院。至于那些回到山谷已经被传染上尘肺病的人，科克伦团队建议他们控制和检测痰。研究人员满怀自信，认为他们可以使该地区的肺结核感染率下降。同时，他们也证明对一个社区 90% 的成年人口进行 X 射线摄像是可能的。[①]

1953 年进行了第二次调查，这一次，BBC 播出了一个 50 分钟的广播节目，帮助宣布这一研究。《广播时报》（*Radio Times*）的威尔士编辑也报道了这一计划，在"X 射线照射威尔士社区"（X – raying a Welsh Community）的标题下，向读者介绍了尘肺研究小组的发展状况。尽管朗达法赫研究取得了对一个区域的人们进行调查的成功，但是为什么一些病例发展成为持续性大块纤维化团块，而其他病例没有发展，这一问题仍然没有解决。科克伦在《英国工业医学杂志》上发表的一篇文章中也承认了这一失败。[②] 1948 年，医学研究理事会证实了链霉素在治疗肺结核方面的有效性，使得肺结核在全英国的发病率下降。但是肺结核患病率的下降并未引起持续性大规模纤维化患病率的同样下降。因此高夫认为单纯尘肺发展到持续性大规模纤维化是因为肺结核的假设也被推翻了。后来美国科学家用肺结核的治疗方法治疗持续性大规模纤维化的实验，也表明肺结核与持续性大规模纤维化的发展无关。尘肺研究小组在朗达法赫的研究还涉及其他疾病的内容，这次流行病学调查对其他领域的调查起到了一个示范的作用。

---

① A. L. Cochrane, "Pulmonary Tuberculosis in the Rhonda Fach", in *British Medical Journal*, 1952, 2, p. 8.

② A. L. Cochrane, "The Attrack Rate of Progressive Massive Fibrosis", in *British Journal of Industrial Medicine*, 1962, 19, pp. 52 – 64.

三、尘肺区域研究（PFR）：25 矿井计划

尘肺研究小组成立后致力于广泛的调查研究，但是这些调查最长的也只持续了 3 周时间。这种短期的调查研究只能了解尘肺病的表现，却不能对尘肺病的发病原因、发展状况得出确切的认知。因此，一项长期而广泛的研究必不可少。尘肺研究小组的专家们认为一项长期的调查有 3 个作用。首先，它将为矿工提供即时的保护，在安全的尘浓度确定之前的一种保护，有可能得到有效的防尘效果。因为尘肺研究小组团队已经完全意识到病情发展到对肺造成严重伤害之前，X 光片的变化会很明显。工人在显示出单纯尘肺迹象的早期阶段，就要调离尘环境。于是，尘肺研究小组团队建议把那些 X 光片中显示出不祥的矿工调换到粉尘浓度减少的地方工作，尘肺就可以避免。不幸的是，对那些已经表现出持续性大规模纤维化症状的受害者没有任何办法，他们不能通过定期的 X 光片检查或者调换到少尘的工作中获益。其次，一项广泛的 X 光片计划将告诉矿井的工程师，尽管强制实施了防尘的措施，煤尘或者地区的疾病仍然很明显，必须实施更具针对性的防尘措施。第三，如果定期进行 X 光片检查和收集矿工工作地的尘样本，那么就可以确定不会引起尘肺恶化的安全尘浓度。因此，长期的调查将最终决定确切的粉尘安全标准。

1952 年，国家煤炭局已经从煤工尘肺诊断证书的官方数字中了解到煤工尘肺在全英国流行的程度、规模，煤工尘肺病局限于威尔士煤区的观点已经过时。1951 年 5 月，国家联合尘肺委员会设立了专门的委员会去调查尘肺区域研究状况。经过 5 次会议之后，1952 年 1 月，委员会一致认为："不应该在全部煤区选取有代表性的矿井进行专门调查问题上再犹豫；关于矿井中的煤尘状况以及矿井工人的尘肺得病率

和恶化情况的调查将持续进行数年时间；煤尘的质量和数量都要考虑。"①

国家煤炭局接受了建议，邀请科克伦做为调查的科学顾问。科克伦很快开始组织和培训该项目所需要的两个团队的研究人员，这两个团队都在 1953 年 4 月开始的第二次朗达法赫调查工作中得到了训练。尘肺区域研究（PFR），由煤炭局的首席医学官员 J. M. 罗根（J. M. Rogan）博士领导，尘肺研究小组的科克伦担任科学顾问。由来自英国矿工联盟、医学研究理事会、燃料动力部和国家煤炭局自己的代表组成指导委员会，每 3 个月对研究项目进行一次审查，国民保险部（MNI）也派出了一名观察员。② 国家煤炭局预计此次大规模的流行病学调查将持续最少 10 年。尘肺区域研究的目标是确定精确的安全尘浓度，保证人们在其中工作不会受到危害，查明尘肺病流行的真实状况。尘肺区域研究确定 25 个矿井为调查对象，这 25 个矿井是依据国家煤炭局的划分，从苏格兰到肯特依次选出来的。其中，苏格兰有 5 个，诺森伯兰和坎伯兰各有 3 个，德比 2 个，约克 3 个，兰开夏郡 1 个，北威尔士 1 个，东密德兰 1 个，西米德兰 2 个，南威尔士 6 个，肯特 1 个。

计划每两年对所选矿井的所有矿工进行一次 X 光片检查，对矿井的每个部分都要做详细的粉尘和环境情况记录。为了完成这一庞大的任务，调研组使用了两辆利兰式（Leyland）卡车，22 英尺长、7 英尺高、6 英寸宽③的拖车上装着可移动的 X 光设备。一个小组在爱丁堡，与爱丁堡大学肺病系密切联系；另一个集中在加迪夫，与尘肺研究小组联系。每个小组都由一名医学官员、几名 X 光拍片人员和一些办事员组成。拖车被分成两个隔间——一个 X 拍片室、一个暗室，完成自动成像过程。总共 60 个人参加了工作场所的实地监测和检查；同时，

① "NJPC Report of the Field Research Sub – Committee（1952），" in *NJPC Report*, 39. 转引自 Arthur Mclvor, Ronald Johnston, *Miners' Lung: A History of Dust Disease in British Coal Mining*, Aldershot: Ashgate Publishg Ltd. , 2007, p.69。

② *The Miner*, 1955（1/2）, p.18.

③ 英寸，英制长度单位，1 英寸约合 2.5 厘米。

一组科学家及其助手在国家煤炭局的霍巴特楼（Hobart House）分析从各地送来的数据。研究人员在所选矿区的所有生产煤层工作面的顶部和底部收集砂岩样本，然后再进行化学检测。

1955 年，随着国家煤炭局所拍摄 X 光片数目的增加，尘肺确诊病例数目也有所增长。国家煤炭局认为这种增长还会继续，直到确诊人数和可能确诊人数之间的差距缩小。然而，主流看法还是乐观的："……随着煤矿局地下防尘措施越来越进步，尘病流行的真实程度几乎可以确定降低。"[1] 1957 年，国家煤炭局决定扩大尘肺区域研究的范围，从仅仅集中在煤工尘肺上，扩大到一般的职业肺病。罗根解释了这一变化的原因：

> 根据现存研究计划，煤矿工作应该随着尘浓度的确定而停止。如果要预估煤矿工人未来的工作，则应该使他们远离 X 光片的检查。但很明显，为了获得更多信息，必须要扩大研究的范围。如果有可能，还须研究矿工肺病的症状和患病程度，在此基础上，检查肺病症状、残疾程度和异常的 X 光片间的关系，以建立煤工尘肺病与煤矿环境间的联系。[2]

为了达到这个目标，1957 年第二阶段研究开始时，人们采取了两个新的措施。首先，所有拍 X 光片的人要接受肺功能测试，以使尘暴露、X 光片影像和肺疾病扩大之间的关系可以建立起来。[3] 其次，每个人都要填写一份简短的肺病症状的调查问卷。通过这种方法，人们对咳嗽、有痰、呼吸困难、哮喘等症状以及天气对肺和肺病的影响都能更好地掌握。[4]

1961 年，为了给研究人员更多时间以战胜他们在 X 光片诊断和更

---

[1] NCB, *Annual Report* 1955, p. 15. 转引自 Arthur Mclvor, Ronald Johnston, *Miner's Lung: A History of Dust Disease in British Coal Mining*, Aldershot: Ashgate Publishg Ltd., 2007, p. 116。

[2] J. M. Rogan, "Pneumoconiosis: Chest Disease in Coal Miners, with Special Reference to the Pneumoconiosis Field Research," in *The Mining Engineer*. 1960 (11), pp. 108 – 109.

[3] NCB, *Annual Report*, 1957.

[4] J. M. Rogan, "Pneumoconiosis: Chest Disease in Coal Miners, with Sgecial Reference to the Pneumoconiosis Fieid Research," in *The Mining Engineer*. 1960 (11), pp. 108 – 109.

深入地分析呼吸症状问卷的过程中遇到的困难，尘肺区域研究会的医学检查在第二轮开始减慢下来。最终，第二轮检查显示了自第一轮检查以来的关于尘肺病的微小进展。其中之一即相对清楚地表明，矿工患支气管炎的比率较高。[1] 1962 年，国家煤炭局决议让尘肺区域研究的工作再延续几年，但同时也指出，1968 年前后，待尘肺区域研究对尘肺病形势做出评估后再决定是否继续进行。这一决议使得英国矿工联盟大为吃惊，因为他们期望尘肺区域研究能够一直存在并进行相关检查，直到获得一个确切的结果。于是，英国矿工联盟要求国家煤炭局取消关于 1968 年对尘肺病形势做出评估的决定。国家煤炭局在给英国矿工联盟的回复中指出，尘肺区域研究将持续 10 年时间，但不对保障尘肺区域研究工作无限期延长做保障。[2]

1970 年，尘肺区域研究的主要成果面世，临时标准研究小组（ISS）成立，并开始相关工作。根据收集的大量数据，研究人员最后估计，矿工如果暴露于矿尘 35 年，就有可能发展成单纯煤工尘肺病。雅各布森、瑞伊、沃尔顿和罗根发表了一篇有重要影响的文章，成为将更加令人信服的尘浓度标准引入煤矿的一个根据。[3]

尘肺区域研究提供的证据，证明在减少矿井中可吸入尘的浓度以控制煤工尘肺病的蔓延，以测量重量为基础的措施比以颗粒计数更有效，尘浓度和暴露于尘的时间长度是两个最重要的变量——尽管煤工尘肺中的大量石英迹象仍然不确定。[4] 尘肺区域研究采用测定重量样本的方法也证明以前流行的"煤等级影响"其实是早期使用颗粒计数抽样法得出的结果。很快，1971 年，国家煤炭局根据测定重量等级自觉

---

[1] NJPC,27th Report of the field Research Steering Committee，NJPC 116，1961. NA/PIN 20/325.

[2] NJPC. Minutes of 21st Meeting Held at the Ministry of Power on 18 th October 1962. NA/LAB 14/799.

[3] M. Jacobsen et al.，"New Dust Standards for British Coal Mines," in Nature，1970，227，pp. 445 – 447.

[4] NCB，Scientific Department,The Study of the Composition of Respirable Dust in the Pneumoconiosis Field Research，p. 21.

采取了新的尘规定，即尘浓度必须降到 8 ～ 7 毫克/立方米。这种新标准的普遍施行标志着迟来的进步。1975 年，国家制定《煤矿（可吸入尘）法规》，遵守这些标准成为国家煤炭局的法定义务。

尽管英国矿工联盟担心国家煤炭局缺乏对尘肺区域研究的热诚，研究还是持续了 20 年。矿工暴露于可吸入尘的详细监测一直在最初所选定的矿井中施行，持续到 1968 年。此后，被监测的矿井虽减少到 10 个，但监测的行为一直延续到 20 世纪 80 年代。临时标准研究小组的分析对象都是在多尘环境中工作的健康矿工，后期检查的对象则转变为从煤矿退休的工人。[①] 20 世纪 80 年代中期，尘肺区域研究进行了最后一次医学调查，涉及南威尔士、约克和东北英格兰的 3 个矿井的 1671 名矿工。

25 矿井计划是一个重要的高水平的流行病学研究项目。在 30 多年的研究中，大量的研究人员积累了相当多的认知，从临床与实践调查等方方面面做出研究。事实上，早在 1957 年，25 个矿井的抽样调查和 X 光片就已经提供了 35 000 名矿工不间断的暴露于煤尘间的历史。[②] 1998 年，一位尘肺病专家这样概括了尘肺区域研究的工作："国家煤矿局除了医学研究外，还着手从事一项耗资巨大的矿井尘控制研究项目，并与采矿协会全面合作，逐步把研究成果应用到尘肺问题的实际控制中。作为处理职业卫生的开明管理部门的榜样，这种努力是空前的。尘肺统计数据告诉我们，这种疾病的患病人数已经大大地减少了。"[③] 此外，在矿工联盟、医学研究理事会等机构对尘肺病的认知过程中，私营煤炭主对尘肺病的认知同样给予了贡献，起到了一定的作用。

---

① M. D. Attfield, E. D. Kuempel, "Pneumoconiosis, coal mine dust and the PFR," in *Annual of Occupational Hygiene*, 2003, 47（7）, pp. 525 –529.

② J. M. Rogan, "Pneumoconiosis: chest disease in coal miners", 转引自 Arthur Mclvor, Ronald Johnston, *Miners' Lung: A History of Dust Disease in British Coal Mining*, Aldershot: Ashgate Publishg Ltd., 2007, p. 119。

③ A. Seaton, "The new prescription: Industrial injuries benefits for smokers?" in *Thorax*, 1998, 53, p. 1.

第四节　私营煤矿主对煤工尘肺病的认知贡献

随着关于煤矿工人呼吸道疾病的医学知识的不断增长，不少南威尔士的私营煤炭公司得以完成一些针对煤矿粉尘污染的初期检测工作。20 世纪 30 年代初，南威尔士地区煤矿工人的数量大约只有 1920 年的一半[1]，但煤矿开采业依然是南威尔士工业的中流砥柱。这里的几家私营煤炭公司在岩石粉尘问题方面非常具有前瞻性，而此时认为岩石粉尘是煤工呼吸道健康的唯一威胁的观念仍然十分流行。

蒙茅斯与南威尔士煤矿主协会（MSWCOA）在 1937 年设立了自己的煤尘研究委员会（CDRC），它对煤尘问题的研究几乎是与医学研究理事会同时开展的。该委员会对煤尘引起的呼吸道健康问题的复杂性有着较为清醒的认识，并且发现尺寸小于 5 微米的粉尘颗粒是诱发呼吸道疾病的主要因素。可是这一判断也同当时的主流观点一样，认为煤工健康的主要威胁来自岩尘而非煤尘。在 1938 年召开的硅肺病国际研讨会（International Conference on Silicosis）上，一些专家仍坚持岩尘是煤矿头号威胁的观点，更进一步使煤矿主们深信岩尘的威胁大大超过煤尘。因此，与英国矿工联合会的看法不同，蒙茅斯与南威尔士煤矿主联合会下属的煤尘研究委员会认为，只有那些暴露于岩尘中的工人才需要保护。[2]

南威尔士地区被诊断患有硅肺病的工人不断增多，相应的赔偿费用也水涨船高，致使不少煤炭公司走向破产。面对这种严峻的形势，不少煤矿主开始倾尽全力设计和实施粉尘抑制的方案。根据 1937 年混合无烟煤联合委员会（AAC）的记录，其支付给南威尔士硅肺煤工的赔偿款高达 80 万英镑，这"有足够的理由迫使每位煤矿主拼尽全力去

---

① Michael Bloor, "No Longer Dying for a Living: Collective Responses to Injury Risks in South Wales Mining Communities, 1900 – 47", in *Sociology*, 2002, 36, p. 89.

② Monmouthshire and South Wales Coal Owners' Association, Coal Dust Research Committee, *Ninth Annual Report*, 1943, pp. 11 – 12.

消除煤矿中前所未有的最严重威胁"①。此时的煤矿主们惴惴不安，以至于蒙茅斯与南威尔士煤矿主协会的主席说道：

> 根据有关专家提供的消息，政府要对与煤矿相关的法律法规进行补充，看来这已不可避免，但我们必须努力确保这种扩充尽可能地小。硅肺病对南威尔士的影响超过了我们国家的其他任何地区，而医学检查可能会证实很多饱尝硅肺病之苦的工人之前并不了解这种疾病。一旦工人们意识到自己患的是硅肺病，随之而来的必定是巨额索赔。因此，让正受雇于煤矿主的工人接受医学检查并非符合行业利益的做法。②

在面对愈演愈烈的煤矿粉尘危害时，尽管煤矿主们经常表现得有些无情，可是粉尘抑制的相关知识却是建立在煤矿主与南威尔士矿工联合会的实践之上的，并在第二次世界大战结束后对国家煤炭局治理煤矿中的粉尘污染方面，发挥了极其重要的作用。虽然煤矿主与南威尔士矿工联合会所实施的除尘措施一开始只是为了保护那些开凿与运输游离二氧化硅含量不低于50%的岩石的矿工，但正是在对湿式钻眼、防雾探照灯以及工作面洒水等方式的不断摸索中，英国才取得了意义重大的技术突破。③

1942年时，煤尘研究委员会意识到，对于煤炭工业将来的发展来说，机械化开采过程中所产生的呼吸性粉尘甚至比易燃的煤尘威胁更大："实事求是地说，南威尔士地区的某些矿井中，由机械化开采引起的粉尘问题已经到了非常严重的地步，以至于可以在这些矿井中使用采煤机的日子所剩无几了。政府正考虑未来在工作面逐步取消使用采

---

① Arthur Mclvor, Ronald Johnston. *Miners' Lung: A History of Dust Disease in British Coal Mining*, Aldershot: Ashgate Publishg Ltd., 2007, p.78.

② Michael Bloor, "No Longer Dying for a Living: Collective Responses to Injury Risks in South Wales Mining Communities, 1900 – 47," in *Sociology*, 2002, 36, p.96.

③ Arthur Mclvor, Ronald Johnston. *Miners' Lung: A History of Dust Disease in British Coal Mining*, Aldershot: Ashgate Publishg Ltd., 2007, p.79.

煤机。"① 煤尘研究委员会在煤尘的抽样调查方面也做出了开拓性的贡献。通过委员会设计的平放在地面上的金属托盘，可以捕获粉尘并检测较为粗大的粉尘颗粒的数量和下落速度。虽然人们很早就意识到，矿工面临的主要威胁来自空气中飘浮的细微粉尘，但当时的实际情况是，适用于煤矿这一特殊环境的精准粉尘测量设备还未被发明出来。

以上是英国社会对尘肺病的主要认知过程，既包括煤矿工人对尘肺病的一般认知，也包含私营企业主在对尘肺病认知过程中做出的贡献，但最主要的则是医学界的科学认知，在曲折进展中使人们对尘肺病的认知越来越清晰，得到了政府与社会的最终承认。文中所陈述的对煤工尘肺病认知过程中几次具有代表性的调查研究表明，人们有关于煤工尘肺病的方方面面，都是在不断的医学调查和研究中加深认识的。纵然矿工和工会从一开始就认为煤尘会引发尘肺病，但是国家制定某项规定或者法律却需要科学的调查研究结果作为依据。在这些调查中，尘肺病的诊断标准得以确定，尘浓度标准也随着研究的深入而不断提高，对矿工所做的身体检查成为定期的项目，尘肺病的诸多病理病情也逐渐被认知。需要指出的是，工会在这些调查中所发挥的作用是不可低估的，正是由于工会的不断施压，国家才会投入众多的人力物力进行调查研究。下一章主要论述英国矿工工会对尘肺病的预防与援助，论述其在治理过程中发挥的不可替代的作用。

---

① Monmouthshire and South Wales Coal Owners' Association, "Coal Dust Research Committee," in *Seventh Annual Report*, 1942, p. 3.

第四章　英国矿工工会对尘肺病的预防与治理

从 20 世纪开始，煤工尘肺病在英国各个地区大规模肆虐和蔓延，严重影响了工人阶级的身体健康与正常生活。煤尘的威胁使几乎所有的煤矿工人在矿井中工作几年就会出现呼吸急促、咳嗽、黑痰等症状，严重者导致残疾或死亡。在英国社会对尘肺病开展预防与治理过程中，政府和医学界往往滞后于工人及其工会组织所做的调查与措施，因为后者成员身在最前线、最危险的矿井中，饱受折磨、体会最深。为此，以煤矿工人为主体的各类工会组织展开大量的政治游说，以集体行动向政府展示证据，促进了医学委员会对尘肺病的调查，成功推动了尘肺病的职业病立法，为工人们赢得了应有的赔偿。在尘肺病的救援与治理方面，工会组织积极对患病工人进行援助，融入政府治理机构的工作，为工人支付检查费用等。矿工工会在工作场所监测粉尘的含量，抑制粉尘，推动《尘肺病福利计划》的通过。工会在尘肺病的认知、治理、预防和索赔方面都起到了积极的推动作用。当然，矿工工会在尘肺病的防治中也存在一些问题，主要表现在过于重视工资问题，即过多关注对尘肺病患者的赔偿，而相对忽视工人健康状况及其治疗等。

第一节　英国矿工工会及其维权斗争

在英国煤炭工业发展中，煤矿工人是最先直接感受尘肺病危害的群体，而工会作为工人们为维护自身利益而组成的团体，很早就开始关注煤工尘肺病的问题。早期工会多由行业内的熟练工人组成，随后的"新模范工会"大大拓展了工人的人数与规模，为其后来的维权斗争奠定了基础。工会通过与煤矿主、政府进行集体谈判，确保工人工作安全，协商工资、工作时间以及其他权益。19 世纪末期成立的矿工工会、矿工联合会等，进一步推动了工会的发展及工人自身权益的维护，他们联合向政府施压，促进立法，以保障工人的经济利益；监督煤矿主与政府，保障工人的工作安全与工人福利；辅助工党，为工人谋求政治权力。工会是 20 世纪英国社会中不可缺少的一支力量，对国家经济发展、社会稳定和谐等都起到了重要的作用。

一、英国工会的发展

作为最早发展起来的资本主义国家，英国建立了世界上最早的工会组织。17 世纪下半叶，英国资产阶级革命取得胜利，资本主义的发展得到保障。在社会各行业中出现了较多的雇佣关系，大量的工人队伍为了维护自己的权益，逐渐自发结成有组织的团体——依靠集体的力量对抗煤矿主。在当时，"虽然这些团体并没有冠以'工会'的字眼，多以'工人协会''联合会'等命名，但从其构成的成分和宗旨来看，就是英国也是世界上最早的工会组织"。[1] 研究工人运动的韦伯夫妇认为，英国最早的工会是 1667 年成立的"大不列颠及爱尔兰帽业工人工会"。[2]

早期的工会大多由一些熟练工人组成，他们本身地位较高，收入较丰厚，在组织罢工时经常不彻底，与统治阶级的合作使工会运动陷入低潮。19 世纪中叶，随着工业革命的深入，出现了一批"新模范工会"，最具代表性的就是"机械业联合工会"，它是当时人数最多，势力最强的工会。到 1860 年，它的会员达到 21 000 人；1875 年、1888 年分别达到 44 000 人、54 000 人。[3] 此后，类似的"新模范工会"大批涌现于各个行业。他们的总部均设在伦敦，领导人是专职人员，掌握组织机构的权力。这些工会经常为一些问题进行共同磋商，协调立

---

① 李华锋：《英国工党与工会关系研究》，人民出版社 2009 年版，第 17 页。
② ［英］韦伯夫妇：《英国工会运动史》，陈建民译，商务印书馆 1959 年版，第 19 页。
③ 参见钱乘旦、许洁明：《英国通史》珍藏本，上海社会科学院出版社 2017 年版，第 280—281 页。

场，"逐步形成被称为'工会运动内阁'的'领导小组'。这种非正式机构的形成是英国工会发展史上的重要事件，为工会后来进入政治领域创造了条件"。①

为了更好地加强各工会之间的联系，以争取其合法地位，以"新模范工会"为代表的工会组织决定召开第一次工会代表大会。1868 年，各工会代表在谢菲尔德举行大会，会上成立了"议会委员会"，在大会闭幕期间执行大会权力，领导争取工会立法的斗争。此次会议标志着"工会代表大会"（TUC）的成立，在英国工会史、工人运动史上都具有里程碑式的意义。工会代表大会成立后，其会员骤增，从当时的 37.5 万人跃升至 70 年代的 120 万人。1871 年，他们迫使议会通过了《工会法》，为工会赢得了合法地位。在 1868 年，矿工工会的亚历山大·麦唐纳成为英国历史上第一位"劳工议员"。在此后的数十年间，工会联合会与自由党结盟，形成"自由—劳工同盟"，"劳工议员"总体也呈现出增加的趋势。1880 年、1885 年、1886 年、1892 年和 1894 年，劳工议员分别达到 3 人、11 人、6 人、15 人和 16 人。② 他们代表工会、工人阶级，为工人们争取了很多权利。

此后，工会着手建立工人阶级自己的政党，但步履维艰。19 世纪末期，一些非熟练工人也开始建立自己的工会，如全国海员工会、锅炉工人工会、铁路工人总工会等，他们发起"新工会运动"，引发了又一次工会运动高潮。这些工会按产业分类，会费较低，且富于战斗性，由此吸引了大批的工人加入。到 19 世纪中期，工会人数已经由 75 万人增长至 200 万人。新工会运动的发展为工人政党组织的建立奠定了基础。1900 年 2 月，由来自 62 个工会和一些社会主义团体的 129 名代表在伦敦召开特别会议，成立了劳工代表委员会（TLRC）。它的建立是英国工人运动史、工会运动史和政党政治史上一件极其重大的事件，

---

① 李华锋：《英国工党与工会关系研究》，人民出版社 2009 年版，第 27 页。

② 参见［美］罗威尔：《英国政府：政党制度之部》，秋水译，上海人民出版社 1959 年版，第 157 页。

标志着工会、社会主义者从此走到了一起，有了自己独立的、统一的组织，使劳工运动向前迈出了具有历史意义的一步。从此，工会、劳工代表委员会通过不同的方式维护工人的权益，更好地保护工会和劳工的权益。

1906年，劳工代表委员会正式改名为工党后，越来越多的工会要求加入工党。1907年，已经有181个各类工会加入工党，工党中的会员达到了1 049 673人。[①] 特别是1908年，英国煤炭工会的加入，更是为工党的发展壮大了力量。"1908年，当时人数最多的工会——矿工工会，在进行第二次全体会员投票后决定加入工党。矿工工会态度的转变对工党的发展是一个极其重要的事情。因为它拥有超过60万人的会员，是第二大工会会员数的6倍，占全国工会会员总数的1/4……其不仅明显增强了工党对劳工的代表性，而且使工党议员大幅度增加，使工党经济实力明显增强，为其开展政治活动奠定坚实的基础。"[②] 此后，由于工党在政策上更加倾向与自由党结盟，一些社会主义的劳工联盟越来越不满，他们于1911年退出工党，成立了独立性组织——英国社会党，大大削弱了工党的实力。在此之后，工会也对工党的做法表达不满，他们掀起新的工团主义运动。双方虽有分歧，但是依旧密不可分，二者相辅相成，为工人们维护权益。

第一次世界大战与第二次世界大战期间，工会与政府实行了某种程度上的合作，自由劳资谈判制度暂时停止，实行用法律（如战时条例）来控制利润和工资水平、延长劳动时间、取消限制性措施、放松安全措施等事务。罢工受到禁止，劳资纠纷要用强制仲裁（第二次世界大战期间有"全国仲裁法庭"）来解决，对破坏管制的行动实行刑事制裁。而在和平时期，自由劳资谈判一直是准则。第二次世界大战结束后，工会发展迅速，从1945年到20世纪60年代初期，英国工会不

①［英］威廉·E. 佩特森、阿拉斯泰尔·H. 托马斯编：《西欧社会民主党》，林幼琪、王国明、郑世平等译，上海译文出版社1982年版，第91页。

② 李华锋：《英国工党与工会关系的早期嬗变述论》，载《山东理工大学学报（社会科学版）》2011年第1期。

断发展壮大，70 年代英国工会发展到顶峰，工会的势力非常强大，经常对政府的社会经济政策提出质疑与反对，举行带有政治色彩的罢工。再加上"滞胀"的影响，经济不景气，两党均采取了限制工会权力的措施，特别是撒切尔政府的保守党时期，工会更是备受打击。工会人数从其顶峰的 1 200 多万，降至 1989 年的 865 万。工会工人数量减少了，工人的入会率也不断锐减。

表 4 - 1 是参加工会的工人的比重占全国工人比重的比率数据。在20 世纪 20 年代，工会会员占了全国工人的 45.2%，可见工会势力的强大。在此之后，工会的人数及所占比例随着政府政策的变化而变化。表 4 - 2 显示的是英国工会的数量、工会会员的数量，以及工会、会员人数在全国工会联合会中的数量。20 世纪 20 年代英国的工会数量是最多的，其后因合并、裁撤、打压等原因不断减少。在全国工会代表大会中，工会会员的人数不断波动，其中在 20 世纪 80 年代时达到高峰，随后不断下降。

表 4 - 1　工会会员占全国劳动力总数比例表①

年份	比率	年份	比率
1901	12.6%	1911	17.7%
1920	15.2%	1933	22.6%
1938	29.5%	1951	44.1%
1961	43.1%	1970	47.7%
1981	43.73%	1991	34.3%

---

① David Butler, Gareth Butler, *Twentieth Century British Political Facts 1900—2000*, New York: St. Martin's Press, 2000, p. 396.

表 4-2 工会与其会员的统计数字①

年份	工会数	工会会员数（千人）	属于全国工会代表大会的工会数	属于全国工会代表大会会员数（千人）
1911	1 269	2 565	202（1912 年）	16 62（1912 年）
1921	1 384	8 348	213	6 418
1925	1 194	5 544	205	4 351
1931	1 121	4 842	210	3 719
1941	1 004	6 613	223	5 079
1951	732	9 289	186	7 828
1961	646	9 897	183	8 299
1971	523	11 128	142	10 002
1981	438	12 947	108	11 601
1991	287	9 947	74	8 193
1996	238	8 089	73	6 790

工会代表大会在全国工会组织中占中心地位，是威尔士和苏格兰的工会联合会，全国大多数的工会都是其成员。截至 2016 年 10 月，工会代表大会下辖工会 51 个，有 580 万会员。他们的宗旨是在工作中为自己发声。工会代表大会的使命是成为一个为工会的目标和价值观不断斗争的团体，他们协助工会增加会员资格的有效性，减少无意义的竞争并促进工会团结。② 工会代表大会每届年会都会讨论下一年的工作重点。1897 年的年会上，决定要建立一个更加集中的结构，以便采取更激进的方法来打击煤矿主，甚至实现资本主义向社会主义的转型，英国工会总联合会（GFTU）应运而生。但是，英国工会总联合会并没有取代工会代表大会的地位，后者作为全国工会中心，发挥着主导性作用；英国工会总联合会也一直存在，但其主要职能是为成员提供公

①David Butler, Gareth Butler, *Twentieth Century British Political Facts 1900—2000*, New York：St. Martin's Press, 2000, pp. 400-401.

②Trades Union Congress. https：//en. wikipedia. org/wiki/Trades_ Union_ Congress#cite_ ref-：0_ 1-0.

共设施与服务。

进入 20 世纪，工会代表大会不断扩大，成为"劳工运动的总参谋部"。工会代表大会领导各工会，开展集体行动，与国家、煤矿主进行集体谈判，决定发动全国性的大罢工等。1919 年的铁路工人大罢工之后，欧内斯特·贝文和 G. D. H. 科尔建议改组工会代表大会，改组后的工会议会委员会成为总理事会，工会大会的总书记成为工会代表大会的首席常务官，是英国工会运动重要的人物。到 1927 年，工会代表大会制定了类似公务员制度，组成了工会官僚机构。工会代表大会在1926 年的"大罢工"中发挥了重要作用；在 1936 年失业的游行活动中，支持工人们的游行活动。在之后英国重大的政治活动中，都可以看到工会代表大会的身影。工会代表大会的最高决策机构是每年 9 月份召开的年度大会，各下属工会按规模派代表参加年度大会。大会选出下一届的工会代表大会主席，负责在休会期间领导工会代表大会，并主持下一届年会。

工会代表大会在其社会保障的发展与工人权益的维护等方面做出了重大贡献。1948 年，英国国民健康服务的顺利通过，就是工会代表大会发动集体行动的结果。20 世纪 70 年代，相关部门颁布的《同工同酬法》使女性工人获得了与男性工人平等的权利，之后的最低薪资、最低休假都因工会代表大会的努力才得以通过。在工会为尘肺病患者争取赔偿的进程中，工会代表大会作为最高领导机构，开展大规模的集体行动向政府、煤矿主施压。同时，英国矿工联盟及南威尔士矿工联合会等为尘肺病患者提供援助与指导等，为维护煤矿工人群体的权益做出了巨大的贡献。

工会是工人的自治组织，工会最主要的职能是维护工人的权益。工会维护工人权益最主要的方式是通过与煤矿主、政府进行集体谈判，确保工人工作安全，协商工资、工作时间和其他条件。这种传统自 20 世纪初就已确定。"1916 年政府成立了一个负责调查劳资关系的委员会，该委员会再次肯定了集体谈判在解决劳资纠纷中的核心地位。随后英国的许多行业建立起了由煤矿主协会和工会组成的联合谈判机构。

从这一时期开始，集体谈判成为英国各行各业中确定劳动就业条件和解决劳动纠纷的主要方法。"① 工会通过集体谈判无法达成目标时，往往会采取大规模的集体行动来维护工人权益，通过开展政治游说或组织罢工相威胁。在 1926 年英国煤矿工人大罢工中，矿工联盟就提出了"工资一便士都不能少，工时一分钟都不能多"的口号。20 世纪工会为了提高工人工资、缩短工作时间进行了多次大规模的罢工事件，大部分以工会的胜利而告终。此外，工会还救助残疾或失业的工人，为工人的家属提供帮助等。

二、英国矿工联合会及其维权斗争

1888 年，为了支持约克郡矿工工会的加薪运动，威尔士及其他矿区的地区矿工代表们组织了几次会议，讨论建立全国性矿工工会的可能。经过长期的准备与组织，英国矿工联合会不久就在威尔士的纽波特正式成立。在矿工联合会的首次大会上，通过决议，筹集资金继续工会的职能与事业，为工人们争取更多的工资，通过立法运动保护矿工权益，争取 8 小时工作制，并为受伤或遇害的矿工争取政府赔偿金。

矿工联合会成立后，会员规模大幅度增长，到 1890 年就拥有 25 万会员，到 1910 年时会员达到 60 万，1920 年会员达到 94.5 万，1926 年大罢工后工会会员数开始下降，到 1930 年时已降至 53 万。英国矿工联合会于 1890 年加入英国工会代表大会，并成为其中坚力量。"在 20 世纪头 20 年，英国煤矿工人成为英国工人组织中组织的最好的，拥有超过 90 万矿工成员——英国矿工联合会在其巅峰时超过 90% 的工人就业。在 19 世纪 80 年代后 50 年，煤矿工人也是所有英国工人中最容易出现争议的工人，占所有工人的 47%，在英国工业中通过罢工减少了 61% 的工作日"② 英国矿工联合会参加了 1906 年矿业安全皇家委员会，

---

① 毛景：《20 世纪初期英国集体谈判制度的形成及启示》，载《信阳师范学院学报》（哲学社会科学版）2013 年第 6 期。

② Arthur Mclvor, Ronald Johnston, *Miners' Lung: A History of Dust Disease in British Coal Mining*, Aldershot: Ashgate Pablishing Ltd., 2007, p. 44.

并于 1908 年成功地为地下工人赢得了 8 小时工作制。工会在保障矿工工作安全方面做出了重大贡献，推动了 1911 年《矿山法》的通过。

在第二次世界大战期间，为了能够最有效地为战争供应煤炭，英国矿工联合会与政府协商，同意在战争结束后实行煤炭国有化。1942 年，矿工联合会决议将所有地区和地方的矿工协会合并成一个单一的矿工联盟。《煤炭国有化法》通过后，国家成立了国家煤炭局，矿工联合会也相应地进行重组，成立英国矿工联盟。矿工联合会是英国最大和最强大的工人组织，对英国其他劳工运动产生了极大的影响。托马斯·伯特和亚历山大·麦克唐纳当选为第一批工人阶级议员，他们代表采矿选区，由矿工联合会会资助当选为自由职业候选人，他们得到自由党支持。矿工联合会及后期的矿工联盟，作为全国煤矿工人的领导机构，在尘肺病工人的斗争中起到了领导协调的作用，为地区基层工会提供指导，特别是在煤炭国有化后，英国矿工联盟监督国家煤炭局的工作，切实保障工人的健康与安全。

矿工联盟仍为工会内的各分工会保留了很大的自主权——这些分工会有自己的投票权，特别是在决定全国罢工期间。这些在以后的发展中被证明严重影响了工会罢工的发展，特别是在 1984 年至 1985 年大罢工期间。英国矿工联盟在政治上支持工党政府。在威尔逊政府时期，国家煤炭局不断关闭废旧矿井，工会对这一举措表示赞同，并没有采取任何抵制、罢工措施。矿工联盟在 20 世纪 70 年代时，势力非常强大，历届政府都必须考虑矿工联盟的影响，希思政府、卡拉汉政府的倒台都与矿工联盟密切相关，"英国现代工会力量在政府实行的福利制度的影响下，于 20 世纪 50 年代到 70 年代发展到非常强大的地步，因此每届政府在参加选举时必须考虑到工会力量的存在……英国工会对政府的巨大影响，往往也表现出工会的要求确实超出了政府的能力所及"。①

---

① 高麦爱、陈晓律：《试析英国全国煤矿工人工会在 1984—1985 年罢工中失败的原因》，载《世界历史》2010 年第 5 期。

20 世纪 70 年代末，保守党政府上台后，撒切尔政府试图关闭不营利的矿井，并将他们出售给私人企业家。矿工联盟对此表示坚决反对，政府因为没有准备好，未与矿工联盟达成协议，也未与矿工联盟协商关闭矿井的事情。撒切尔政府时期的 1984 年，政府在做好煤炭储备后，国家煤炭局宣布关闭 20 个矿井。矿工联盟的地方分会针对这一政策立即组织罢工，但英国矿工联盟的主席阿瑟·斯卡吉尔却错失良机，没有发动全国性的罢工。矿工联盟内部的分裂及其政策失误，加上撒切尔夫人的坚定政策，罢工最终以失败而告终。罢工失败对工会的影响非常大，工会内部的分歧越来越大，很多会员退出了工会。英国矿工联盟在 80 年代遇到了巨大打击，但在 90 年代依然强势对抗政府关闭矿井的计划。1992 年政府宣布关闭部分矿井，英国矿工联盟为此举行关于全国罢工的投票，政府被迫妥协，工会也取消了罢工。但转变能源结构是大势所趋，工会只是暂时延缓了矿井的关闭。1993 年政府还是关闭了矿井，工会会员人数进一步下降。此后，矿工联盟人数进一步下降，到 2012 年，仅剩下不到 2 000 名会员。

南威尔士矿工联合会成立于 1898 年 10 月 24 日，此时，正值 1898 年南威尔士矿工罢工失败后，许多当地煤矿工会发现资金枯竭，因而决定合并。南威尔士矿工联合会于 1899 年加入英国矿工联合会。1914 年时，南威尔士矿工联合会是英国最大的工会，1921 年巅峰时期有会员 198 000 人。加入英国矿工联合会后，它可以说是英国最激进的工会，有着最激进的成员。20 世纪初，它的领导与自由党保持一致，支持自由党在议会的代表。1909 年，南威尔士矿工联合会是少数反对英国矿工联合会加入工党的矿工协会。英国矿工联合会改组为英国矿工联盟，南威尔士矿工联合会也成为矿工联盟的成员，但自主权比以前大大减少。南威尔士矿工联合会是尘肺病被认知过程的直接推动者，正是在其具体运作下，尘肺病被确定为职业病；它也是维护保障工人权益的排头兵，其作为地方性工会，对地方的情况更加了解，尽全力为工人们谋取权益。因此，南威尔士矿工联合会是本书中论及的英国工会组织的重要代表。

英国工会组织自成立以来，为维护工人的权益进行了不懈的努力，其最大的功绩体现在促进政府立法以保障工人合法权益；监督煤矿主，保障并改善工人的工作安全与环境；组织工人运动，以获得政治权利等

（一）工会通过向政府施压，促进立法，保障工人的经济利益

19 世纪下半叶，英国工会初步成立的时候，他们对政治运动没有表现出太多的热情，主要将为工人谋取经济利益视为他们的目标和任务。1871 年，英国议会通过的《工会法》（*The Trade Union Act*），确认了工会的合法地位。但是，同一年颁布的《刑法修正案》（*Criminal Law Amendment*）却为工会履行权力设置了重重障碍。为此，工会不断地向政府施压，迫使政府在 1875 年又废除了这一法案。

1875 年，在工会的压力和倡导下，英国政府颁布了《雇主与工人法》（*Employers and Workman Act*），这项法案在法律上承认了工人和雇主是平等的，他们之间是一种平等的契约关系，与之前的《主仆法》（*Master and Sevant Law*）相比，有了很大的进步。在此之后，工会运动有了较大的发展。1889 年，英国工会中人数最多、斗争最坚定的英国矿工联合会甫一成立，就致力于为矿工们的最低生活工资争取保障。此后在工会的不断努力与施压下，英国政府最终于 1909 年通过了《最低工资法》。"工资法保障工人阶级部分社会福利，为英国工人阶级寻找到了法律保护，同时也为世界其他国家的劳动立法奠定了理论基础。"①

1906 年通过的《劳资争议法》（*the Trade Disputes Act*）给予工会行动的自由，使工会在和平时期的监察合法化；工人们也获得了豁免权，身陷集体争议中的工人们不会因为个人行为而受到处罚。有了这项法律的保证，工会更加放心地开展运动为工人获得权益。在工会的努力下，同年通过的《工人赔偿法》（*Workmen's Compensation Act*）"将工伤

---

① 侯茜：《血汗劳工与英国最低工资法研究》，陕西师范大学硕士学位论文，2014 年，第71 页。

赔偿的范围扩大，使工伤赔偿能够适用于 600 万工人。"① 1910 年，纺织业和造船业工人举行罢工，矿工和铁路工人中也有很多人支持罢工。次年，伦敦的水手和消防队员也举行了罢工，码头工人积极响应罢工，此后英国各地码头工人都卷入了这次罢工。同年，利物浦的铁路工人领导了全国铁路工人的大罢工。这些罢工充分显示了工会的强大力量，政府迫于压力，坚持铁路公司与工会进行谈判。在谈判中，工会据理力争、不断施压，最终制订了对工人有利的工资方案。在此之后的几年中，工会领导的罢工多以劳资方的妥协而告终，工会的威望也越来越高。罢工运动也不断高涨，直到第一次世界大战的爆发中断了这一进程。

在组织罢工的同时，工会还会给因工伤事故、残疾、生病、工厂裁员而导致失业的工会会员提供经济援助。"1920 年最大的总工会'工人工会'还坚持支持失业者的承诺，即支付补助金和招募非熟练工人。"② 第一次世界大战后，工会将主要精力集中在支持工人们缩减工时的工作上。1919 年，克莱德地区的工会为缩短工时组织工人们进行罢工，引发骚乱，迫使政府不得不派军队进行镇压。

在 1926 年煤矿工人大罢工中，工会更是发挥了重要的作用。"20 年代的劳资冲突多数是大工会有组织的行动，其中以煤矿工人的活动尤为突出。"③ 1925 年英国宣布实行金本位制（Gold Standard），出口大幅度下降，在这种情况下，煤矿主希望通过降低工人的工资与延长工时来降低成本。工会作为工人代表与资方及政府进行了一系列的谈判，谋求对工人有利的结果。"工会被煤矿主和政府的态度激怒了，于是再次以空前的热情投入了斗争，全国职工大会也支持矿工的行动，铁路

① 钱乘旦、陈晓律、潘兴明等：《英国通史》第六卷，江苏人民出版社 2016 年版，第 205 页。

② 刘成、何涛等：《对抗与合作——二十世纪的英国工会与国家》，南京大学出版社 2011 年版，第 96 页。

③ 钱乘旦、陈晓律、潘兴明等：《英国通史》第六卷，江苏人民出版社 2016 年版，第 227 页。

工会和运输工会都同意禁运煤炭。"① 短暂的胜利之后，政府和煤矿主准备进行反扑，工会组织工人进行了全国性的大罢工。由于政府和煤矿主早有准备，再加上工会策略失误，没有得到群众的支持，罢工以失败而告终。

在 1926 年的大罢工中，工会除领导工人外，还给予工人以经济上的补贴，"不少工会在极端困难的条件下依然给予矿工资金上的支持，但面对漫长的罢工，这些钱只是杯水车薪"。② 罢工失败后，工会的力量受到了很大的削弱，工会会员人数大为减少，直到第二次世界大战后才有所恢复，战后煤炭行业收归国有。英国也慢慢走向福利国家，建立了国民医疗服务体系（NHS），工会的作用没有以前那么明显了。随着英国经济渐渐陷入"滞胀"，撒切尔政府上台后不断打压工会，工会力量被严重削弱，势力大不如前。工会在 20 世纪最主要的作用是作为工人阶级的代表，与资本家、政府进行谈判，向政府和各政治集团施压，维护工人权益，促进各项保护工人权益的法案通过，为工人谋求经济利益。

（二）监督煤矿主与政府，保障工作安全与工人福利

除了维护工人的经济权益、促进立法之外，工会还承担了很多监督的责任。例如，在 20 世纪初自由党政府颁布《国民保险法》就将工会列为具体负责的组织。"1911 年，自由党政府又挟初胜之勇，在议会提出了《国民保险法》。这项法律分两个部分，第一部分涉及医疗保险，第二部分涉及失业保险……由此组成全国性的医疗保险基金，法律委托所谓的'授权团体'如工会、互助会等负责具体执行。"③ "劳合·乔治不得不做出让步，把友谊会、工会等组织作为'被批准的团

---

① 陈晓律：《资本主义的历史发展与大罢工的使命——1926 年英国大罢工失败的启示》，载《当代世界与社会主义》1997 年第 2 期。

② 刘成、何涛等：《对抗与合作——二十世纪的英国工会与国家》，南京大学出版社 2011 年版，第 78 页。

③ 钱乘旦、陈晓律、潘兴明等：《英国通史》第六卷，江苏人民出版社 2016 年版，第 206 页。

体',允许他们参与健康保险制度的管理工作。"①在煤炭安全生产方面,工会也发挥出了重要的作用,特别是在矿产监督员方面。19世纪末,工会、矿工联合会已经与煤矿主进行了协商,同意派正式的或非正式的监督员进入煤矿,监督煤矿安全生产。

瓦斯爆炸一直是煤矿的困扰,目前仍是煤矿事故的最大隐患。英国史学界有大量的文献记载了煤矿爆炸事件,公众集会、矿工罢工要求矿主予以解释的事件屡见不鲜。在工会、矿工联合会与煤矿主的斗争中,煤矿主不愿意投入过多的资金以改善工人们的工作条件,他们反对工会、工人们提出的健康措施和安全措施。1909年皇家学会的报告称,英国矿工联合会游说各方,最终迫使煤矿主同意煤矿工人选择自己的煤矿监督员。此项法案公布后,工会在组织中挑选积极分子担任监督员,并且由工会统一管理。煤矿监督员的工资刚开始由煤矿主和工会共同支付,之后工资全部由南威尔士矿工联合会独自承担。自引进煤矿监督员以后,煤矿的安全问题得到了相当程度的解决,迈克尔·布鲁尔说正是因为工会的努力,南威尔士地区的矿工的集体斗争才能成功,"矿工在矿井安全方面的集体努力基本上取得成功:矿工们不再垂死挣扎,是由于他们集体的活动,包括正式的(政治压力和工会活动,特别是工会督察员的努力)和非正式的努力(奋斗工作组,如约翰尼·霍尔的监管)"。②

1943年,煤矿工人尘肺病被定为职业病,受到政府的承认,并对其伤害进行赔偿。一定程度上,这也是工会展开一系列政治游说、向政府和煤矿主施压的结果。迈克尔·布鲁尔最近指出:"1943年出台的尘肺病法规是由南威尔士矿工联合会十多年来的政治游说、法律论证

---

① 丁建定:《英国社会制度保障史》,人民出版社2015年版,第252页。
② Michael Bloor, "No Longer Dying for a Living: Collective Responses to Injury Risks in South Wales Mining Communities, 1900－47," in *Sociology*, 2002, 36 (1), p. 38.

和流行病学数据收集的结果。"①

（三）辅助工党，为工人谋求政治权利

英国工会自成立后，其政治地位也逐渐提升，在 1871 年《工会法》公布后也逐渐成为宪政的重要组成部分。交替执政的两党，也越来越重视工会的作用。"伴随工会力量的崛起，交替执政的保守党与自由党对工会的认识经历了一个由敌视到逐渐接纳的过程，工会逐渐被整合进英国宪政体制，成为体制内一支重要的社会力量。"② 工会在为工人们谋求经济权益的同时，也要求参与政策的制定，谋求工人们的政治权益。早在 1893 年新公会运动的重要领袖凯尔·哈第（Keir Hardie）就组建了独立工党，谋求分享政治权力，这成为英国工人组织最早的正当尝试。"1912 年，南威尔士矿工散发了一份文件，要求全国矿工联合起来，'在完全独立并敌对于资产阶级政党的基础上，开展地方和全国性的政治活动'。"③ 韦伯夫妇也盛赞工会的作用，称"工会是一所大学校，工人阶级在这所学校中演习了民主的程序，当他们把工会的原则运用到国家政治中去时，便能产生以工人阶级为主体的民主国家，因此，工会是从'工业民主'向'政治民主'过渡的最好桥梁"。④

工会谋求政治权益，最显著的体现在其与工党的关系上。第二次世界大战后英国首相艾德礼曾说过："工党是工会运动的副产品。"⑤

---

① Mark W. Bufton, Joseph Melling, "'A Mere Matter of Rock': Organized Labour, Scientific Evidence and British Government Schemes for Compensation of Silicosis and Pneumoconiosis among Coalminers, 1926 – 1940," in *Medical History*, 2005, 49, p. 158.

② 刘成、何涛等：《对抗与合作——二十世纪的英国工会与国家》，南京大学出版社 2011 年版，第 18 页。

③ Pauline Gregg, Modern Britain, *A Social and Econonmic History Since 1760*, New York: Pegasus, 1965, p. 410.

④ Cf. Sydney, Beatrice Webb, *Industrial Democracy*, 1897. 转引自钱乘旦、陈晓律、潘兴明等：《英国通史》第六卷，江苏人民出版社 2016 年版，第 223 页。

⑤ ［英］C. R. 艾德礼：《工党的展望》，吴德芬、赵鸣岐译，商务印书馆 1961 年版，第 18 页。

"工会运动与工党构成了英国劳工运动的两翼。"① 工党也成了工会在政治上的发言人。工党与工会作为劳工运动的两翼，一起为工人谋求权益。在工会运动中，很多工人，早已将注意力转向最低工资、8 小时工作制和经营管理中的发言权等问题，而不是仅仅局限于争取经济利益与劳资协定上。在与政府的合作中，工会也积极发声，要求有自己的代表参与政权。"上等阶级在 20 世纪有广泛的社会来源，就连工会活动都能把一个普通工人从社会底层推进'上层'的行列，其典型的例子有第一次世界大战以后的麦克唐纳、第二次世界大战以后的贝文等。"②

安奈林·贝文（Aneurin Bevan）是一个典型的工会主义者，他出生在南威尔士的矿区，13 岁时便在矿井中找到工作，一直是工会的积极分子。1929 年，贝文当选为议员，第二次世界大战期间担任英国的劳工部长，战后出任艾德礼政府的卫生大臣，为英国建立了完善的从摇篮到坟墓的社会福利计划。后期，他又担任英国工会领袖，直到 1955 年。1939 年，战时英国政府成立运输部，当时的工会领袖西特林就提出要求，在这个机构中应该有工会的代表，而且代表数应不低于劳工部。战时，贝文担任政府的劳工部长，参与政府的决策，对有关劳工利益的问题据理力争。这一时期，工会和工党积极合作，共同为工人谋求权益。此后，工会在体制内为工人谋求权益，确保工人阶级的利益，贝文也一直宣称"工会是一支体制内的力量"。工会在与政府、煤矿主的集体谈判中发挥了重要的作用，以至于保守党首相戏称："我们不能碰的机构有三个：（皇家）禁卫旅，罗马天主教会以及全国矿工联合会。"③ "英国工会意识到其职能不应局限在分配领域里维护工人的利益，而应随着生产的扩大而在更广泛的领域里（如工作安全、

---

① 刘成、何涛等：《对抗与合作——二十世纪的英国工会与国家》，南京大学出版社 2011 年版，第 30 页。

② 钱乘旦、陈晓律、潘兴明等：《英国通史》第六卷，江苏人民出版社 2016 年版，第 201 页。

③ 王皖强：《国家与市场——撒切尔主义研究》，湖南教育出版社 1999 年版，第 244 页。

休假日、养老金等方面）确保工人的社会经济利益。"①

英国工会是一支体制内的力量，是英国宪政的重要组成部分，在与政府、煤矿主展开的一系列集体谈判中，确保了工人阶级的权益。可以说，工会自成立之日起就为工人们提供经济援助，帮助改善工作环境。作为工人的政治发言人，他们为工人的权益发声，促进政府对社会相关问题的立法，从法律上保护工人权益。在20世纪前半期，英国工会的活动主要以集体性努力为主，组织罢工、游行、和政治游说，迫使政府、煤矿主做出让步，推动立法进程；后半期主要以参与政治活动为主，直接参与政权的组织，作为政策的制定者和参与者，在体制内尽最大可能维护工人阶级的利益。

第二节 矿工工会对尘肺病患者的救助及预防工作

煤矿工人是最先接触尘肺病的群体，事实上，也是其主要的患病人群。在煤工尘肺病的防治过程中，政府及医学界的认知远远落后于工会，因为工会长期与工人们接触，对工人的患病情况最为了解。在煤工尘肺病不被认可为职业病的时候，工会就主动承担救助、治疗尘肺病患者的任务；在尘肺病确定为职业病后，依然为工人们支付检查费用，支持医学研究会的调查工作，为尘肺病的救助及预防工作做出极大的努力。

一、矿工工会为患病工人提供救助

尘肺病是对煤矿工人来说最具威胁的职业病之一。煤矿工人暴露在弥漫粉尘的矿井中，不得不接触令他们呼吸难受的煤尘。在尘肺病被确定为职业病之前，患病矿工几乎得不到政府与社会的任何救助、赔偿，尘肺病患者生活艰难、饱受折磨。为此，工会率先主动为尘肺

---

① 刘成、何涛等：《对抗与合作——二十世纪的英国工会与国家》，南京大学出版社2011年版，第278页。

病工人们提供救济与援助。

（一）设立事故基金，救助困难矿工及其家属

早在 19 世纪末期，英国各地的煤矿工会就建立了事故基金。除了对在工作中因为工伤丧命和致残的人提供补偿外，有的工会还设立了专门的患病基金。1863 年诺森伯兰矿工相互信心协会成立时，很多人认为"建立一个患病和意外事故计划，将有助于工会的发展……""1869 年，达勒姆矿工协会在此基础上，提出应设立葬礼基金；1871年大会期间，通过决议，工会建立了生病和意外伤害基金"。[①] 工会建立的患病和意外伤害基金，对矿工起到了一定的救助作用，特别是对于丧命矿工的遗孀和孩子来说。

在南威尔士的很多采矿社区中，由矿工自己选出管理者来实施"济贫法"，这些管理者大多是工会的积极分子。特里迪加医疗援助协会为矿工俱乐部制定的医疗方案，就是从矿工工会领导安奈林·贝文那里得到的灵感，"为国民健康服务，在其覆盖范围不同，但通常为所有用户提供初级保健、二级医疗，牙科和助产服务的家庭"[②]。南威尔士州的矿工卫生健康，提供普遍和全面的医疗服务，在当时被认为是英国是最好的、无可匹敌的。20 世纪二三十年代，矿工联合会为受伤的工人提供救助，"煤炭领域的救助问题是由英国矿工联合会（MFGB）和矿工福利基金创建的受伤矿工康复中心来解决的"。[③]

（二）为矿工申请养老金，保障患病矿工及老年矿工的生活

尘肺病等肺部疾病对矿工的损伤很大，轻者咳嗽、吐黑痰，严重的残疾或者死亡。1936 年《新闻纪事报》的记者路易斯·摩根发表了一系列关于煤矿工人肺部疾病的文章，这些文章中报道最多的便是南

---

① John Benson, "English Coal-Miners' Trade-Union Accident Funds, 1850 – 1900," in *The Economic History Review*, 1975, 28（3）, p.406.

② Michael Bloor, "No Longer Dying for a Living: Collective Responses to Injury Risks in South Wales MiningCommunities, 1900 – 47," in *Sociology*, 2002, 36（1）, p.94.

③ Arthur Mclvor, Ronald Johnston, *Miners' Lung: A History of Dust Disease in British Coal Mining*, Aldershot: Ashgate Publishing Ltd., 2007. p.44.

威尔士的煤矿工人。她感叹这里工人的健康和生命受到肺部疾病的极大摧残。"这是人们过早老去的国家。你看他们无处不在——弯着腰，拖着身体，喘着粗气，年龄在 35 和 50 之间"。① 19 世纪时，矿工们就体现出过早的老化状态。但是，大部分矿工是没有国家退休金的，他们不得不继续工作，甚至在六七十岁的时候还在继续工作。只有少数的熟练工人在退休后可以通过工会、互助会或煤矿主发放的退休金生活。即使在 1908 年养老金法案颁布后，但大部分的矿工还是愿意继续工作，因为工作的收入远远大于领取的养老金。为了解决矿工衰老的问题，以及向矿工发放养老金，在工人、工会、煤矿主等多方的协调努力与集体谈判下，通过了 1897 年工人补偿法案，决定向 65 岁以上在煤矿中工作满 10 年的工人发放高龄津贴。法案生效后，很多年老的矿工又回到了工作岗位上，以确保干够 10 年领取津贴。

工会等组织对此进行了猛烈的攻击，矿工领袖、国会议员威廉·亚伯拉罕坚持认为这是煤矿主设计的更广泛的战略，以保护其自身利益，并确保他们的工人承包该法所提供的保护的一部分。新成立的南威尔士矿工联合会也对此事做出相应的回应。联合会拉姆尼区董事会主席沃尔特·刘易斯认为煤矿主的行为是"残暴"的，矿工们在矿井中奉献了他们的力量、生命和生活，但现在他们只能在慈善的世界中漂泊。联合会的新任主席同样谈论说："那些被残酷行动驱赶到工作场所的老人，他们在为矿井开采煤炭、为国家经济发展的服务中度过了生命中的最大部分时间。"② 面对这种情况，工会在所有分会的工人中征收会费，筹备资金，向这些遭受病痛的老人支付每周 5 先令的资金。第二年，已经有 400 多名工人确认收到钱。1897 年的法案虽然

---

① Ben Curtis, Steven Thompson, "This Is the Country of Premature Old Men' Ageing And Aged Miners in the South Wales Coalfield, C. 1880 – 1947," in *Cultural and Social History*, 2015, 12 (4), p. 587.

② Ben Curtis, Steven Thompson, "This Is the Country of Premature Old Men' Ageing And Aged Miners in the South Wales Coalfield, C. 1880 – 1947," in *Cultural and Social History*, 2015, 12 (4), p. 599.

有很多的弊端，但是它使工会领导人、矿工领导人认识到，要以更广泛的运动方式督促政府建立国家养老金。在这之后，政府颁布了《1909 养老金法案》。

两次世界大战期间，煤炭行业的经济衰退，对以煤炭为经济命脉的南威尔士打击更加深远。1929 年在南威尔士的梅瑟·蒂德菲尔（Merthyr Tydfil）所做的调查结果表明，该地的失业男子中 60% 以上都是 40 多岁，而且他们的健康受到了极大的损害。经济形势比较好的时候，他们能够在煤矿做一些较为轻松的地面工作；一旦经济形势逆转，他们最先失去工作。面对这种情况，矿工联合会对养老金计划进行大力宣传，但并没有向煤矿主们施压以从根本上解决问题，给患病矿工提供更好地治疗。矿工联合会在这一时期的工作重心在为矿工争取到养老金的福利，在年会中他们呼吁国家、煤矿主和矿工福利基金为工业工人的养老金提供资金，但这些努力并没有取得多大进展。30 年代，工会还尝试与煤矿主一起向工人设立供款式退休金计划，这项主张也成为泡影。此后，工会一直进行政治游说，希望国家能够为矿工们设立养老金。[1]

（三）协助医疗小组，为患者支付检查费用

1937 年，当医学研究会和肺部工业疾病委员会在威尔士地区进行调查研究时，英国煤炭工会给予了很大的帮助。肺部工业疾病委员会在进行实地调查之前专门联系英国煤炭工会，"英国煤炭工会的援助被认为对研究的成功至关重要"。[2] 医学研究委员会发布的第三份调查报告是对南威尔士码头煤炭修整工人进行实地调查后发布的，南威尔士矿工联合会对调查提供了极大的帮助，工人的报酬由联合会提供，无烟煤集团、运输工人工会也对此次调查全力支持。

1943 年，尘肺病成为职业病后，国家对矿工进行健康检查，确诊

① SWMF, *Executive Council minutes*, 1930（2 - 28），1930（6 - 23），1930（7 - 25）.

② Arthur Mclvor, Ronald Johnston, *Miners' Lung: A History of Dust Disease in British Coal Mining*, Aldershot: Ashgate Pnblishing Ltd., 2007, p. 84.

患病矿工。法案公布后，大量的矿工接受检查并被确诊为尘肺病。按照鉴定程序，要将矿工送到医疗小组，但医疗小组的接收能力有限，导致几千名工人暂时无法接受检查。工会对此做出反应，他们拒绝将患病工人送往医疗小组，而是要求在当地医院为其进行尘肺病和肺结核等疾病的初步 X 光检查，并且工会也为检查支付一定的检查费用。①

（四）为患病工人再就业努力

除为工人争取赔偿外，工会还为患病工人提供再就业的机会和职业培训等服务。"1943 年工会积极开展的另一个工作是在 1943 年医疗小组的检查结束后，为数以千计的矿工提供合适的工作。"② 症状轻微的尘肺病患者并没有完全丧失工作能力，一些患病工人完全能够工作。根据赔偿计划他们只能获得 13 个星期薪水的一半。英国煤炭工会赔偿委员会认为这样的补贴"不如不给，煤矿主不能或不会给工人找到合适的工作"。③ 工会争取为失去劳动能力的工人获得更多的赔偿，使工人能够拿到与正常工作工资相等的赔偿。其他具有劳动能力仍愿意就业的工人，工会会延长他们的就业培训时间。

在矿工工会的强力要求下，煤矿主和国家煤炭局也为患病的工人提供再就业机会，让他们暂时远离煤矿工作，远离煤尘。1947 年，国家煤炭局就表示有意为尘肺病所导致的残疾员工提供就业机会，让他们在煤矿等辅助行业工作，如矿山机械的制造等。④ 有关英国政府以及国家煤炭局为煤矿工人提供再就业的内容将在后面章节中进一步论述。

二、矿工工会为尘肺病患者争取赔偿的努力

工会不仅为尘肺病患者提供救助，在尘肺病防治中，他们也一直

---

① SWMF Compensation Department, *Memorandum*, 1944（6 - 20）; *Letter to Lodge Secretaries*, 1944（7 - 21）, SWCC/MNA/NUM/K17J.

② Arthur Mclvor, Ronald Johnston, *Miners' Lung: A History of Dust Disease in British Coal Mining*, Aldershot: Asgate Pnblishing Ltd. , 2007, p. 200.

③ MFGB, *Annual Volume of Proceedings*, 1944, p. 616.

④ C. M. Fletcher, "Pneumoconiosis Of Coal-Miners," in *The British Medical Journal*, 1948, 1（4561）, p. 1067.

坚持为工人赢得应得的赔偿金。《1918 年工人赔偿法（硅肺）》（1919
年正式实施）准许给予那些被证明其在工作场所中所开采的岩石里含
有不少于 80% 的硅的劳动工人以赔偿。《1928 年各工业（硅肺）计划》
下，赔偿范围扩大到钻探和爆破含硅岩石的煤矿工人中。工会在促使
更严格的 1928 年硅肺立法及其 1931 年修订中发挥了关键作用，删除了
矿工必须证明他们工作中所开采的岩石含有自由硅的条文。即使这样，
大量的煤矿工人虽然被诊断出患有尘肺，却因为他们工作的环境中不
存在硅而无法获得赔偿。在这种情况下，政府不得不进行调查，结果
是 1943 年煤工尘肺病被承认为职业病。煤工尘肺病患者可以获得赔偿
了。然而，赔偿获取的道路是这样的漫长和艰辛。在赔偿问题上，矿
工工会付出了巨大的努力。从整体上来看，在煤炭国有化之前，工会
与煤矿主斗争，要求煤矿主对患病工人进行赔偿，一步步扩大赔偿范
围；在煤炭国有化之后，监督国家煤炭局的工作，并向政府要求增加
赔偿金，在其不懈的坚持下，最后促成了煤工尘肺病患者一次性赔偿
计划的通过。

（一）工会努力扩大《硅肺病赔偿法案》的适用范围

1880 年，英国政府颁布了第一个工人赔偿法——《1880 年雇主责
任法》（the Employer's Liability Act of 1880），规定在工作过程中受伤的
工人有权获得规定的赔偿。但"责任仅限于意外事故、创伤性伤害，
而医生们正在关注由硅肺，铅、砷、磷、汞、锰和许多其他物质中毒
等造成的职业病和死亡人数的增加。不断敦促立法机构将补偿金的范
围扩大到职业病。在 1903 年，赫里福德詹姆斯爵士通过法院裁决，将
陶器工人铅中毒作为第一例可补偿的职业病"。[1] 此举作为职业病赔偿
的先例，为后来尘肺病被定为职业病指明了道路。1906 年，英国通过
了《工人补偿法案》，规定职业病可获得赔偿。此法案使工人们争取职
业病赔偿有了保障，然而，尘肺病等其他疾病依然未列入职业病范畴，

---

[1] Andrew Meiklejohn, "History of Lung Diseases of Coal Miners in Great Britain: Part II, 1875 – 1920," in *British Journal of Industrial Medicine*, 1952, 9 (2), p. 96.

但毕竟工人补偿法案使他们和工会看到了希望。

20世纪初，机械化大量应用于煤矿。机械化一方面加快了生产效率，采煤量大大增加；另一方面，随之而来的粉尘也大幅度增加，机器切割煤层产生的粉尘也比人工开采多得多，煤矿中到处都充斥了粉尘。此前就有医学家认为因肺病死亡的工人是在缺乏通风的拥挤环境中结核杆菌的传播而致病的——煤尘是有害的，充斥着微生物，凝滞的空气导致了工人的死亡。但这种观点并没有受到主流医学界的认可。1915年，柯林斯在他的报告中提出，矿工工作场所中的非结晶的二氧化硅是有害的，矿工们的"硅肺病"就是因为吸入了过多的二氧化硅粉尘造成的。这个观点得到了当时医学界的支持，也受到了政府的肯定。在工人和工会的压力之下，1919年政府颁布《硅肺病赔偿法案》，硅肺病被定为职业病，可以获得赔偿。但赔偿仅限于采硅工业的工人。1924年在库克的努力下，石棉肺病也被定为职业病。

"通过开展协调一致的运动后，根据1928年各行业计划，在英国矿工联合会（MFGB），特别是由南威尔士矿工联合会的努力下，立法才扩大到煤炭矿工。"[1] 1928年，《硅肺病赔偿法案》规定，煤矿工人也可以获得赔偿，但是患病工人必须提供当地法庭提供的先前暴露在二氧化硅粉尘中的证明，证明在其工作场所中，二氧化硅的浓度要超过80%。虽然此项法案对患者有利，但大部分因吸入煤尘而患尘肺病的工人对患病的原因并不清楚，只有少数患者与硅尘有过接触，所以仍然有大量的患者被排除在赔偿对象的范围之外。1934年"各行业（硅肺）修订计划开始实施：任何地下工作者现在都有资格得到赔偿，如果他被诊断为硅肺病，或者因此而残疾——不必再证明与二氧化硅有接触史"。[2] "正如梅琳和布封所证实的，接受二氧化硅对矿工的健康损害影响的因素是复杂的，来自矿工工会的压力在1935年硅肺病立

---

[1] Andrew Perchard, Keith Gildart, "Buying brains and experts: British coal owners, regulatory capture and miners' health, 1918 – 1946," in *Labor History*, 2015, 56（4）, pp. 459 – 480.

[2] Michael Bloor, "The South Wales Miners Federation, Miners' Lung and the Instrumental Use of Expertise, 1900 – 1950," in *Social Studies of Science*, 2000, 30（1）, p. 131.

法的修改中发挥了关键作用，在工会的压力下，取消了工人们必须证明他们在含有游离二氧化硅的矿区工作的要求。"[1]

此后，针对硅肺病的索赔案例不断增加，南威尔士几乎所有的患者都申请了赔偿。在硅肺病赔偿法案公布后，很多矿工被认定为硅肺，但是他们却无法提供之前与二氧化硅粉尘接触的证据，因而无法获得赔偿。这种情况在工会组织的记录中有很多。"从 1931 年到 1933 年，据估计，大约有 250 至 300 人的被南威尔士医疗委员会认证为硅肺，其中有 130 人完全残疾，已经暂停工作，无法要求任何赔偿，因为他们无法证明曾在 50% 以上的二氧化硅含量的地方工作过。"[2] 面对这种情况，南威尔士矿工联合会和英国矿业协会（MAGB）一方面将新认证的病例情况汇报给内政部，以期能够修订立法，对患病矿工进行切实的赔偿；另一方面，工会为了患者能够确诊，从英国各地收集了大量的 X 射线和采矿者的尸体解剖证据。正是从这些越来越多的坚实证据之中，威尔士煤工肺部疾病的特性开始被辨别出来。

（二）为工人争取赔偿款

矿工工会一直都将赔偿事务作为工会事务的主要部分。在南威尔士，每个矿工分会都有一名赔偿秘书，另外还有 5 个当地的赔偿代理人专门为矿工提供咨询和政策协调服务。工会组织有为争取工人的工资和工时与煤矿主及政府斗争的先例，他们经常能为工人们争取到最大化的利益。"英国矿业协会的领导人成为'工资，工时与民族化的久经沙场的老兵'。"[3] 当煤工尘肺病问题凸显时，工会所做的最直接的努力就是为工人争取赔偿款。"到 1930 年，煤矿工人的肺部疾病重获人们的关注，特别是在南威尔士。虽然医生进行了临床调查和病理研

① Mark W. Bufton, Joseph Melling, *A Mere Matter of Rock: Organized Labour, Scientific Evidence and British Government Schemes for Compensation of Silicosis and Pneumoconiosis among Coalminers, 1926 - 1940*, pp. 157 - 178.

② Arthur Mclvor, Ronald Johnston, *Miners' Lung: A History of Dust Disease in British Coal Mining*, Aldershot: Ashgate Publishing Ltd., 2007, p. 192.

③ Andrew Perchard, Keith Gildart, "Buying brains and experts: British coal owners, regulatory capture and miners' health, 1918 - 1946," in *Labor History*, 2015, 56 (4), pp. 459 - 480.

究，矿工们，通过他们的工会，却都关心工人赔偿的相关问题。"①

　　工会向政府施压，要求尘肺病的研究获得国家的资助，通过最新研究的成果，修订现有的赔偿法案。工会通过自己在议会的代表，特别是矿工议员，推动这些提案获得通过。1943 年，政府承认尘肺病为职业病，其中对矿工在矿井中工作时间必须超过 5 年的这条限制规定，就是在威尔·亚瑟（1947—1951 年担任南威尔士矿工部秘书长）的努力下取消的。国家正式承认尘肺病为职业病后，新的赔偿方案惠及所有的煤矿工人。此外，法案还规定在 1934 年之前的病例也要进行赔偿，这样等于间接承认了工会之前为这些病例申请索赔所做的努力。

　　从 20 世纪 40 年代起，矿工工会努力游说以提高尘肺患者的赔偿金额，赔偿金的多少和涉及范围的大小密切关系到采矿社区的利益。1948 年，煤炭工业的一项补助金计划，在工伤和病人的法定赔偿之外，再提供额外的补助金，其中也包括尘肺病患者。② 这是工会的一次胜利，也推动工会继续努力增加赔偿以改善受害矿工的生活。英国矿工联盟还与国家煤炭局协商将残疾工人纳入《国家煤炭计划》（*House Coal Scheme*），依靠该计划，可使残疾工人每年从一项免税的煤补贴中获益。在扩大《工业伤害法》的范围和消除不公平的斗争中工会也取得了一些胜利。其中一项就是 1951 年通过的《尘肺和棉屑沉着症赔偿金法案》，该法案使得先前被排除在外的尘肺病人获得要求赔偿的权力，但是要求矿工必须出示在该行业工作 5 年的证明。1954 年，这一时间限制也被排除了。③ 然而，矿工联盟在 50 年代试图对保守党政府施加压力，以允许那些在《工人赔偿法》规定下可获得赔偿的人转而通过《工业伤害法》（*the Industrial Injuries Act*）受益，但是失败了。由于 50 年代初物价飞涨和保守党削减公共开支，包括尘肺病患者在内的广大工人受到严重影响。1953 年 10 月 17 日，南威尔士矿工联合会为

---

① Andrew Meiklejohn, "History of Lung Diseases of Coal Miners in Great Britain: Part III, 1920–1952," in *British Journal of Industrial Medicine*, 1952, 9 (3), pp. 208–220.

② NUM (South Wales Area), *Annual Conference for 1947–8*, pp. 75–76.

③ *The Miner*, 1954 (3/4), p.1.

此发动了一次加迪夫的抗议游行和集会，有 5 万人参加。

此外，矿工工会还通过与煤矿主的斗争来维护工人的权益。如果工人受伤或者患病，而煤矿主雇用的医生却说工人适合回到工作场所进行正常的工作——遇到这种情况，工会会送工人另外就医，医生检查后则会说他不适合回到矿井工作。如果工会的检查情况与煤矿主的检查情况严重不符，工会就会坚定地站在工人这边，通过谈判、游说等方式，确保工人的利益，使工人得到应有的赔偿。工会还通过伪造证据来影响专家学者的判断，为工人赢得更高的赔偿。硅肺病赔偿法案中规定，与二氧化硅接触的矿工也可获得赔偿，因此即便很多矿工很少与硅尘接触，南威尔士矿工联合会也通过欺骗的手段影响专家学者的判断——获知专家学者要来煤矿进行实地考察，工会便提前组织孩子们在工作场所喷洒二氧化硅粉尘。①

（三）工会协助处理索赔，提供法律指导

为患病矿工争取赔偿一直是矿工工会的主要任务，工会在煤炭国有化之前就不断组织各种游说、集体游行，为工人争取赔偿。福利国家建立后，有了一定的赔偿，但金额还是相对较少，工会在此阶段的任务是提高赔偿金额。工会在赔偿方面发挥了关键作用——设立赔偿秘书，指导工人索赔。据统计数据，"50 年代全英国共有 5 万名工人收到《工人赔偿法》的赔偿，其中 60% 集中在煤炭开采，大约有 1 万名是在南威尔士的矿工，占总数的 20%。在南威尔士每一个矿工组织就有一个赔偿秘书，专门负责患者的赔偿问题"。② 英国矿工联合会时期和英国矿工联盟时期，工会一直向政府持续施压，在政府的让步下矿工的福利也逐步完善。"20 世纪五六十年代，工会成功地为工人们争取到在国家残疾津贴的基础上每周增加额外的 1 英镑的'煤矿红利'。"③ 此外，在 1953 年，矿工联盟还为残疾矿工争取到了廉价燃料补贴。

---

① Michael Bloor, *The South Wales Miners Federation*, *Miners' Lung and the Instrumental Use of Expertise*, *1900 – 1950*, p.131.

② NUM（South Wales Area），*Annual Conference for 1947 – 8*, p.69.

③ *The Miner*, 1953（1/2），p.6.

国家煤炭局成立后，南威尔士矿工联合会赔偿秘书哈利·芬奇在尘肺病大会上宣称，联合会为矿工们谋求定期去医院接受体检的权利，此项建议最终在1959年实现。此外，国有化后大量的尘肺病人亟须接受检查，工会积极配合、协助煤炭局的工作，支付了患病工人们的医疗检查费用。患病工人在进行索赔时，往往没有头绪，工会针对这一情况，"发起和资助了为工人们遭受的损害进行赔偿的普通法索赔。援助对象刚开始的时候只是受伤工人，后来也扩展到所有患呼吸道疾病的工人"。① 此外，工会还提供广泛的法律援助、咨询和指导。他们建立"支援服务官员"制度，对工人们进行指导，就算组织规模不断缩小的时候也没有停止这种服务。工会也和其他福利组织一同向工人们提供福利。其中具有代表性的福利组织就是煤炭工业社会与福利组织（CISWO），他们向年轻矿工传播知识，向老年矿工提供帮助，"在某种意义上说，他们的工作相当于个人助理"。②

工会为维护工人权益进行的索赔一直都在持续，1996年代表煤矿工人利益的工会组织之一——全国煤炭工人、代表及爆破工人协会（NACODS）——因煤矿工人的哮喘、支气管炎和肺气肿等疾病将英国煤炭公司告到法院，并最终成功证明这些人具有受补偿索赔资格；1997年，该协会的煤矿代表工会又为振动白指症患者争取到应有的赔偿资格。支气管炎、哮喘等疾病被确定为职业病后，又涌现出一大批索赔患者，政府无暇顾及，宣布要建立一个肺部体检的国家项目，本来由美国的私人健康公司负责，后来移交给英国矿工联盟负责，处理数量惊人的索赔案件。工会致力于为患病工人提供再就业的就会，英国矿工联盟与国家煤炭局商议，在增加国家利益的同时，尽可能地为工人提供再就业机会。"1948年英国矿工工会在南威尔士建立了十座特殊工厂，为战后确诊尘肺病的残疾工人提供再就业的机会。"③ 国家煤

① Howard Jones. *Interview C25*（*SOHC*）.

② Arthur Mclvor, Ronald Johnston, *Miners' Lung*: *A History of Dust Disease in British Coal Mining*, Aldershot: Ashgate Publishing Ltd., 2007, p.164.

③ NUM, South West Area Council, *Annual Conference Report*（1946－47）, pp. 47－48.

炭局还为受伤工人建立了疗养院，由英国矿工联盟共同负责管理。此外，英国矿工联盟还向尘肺病的医学研究提供财政支持。

（四）工会开展自主研究，推动《尘肺福利计划》的通过

工会自己组织调查小组对尘肺病进行调查，研究确诊的尘肺病人病情会如何发展。1951 年工会发布调查报告，宣布他们通过调查发现之前确诊的病例病情又进一步恶化，尽管患病工人已经离开矿井。苏格兰也有相同的情况——退休矿工中 1/4 的人患有尘肺病。之后，英国矿工联盟针对尘肺病各医疗委员会关于残疾的不同标准展开调查，他们与分布在英国的 9 个尘肺病委员会进行了访谈。到 1959 年，他们完成了调查工作并提出以下建议：

1. 应引入新的立法，以承认煤工尘肺病与一般的肺气肿和慢性支气管炎等都是工业危害。

2. 应引入新的立法，允许在商定的条件下根据尘肺病患者的诊断证明提出进一步上诉，为煤矿工人获取职业病方面的赔偿。

此外，对于死亡索赔：

1. 应在全国各地各设立一个中心，由一名顾问病理学家进行尸体解剖后的检查。

2. 验尸准备和肺部检查应用"高夫技术"进行。

3. 尘肺病医疗小组的成员应咨询在每宗个案中进行尸检的病理学家。

4. 当确诊尘肺病时，应引入新的法例，将一般的肺气肿和支气管炎列为工业危害。[1]

英国工会联盟对这些建议表示支持，工会联盟组建包括加迪夫医院医学顾问豪威尔斯博士在内的代表团，向国民健康部部长反映情况。当尘肺病的索赔案件逐渐增多时，工会发现按照《国民保险法》《国民工伤法》进行赔偿，对工人们并不是很有利，因此，英国矿工联盟主张给予尘肺病患者一次性赔偿。然而此时政府并不接受工会的建议。

---

① TUC. *Congress Report*, 1959, pp. 150 – 151.

但"英国工会代表大会发动的更广泛的工会运动在控制粉尘和矿工赔偿中发挥了重要的支持作用"。[1] 1974 年在煤矿工人大罢工的浪潮中，希思政府下台。威尔逊第二次当选首相，他不得不考虑英国矿工联盟施加的压力，开始考虑工会提出的一次性补偿方案。

1974 年，英国政府颁布了《尘肺病福利计划》，决定向所有类型的已确诊的尘肺病人给予一次性补偿，补偿额最高可达 10 000 英镑。这种赔偿的依据是病人的残疾程度、确诊的年龄和确诊后的损失。[2] 但是，患者也必须放弃按普通法索赔。工会对该计划表示支持。据工会估计，这项法案将会使超过 39 000 名尘肺病人受益。"到 1976 年年底，根据该计划，超过 72 000 名矿工及寡妇领到了一次性赔偿，平均每个案例 2 000 英镑。"[3] 在英国煤矿重新实现私营之后，该计划依然有效。《尘肺病福利计划》通过后，工会在赔偿问题上又取得了重大进步。在工会的发展史上，赔偿问题贯彻始终。

然而，我们从中可以看到矿工工会在法庭诉讼方面临的困境。一方面，工会有自己的赔偿秘书和律师，另一方面还有其他的赔偿咨询和代理机构，但是工人诉讼获胜的机会却很少。1970 年之前，只有两个案例通过法庭诉讼获得了尘肺赔偿金，这是例外的情况，何况经过 6 个多月的庭外调解才取得了这个成果。各工会分会通常拒绝接受这样的案例，因为很难甚至无法证明这些病例的出现是煤矿主玩忽职守或未履行自己法定义务的结果。而且，其中还存在技术困难，如《时效法》禁止首次得知病情 3 年后和死于疾病 12 个月后的案例申请任何普通的法律诉讼。1963 年，矿工联盟南威尔士分会寻求国王的两个法律顾问的建议，他们指出，继续这样的案例申诉是不明智的，因

---

① Arthur Mclvor, Ronald Johnston, *Miners' Lung*: *A History of Dust Disease in British Coal Mining*, Aldershot: Ashgate Publishing Ltd., 2007, p.209.

② NUM (South Wales Area), *Executive Council*, 1974 (7 – 9), pp. 522 – 523, 562 – 578.

③ NUM (South Wales Area), *Annual Report of the Executive Council*, 1976 – 77, pp. 153 – 154.

为很难成功。[1]

然而，一个判例改变了这种被动的局面。1970 年，混合机械师工会（AEV）成功地为一名尘肺病退休矿工的损害赔偿进行了斗争，获得了庭外和解的 7 500 英镑赔偿金。1970 年 2 月，赔偿协议在报刊上广泛报道，引起了英国矿工联盟内部的骚动，一些成员尖锐地批评工会没有更早地开展类似的诉讼。此后，矿工联盟开始鼓励和支持这种类似的诉讼。矿工联盟及其律师为此做了大量的工作，仅在西北区（Division），截至 1971 年 1 月，花费就达到 41 000 英镑。[2] 到 1971 年中期，大约 1 000 件案例诉讼已提交或正在提交给初级律师。在这一过程中，工会愿意为 1960 年 1 月 1 日后取得证明的 134 件案例继续展开诉讼，以建立有利的判例，使大批诉讼成功的概率更大。[3] 然而，如矿工联盟所料，这些赔偿案件的诉讼程序障碍重重。我们可以从 1971 年 8 月的一份矿工联盟内部"咨询文件"中看到：

基本问题是要证明这种疾病是否被忽视，因为它需要很长时间才能被认知，在这期间，技术和医学知识不断发生变化，因此，诊断的标准也会发生相应改变……法院将必须满意他们所判定的任何案件。

第一，在采矿业中，一定时期内在采矿业内普遍和被认可的做法是什么。

第二，考虑到当时的技术和医学知识，这种普遍的和被认可的做法是否合理，应该通过同时代人的知识来看待，而不是通过 1971 年的相关经验进行观察来解决。

第三，诉讼者是否在工作地点遵守了被普遍认可的做法，他是否在这一工作地点被诊断出这一疾病。[4]

---

① Arthur Mclvor, Ronald Johnston, *Miners' Lung*: *A History of Dust Disease in British Coal Mining*, Aldershot: Ashgate Publishing Ltd. , 2007, p. 225.

② NUM (South Wales Area), *Executive Council Meeting*, 1971 (1 – 20), p. 42.

③ NUM (South Wales Area), *Executive Council Meeting*, 1971 (6 – 8), p. 424.

④ NUM (South Wales Area), *Executive Council Meeting*, 1971 (9 – 13), pp. 568 – 569.

而且，这种诉讼中的主要困难是自我辩护——"原告不能起诉伤害他的公司，因为他自由和自愿地接受这一已知的危险"。① 在这件事上，矿工联盟认为在给处于非认可条件下工作的矿工额外工资事宜的协商过程中，清楚地显示出他们正式认可的危险，这将严重危及赢得多种伤害诉讼的可能性。而且有些诉讼是关于那些忽视医疗小组的建议，继续在有尘环境中工作的矿工的。尽管 1956 年后，矿工都在其认可的粉尘条件下工作，尘肺病还是显示出恶化的医学特征——这个年份是一条分界线，因为《1956 年矿山和石场法》通过后，矿工联盟能够合理地要求国家煤炭局担负责任。这时，煤炭局有更加明确的法定义务来维持标准，而不只是承担含糊的、模糊不清的普通法律责任。然而，矿工联盟在追求最佳策略上分裂了。南威尔士地区对能否在法庭上获得成功仍持怀疑态度。社会保险部部长 D. C. 戴维斯（D. C. Davies）曾说："我们可能又从我们的成员那里收取了 200 万英镑，然后打了水漂，因为我们毫无希望赢得诉讼。"②

当诉讼量达到 4 000 例时，矿工联盟改变方针，开始与政府接触，试图以一项给尘肺患者的一次性赔偿计划代替立法行动。结果保守党拒绝接受这样的计划。这一问题直到 1974 年 2 月保守党落选后才得以解决。新上台的工党更富有同情心，于 1974 年通过讨论制订了一项独特的赔偿计划。该计划为几乎所有持证明书的尘肺患者提供一次性免税赔偿，最大金额是 10 000 英镑，包括一笔精神损害赔偿金，依据是患者丧失能力的严重性、患者最初拿到证明时的年龄和患者自从证明以来所耗费的时间（多年收入的损失产生了多样化的因素）。③ 对"未来"病例的一次性赔偿也遵循相似的原则。1970 年 1 月以后死了丈夫的寡妇也能要求最高额达 5 000 英镑的一次性补偿，同样是依据矿工第一次拿到证明时的年龄和最初的诊断的严重性来确定的。作为交换，

---

① NUM（South Wales Area），*Executive Council Meeting*，1971（9－13），p.570.

② NUM（South Wales Area），*Minutes of Special Area Conference*，1974（7-15），p.563.

③ NUM（South Wales Area），*Executive Council*，1974（7-9），p.522－523，562－578；1974（9-10），pp.652－662.

矿工联盟必须同意撤回所有的普通法诉讼，每个接受新的一次性赔偿的个人必须同意放弃任何要求损害赔偿普通法诉讼的权利。矿工联盟认为这是合理的，估计差不多 39 000 名尘肺患者会得到赔偿，而不仅仅是 4 000 多个案例，故经法庭支持同意了这一交换。[1] 结果，到 1976 年底，患有尘肺病的矿工和遗孀在这一计划下提交了 72 000 多份申请，平均收到一次性补偿约 2 000 英镑，英国财政部的开销差不多有 12.3 亿英镑。到 70 年代中后期，每个月都有 150 例新的申请，尘肺患者和遗孀们提出的赔偿申请表明这一情况一直持续到 20 世纪的最后 25 年。该计划也在 1979 年延展涉及那些被私人煤矿主雇用和持续雇用的人。[2]

毫无疑问，《1974 年尘肺福利计划》（the 1974 Pneumoconiosis Bene-fit Scheme）是矿工联盟代表的尘肺病患病矿工的一次巨大胜利。然而，该计划并未涵盖所有的人，另一些类别的尘肺病患者及其家属继续愤愤不平，包括那些在工人赔偿法体系下被胁迫放弃诉讼权的人和死于 1970 年 1 月前的尘肺病矿工的妻子们。还有人认为平均赔偿金额太小，矿工联盟应该拿出勇气将其诉诸法庭。当然，大多数人还是倾向于正面看待 1974 年福利计划，认为这是工会取得的最大成就。该计划不仅提供了经济损害赔偿，而且代表了对国家煤炭局政策失误的清楚认识，尤其是其在保护工人免受尘吸入的伤害、提供尘控制标准、结束"尘认可的"工作场所的谬论上的无所作为。[3] 该计划的成功也可能是公众观念变化的结果——20 世纪 60 年代末 70 年代初，粉尘引起的呼吸疾病随着石棉相关疾病和"间皮瘤恐慌"成为头条新闻。

三、矿工工会保障工作场所安全、改善工作环境

煤矿工人一直都在最危险的工作场所工作，肮脏潮湿的工作环境

---

[1] NUM (South Wales Area), *Executive Council*, 1974 (9 – 10), pp. 652 – 653.

[2] Arthur Mclvor, Ronald Johnston, *Miners' Lung：A History of Dust Disease in British Coal Mining*, Aldershot：Ashgate Publishing Ltd. , 2007, p. 228.

[3] Arthur Mclvor, Ronald Johnston, *Miners' Lung：A History of Dust Disease in British Coal Mining*, Aldershot：Ashgate Publishing Ltd. , 2007, p. 229.

使煤矿工人罹患关节炎、风湿病等一系列职业病；矿工们必须跪在或躺在煤层上工作，不舒服的采煤姿势使矿工们的身体受到严重的损伤；机械化、电气化的使用也加大了工人们触电、受工伤的概率。此外，煤矿中的瓦斯爆炸、渗水等事故也不断掠夺工人的生命。"1910 年至1914 年，各行业工人的受伤比为：煤矿工人每年 16.5%；金属冶炼工人 8.3%；铁路工人 5.3%，棉花行业的工人为 2%。"① 在南威尔士煤田，每年有 30 000 名矿工受伤致残，其超高的致残率使采煤行业成为英国国内最危险的职业，矿工们常说煤炭上沾染着自己的血。②

在煤层开采、运输以及大规模机械化切割煤层时产生的大量粉尘也对煤矿工人的安全与健康造成了严重的危害。在煤矿工作过几年后，有很多矿工出现了严重的气喘、胸痛、咳嗽及吐黑痰等症状。煤矿工人对这些情况都十分熟悉。煤矿工人在长期的生活和工作中，认识到这些症状是由肺部吸入大量的粉尘而造成的。"矿工还意识到了这种病的典型症状：一直咳嗽，唾液从带有黑色条纹到成为完全漆黑的痰，呼吸困难，发病时间长，过早死亡等等。矿工们也试图消除危险，他们用一块湿布掩盖住嘴和鼻子来减少尘的吸入。他们还寻求药物或其他方法来减少尘的吸入。他们使用兴奋剂，例如鸦片制成的鸦片酊，来减轻症状。他们还相信咀嚼烟草可以减少尘吸入。"③

煤工尘肺病因为在矿区非常常见而被人们所忽视，再加上其症状要几年后才会显现，故而没有受到政府和国家的重视。"然而，这是一场灾难，死亡和残疾过程的缓慢性大大掩饰了这种灾难，以及突然的高死亡人数冲击没有引起广泛关注"。④ 尘肺病的产生主要是因为恶劣

① Ben Curtis, Steven Thompson, *This Is the Country of Premature Old Men's Ageing and Aged Miners in the South Wales Coalfield, C. 1880-1947*, pp. 587-606.

② Arthur Mclvor, Ronald Johnston, *Miners' Lung*: *A History of Dust Disease in British Coal Mining*, Aldershot: Ashgate Publishing Ltd. , 2007, p. 43.

③ 江文娟：《20 世纪英国煤工尘肺研究》，陕西师范大学硕士学位论文，2011 年，第 25 页。

④ Arthur Mclvor, Ronald Johnston, *Miners' Lung*: *A History of Dust Disease in British Coal Mining*, Aldershot: Ashgate Publishing Ltd. , 2007, p. 20.

的工作环境。工会组织采取了一系列措施，致力于改善矿工的工作环境，保障矿工的生命安全。在 20 世纪英国通过的矿山法令中，工会都发挥了重要的作用，充分保障了矿工的安全与健康。

（一）工会主张设立安全监督员

工会为了保护工人的安全与健康，要求设立矿山安全监督员。矿工们认为不能依靠煤矿主来保障自己的健康与安全，因为煤矿主不愿意为此牺牲太多的经济利益，所以矿工必须设立自己的监督员。英国政府在 1891 年通过《工厂法》，其中规定："如果工厂的体力劳动被认为对工人的健康有害或有危险，或者工厂的新鲜空气不足，或烟尘太浓等有可能影响工人的身体健康，则工厂视察员有权要求厂主予以改善，并有权要求厂主采纳工厂视察员认为有实际效果的建议。"[1] 但此时的工厂视察员不是自己人，不能充分维护工人的权益。

1908 年通过的《煤矿法》规定，每一个煤矿主都必须指派一名或多名人员负责指导矿工上井和下井，任何人通过虚假手段入井或使人入井，每次罚款 5 英镑。这项法案的通过为矿工工会设立工人监督员创造了契机。1909 年，英国皇家学会在年度大会上发表报告，要求增加现有监察机构的人数，英国煤炭工会在此事上显得非常活跃，展开了大规模的政治游说。"继法国矿工之后，英国煤炭工会在争论中盛赞矿工的法律权利，以便能够选择自己的安全检查员，让他们去任何地方的煤矿，确保该安全法规的执行……这一革命性的建议，实际上使煤矿工人自己负责矿井治安的安全。"[2]

矿工工会的安全检查员有权去任何矿井进行安全检查，确保从业人员的安全。此外，政府也设立了自己的检查员，以弥补工会检查员在技术方面的不足。两类检查员的工资最初主要由当地的煤炭企业承担，后来由工会支付。南威尔士地区安全检查员的工资均由威尔士矿

---

[1] 丁建定：《英国社会制度保障史》，人民出版社 2015 年版，第 306 页。

[2] Michael Bloor, *No Longer Dying for a Living：Collective Responses to Injury Risks in South Wales MiningCommunities*, *1900 – 47*, p. 97.

工联合会承担。工会任命的安全检查员，大多是工会的积极分子，他们也经常被煤矿主列入黑名单。最为著名的苏格兰的矿工工会领导安培·莫法特兄弟，他们都是煤矿安全检查员。保障矿山的安全是十分必要的，它是维护矿工身体健康的必要条件。工会还资助了很多研究尘肺病的专家学者研究并出版在防尘方面的研究成果。如尘肺病研究小组首席专家查尔斯·弗莱切的多项研究就是在南威尔士矿工联合会和英国矿工联盟的资助下完成的。[①]

（二）工会在矿井中防尘、降尘

煤矿工人患上尘肺病后无法治愈，相对于后期的治理，前期的预防才是最好的办法，工会组织在这一方面做出了可圈可点的贡献。"防止煤矿工人接触煤尘是控制疾病的唯一手段；煤尘是这种疾病的唯一原因，它可以通过适当的控制方法来预防。"[②] 矿工工会致力于改善恶劣的工作环境，降低矿井中的粉尘含量。在煤矿监督员与工会的监督下，英国政府通过了 1911 年的《煤矿法》。《煤矿法》给予劳工充分的保障，"1911 年的《煤矿法》在劳工保护方面的规定更加具体。每一个矿场都必须提供充分的通风，并使煤矿的空气、道路等一切设施适合于正常工作；每一个煤矿必须为矿工提供安全灯；每一个煤矿必须至少有两口竖井，以便矿工进入和离开矿井通道的通畅；矿井入口必须保持规定的宽度与安全标准，除机修人员外，任何人都必须乘坐升降箱出入矿井，并对矿井卷绳、卷机、升降箱的维修保养做了明确规定"。[③] 此项法案的颁布，有利于改善恶劣的工作环境，同时也减少工人工作中接触的粉尘。

1935 年，南威尔士矿工联合会在防尘降尘方面提出 6 项建议：向煤矿注水、湿钻、喷涂、防尘器械、道路清洁及限制爆破。通过这些

① C. M. Fletcher, "Pneumoconiosis Of Coal-Miners", in *The British Medical Journal*, 1948, 1 (4561), pp. 1065 – 1074.

② Jamie L. Lancaster, *Coal Mine Characteristics Associated with Progressive Coal Worker's Pneumoconiosis*, Minneapolis: Walden University, 2011, p. 2.

③ 丁建定：《英国社会制度保障史》，人民出版社 2015 年版，第 306 页。

措施，降低工人工作环境中的粉尘含量。同时，联合会还监督煤矿主是否在矿井中减少粉尘量。"联合会补偿局局长埃文·威廉姆斯将煤矿主主办的两种报刊骂得狗血喷头，他们发表的文章忽视预防措施和关注减少呼吸道疾病的受害者的赔偿金。威廉姆斯指责无情、冷漠、虚伪的煤矿主，并要求在行业内推进强制预防措施。他还向记者说道，'除了在个别情况下'矿主在防尘降尘方面都无所事事。"[1] 同年，皇家矿业安全委员会委托英国煤炭工会控制矿井中的粉尘，监督煤矿主在工作场所防尘降尘。英国煤炭工会重申1911年的《煤矿法》，在没有喷水或喷雾的情况下，在硅质岩石中不能使用机械动力开采。机械开采的效率更快，单位时间内的开采量、运输量都大大增加，开采本身也产生大量的粉尘，因此必须喷水、喷雾以减少粉尘。

工会一直呼吁通过新的立法措施，在矿井中强制全面降尘。工会建议实行以下强制性的措施：防尘降尘应贯彻到整个采煤过程当中，贯穿整个矿井；在矿山中强制推广使用除尘器、注水钻和呼吸器；改善矿山的工作环境，在爆破后，直到粉尘彻底清理干净，禁止工人返回；长期在煤矿工作的工人，健康受到了严重的影响，应当对其进行体检，必要时停止工作。[2] 这些措施的实施因为第二次世界大战的爆发而搁浅。工会还建议煤矿工人在工作中使用呼吸器。早在1923年科学与工业研究部就着手开发呼吸器，但早期的产品质量低下，配戴者难以呼吸，直到1934年才开发出令人满意的呼吸器。但呼吸器只是作为防尘、抑尘的最后一步——当其他方法都失败时，才能派上用场。"新的橡胶面罩紧贴佩戴者的鼻子和面部下部，并在每一侧都有过滤垫，当过滤垫被污染时可以丢弃。根据西方邮报和南威尔士新闻的报道，这种呼吸器'呼吸舒适，能够消除所有疲劳'。"[3]

南威尔士矿工联合会的安全委员会认为控制矿井中的粉尘是其重

---

① SWMF, *Minutes*, 1935, p.92.

② MFGB, *Annual Volume of Proceedings*, 1936, pp.432-433.

③ Arthur Mclvor, Ronald Johnston, *Miners' Lung: A History of Dust Disease in British Coal Mining*, Aldershot: Ashgate Publishing Ltd., 2007, p.81.

142

要的职责，他们劝说英国煤炭工会、燃料动力部和矿山检查员强制煤矿主采取措施抑制粉尘。1943 年《煤矿业（尘肺）赔偿计划》通过后，这些措施也成为煤矿主的法定义务，工会组织对煤矿主是否切实履行义务进行监督。在达勒姆区，由于矿主并没有使用抑尘措施，矿区的粉尘浓度依然维持较高的水平，在此情况下达勒姆的矿工工会要求煤矿主给使用空气钻工作的工人提供防尘面具[①]。南威尔士矿工联合会的阿尔夫·戴维斯公开批评有些煤矿主没有履行降尘除尘的职责，"如果因为缺乏自愿合作而进行强制，那么就不会有任何投诉"[②]。在工会的推动下，燃料动力部进一步扩展强制措施，强制所有煤矿主必须采取措施防尘降尘。工会还建立了粉尘抑制知识库，由煤矿主和南威尔士矿工联合会一同出资建立，为抑尘降尘提供智力支持。此项举措意义深远，国家煤炭局成立后，也吸取了粉尘抑制知识库的经验。此外工会向工人讲授预防知识，"30 年代中期，南威尔士矿工联合会就与矿业监察局及煤矿主协会进行合作，传播预防知识和发展政策"。[③]

（三）工会监督、督促煤炭局的防尘工作

新成立的国家煤炭局不像煤矿主那样逃避责任、躲避赔偿，而是积极承担责任。他们对患病工人进行体检、治疗，对确诊病人进行赔偿。工会对煤炭局的这些措施进行监督、指导。"矿工联盟在职业卫生政策方面起到了非常积极的作用，不仅仅是补偿斗争上，更体现在预防和康复方面。"[④] 在医学研究理事会的研究之后，现在已经确定煤尘的有害性；消除工作场所的煤尘，是预防尘肺病的重中之重。南威尔士矿工联合会在这一方面起到了非常积极的作用，他们对煤矿的防尘问题进行自愿监管。工会参与政府部门防尘委员会的建设，为防尘出

---

① Andrew Perchard, Keith Gildart, *Buying brains and experts: British coal owners, regulatory capture and miners' health*, 1918 - 1946, pp.459-480.

② MFGB, *Annual Volume of Proceedings* (1942), p.515.

③ Arthur Mclvor, Ronald Johnston, *Miners' Lung: A History of Dust Disease in British Coal Mining*, Aldershot: Ashgate Publishing Ltd., 2007, p.195.

④ Arthur Mclvor, Ronald Johnston, *Miners' Lung: A History of Dust Disease in British Coal Mining*, Aldershot: Ashgate Publishing Ltd., 2007, p.203.

谋划策："每个部门都有自己的咨询性防尘委员会，由委员会成员和英国矿工联盟的成员组成，由地方矿产监察员主持。这些委员会整理煤尘数据，并每年送交国家联合尘肺委员会（NJPC），由矿山总督察对其进行评估。"[1] 在矿井工作中，煤炭局设立了粉尘抑制官员，工会与他们一起工作，并发挥管理作用。

工会出版专著，宣传防尘措施，还向国家煤炭局传授防尘方面的经验。1959 年英国矿工联盟出版了《控制粉尘》一书，得到了燃料动动力部门的关注，他们指出"煤炭局使用的注水快速推进电力负荷总是存在各种问题，可以使用工会建议的抑制粉尘的方法"。[2] 在这一问题上，英国矿工联盟的总书记埃文斯和威尔士的除尘官员也向国家煤炭局提出过建议。英国矿工联盟威尔士州地区工会在 1959 年出版《控制矿井中的粉尘》，指出如何在机械化采煤时有效降低粉尘水平。英国矿工联盟和国家煤炭局协商确定了 850 p. p. c. c. ⁄650 p. p. c. c. ⁄ 450 p. p. c. c.[3]的粉尘浓度标准。虽然工会认为这个标准没有达到令人满意的程度，但也表示认可。此后，工会致力于检测矿井中的粉尘数据，并及时与国家煤炭局沟通，工会监督国家煤炭局的粉尘标准，并对此提出批评。1954 年，英国矿工联盟进行的一项调查发现，"在'批准的粉尘条件'工作中的尘肺病患者，有三分之一的病人病情恶化了"。[4]

在防尘工作中，工会致力于推广防尘口罩及呼吸器等。国家煤炭局也向工人分发了防尘呼吸器，但是因其质量原因没有大幅度推广，而且工人也不愿意戴这种很快就湿了的口罩。直到 1975 年，矿山安全研究机构发明新的能够覆盖嘴和鼻子的面罩，工会对此表示支持，并不断推广。工会还向工人们推广使用安全帽。工会监督对矿井中工人

---

[1] Arthur Mclvor, Ronald Johnston, *Miners' Lung：A History of Dust Disease in British Coal Mining*, Aldershot：Ashgate Publishing Ltd., 2007, p.164.

[2] Arthur Mclvor, Ronald Johnston, *Miners' Lung：A History of Dust Disease in British Coal Mining*, Aldershot：Ashgate Publishing Ltd., 2007, p.109.

[3] p. p. c. c. 即 particles per cubic centimetre 的缩写，意指"每立方厘米的颗粒数"。

[4] Arthur Mclvor, Ronald Johnston, *Miners' Lung：A History of Dust Disease in British Coal Mining*, Aldershot：Ashgate Publishing Ltd., 2007, p.159.

使用的安全帽进行调查，发现很多工人不愿意佩戴。工会向国家煤炭局建议强制工人们使用，"如果有矿井和采石场规定要求戴上它们，工人们会相应做出调整"。[①]

第三节 矿工工会的社会动员及与煤矿主的博弈

20世纪上半叶，煤工尘肺病还未被确认为职业病，人们对尘肺病的认知也经历着漫长的过程，直到1943年煤工尘肺病才在英国被确认为职业病。在此期间，正是煤炭工会进行的一系列社会动员和集体行动，推动了英国为煤工尘肺病立法的进程，使其从国家与社会的角度，确定了尘肺病对煤矿工人的危害，这对此后煤工尘肺病的防治具有积极作用。

一、矿工工会进行社会动员

在20世纪英国社会对煤工尘肺病的防治过程中，矿工工会进行了大量的社会动员活动，他们引导新闻记者到煤矿中去考察煤矿工人的工作环境，对患病工人的情况进行调查、报道，以此来将舆论导向社会公众，使人们对煤工尘肺病及其患者进行关注，吸引政府与社会的注意力。

（一）工会报道尘肺病 引发社会重视

为了让社会其他群体对尘肺病更为了解，英国煤炭工会，特别是南威尔士矿工联合会，鼓励新闻记者、学者、医学专家对尘肺病进行报道研究。在国家正式承认尘肺病之前，为了引起公众的注意，加强舆论压力，迫使煤矿主做出让步，南威尔士矿工联合会在1939年将大批硅肺病、尘肺病患者集聚到安曼峡谷，并邀请新闻媒体对此进行报道，患病矿工成功地引起了大众的关注。煤矿主被迫做出妥协，尽快

---

① Labour Research Department, *The Hazards of Coal Mining*, London, 1989, p. 9.

对患者进行赔偿。①《新闻纪事报》的记者路易斯·摩根在南威尔士矿工联合会的赞助之下对南威尔士的尘肺病情况进行了大量报道，特别是煤矿工人因尘肺病而导致残疾及过早老化的情况。她的报道使社会认识到煤矿工人们的所处的艰难困境。

（二）工会赞助相关学者、医学专家的研究

工会还资助了很多研究尘肺病的专家学者。在工会的赞助与支持下，他们深入矿区社会，采访患尘肺病的工人，在矿井中进一步调研、采集相关煤尘的浓度，进行研究。因此，专家学者出版了很多病理及防尘方面的研究著作，为知识界和社会群体画出了更清晰的认知界边。如尘肺病研究小组首席专家查尔斯·弗莱切的很多研究就是在南威尔士矿工联合会和矿工联盟的资助下完成的。② 这些在前章英国社会群体对煤工尘肺病的医学认知中多有提及，现不再做具体展开。

（三）工会开展集体行动 促进尘肺病认知

英国是一个崇尚法治的国家，立法工作贯彻于生活的各个方面。在工作与生活健康方面，政府颁布了一系列的法律，使得人们的维权有了法律保障。"20 世纪的特点是政府干预采矿业的革命，立法影响了大多数工作生活领域，从工资、工时，到工会认可的权利和工作中的健康和安全。"③ 在尘肺病立法问题上，工会表现得极为活跃。尘肺病迟迟不能被定为职业病，最大的原因在于当时医学界对煤尘是否有害的认知。在 1906 年制定工人赔偿法案时，征求过一些医生的意见，他们一致认为煤尘是无害的，格拉斯哥皇家医院医生斯科特博士就认为煤尘非但无害，还能够抑制肺结核纤维瘤的发病率。著名医学家约翰·霍尔丹也一直坚持煤尘无害。

① H. Francis, D. Smith, *The Fed：A History of the South Wales Miners in the Twentieth Century*, London：Lawrence and Wishart, 1980, p.439.

② C. M. Fletcher, "Pneumoconiosis Of Coal-Miners," in *The British Medical Journal*, 1948, 1 (4561), pp.1065 – 1074.

③ Arthur Mclvor, Ronald Johnston, *Miners' Lung：A History of Dust Disease in British Coal Mining*, Aldershot：Ashgate Publishing Ltd., 2007. p.26.

霍尔丹的观念代表当时医学界的正统观念，他的看法在 20 世纪 20 年代是无可置疑的，在之后的 20 年间依然如此。但随着矿工工会的不断进行政治游说，向政府提供尘肺病流行性病学方面的证据，他的观点渐渐受到质疑，越来越多的证据显示煤尘是有害的，尘肺病的元凶就是煤尘。在这种情况下，霍尔丹的坚定盟友费舍尔博士也出现了动摇。[①]随着 X 光检查大范围应用于尘肺病检查，霍尔丹的观点彻底被推翻。在这一认知过程中，工会的认知领先于医学界。"矿工联合会在 1930 年进行了干预，获得了一种结论，即煤尘是引发尘肺病的主要因素"，讽刺的是医学界并没有得到承认，但其中部分社会人群已经接受矿工"地方性知识"的论点。[②]

20 世纪初期以来，在硅肺病索赔案例不断增加的情况下，内政部和矿业部于 1913 年专门成立医学研究理事会对此进行调查，工会组织对其协助。随后，在 1937 年至 1942 年间，医学研究会在南威尔士展开为期 5 年的医学调查，其主要工作包括临床检查、X 光检查、呼吸障碍测试和病史询问。调查结束后，委员会发布了 3 份《医学研究会调查报告》。调查结果是"没有在二氧化硅岩石工作的采煤工人仍然有严重病变损伤，这些通过 X 射线和验尸结果就可以看出；这些病变并不像典型的硅肺；而且，通过比较 X 射线的证据，结合在亚曼福特工作的矿工的历史，可知如果一个工人长期暴露在煤尘中，这些病变在以后会逐步恶化"。[③] 在报告发布的次年，煤矿工人尘肺病终于被政府认可为职业病，前提是矿工必须已在煤矿工作 5 年以上。在此之后，医学研究会在加迪夫成立了尘肺研究小组。

在医学研究会调查煤工尘肺病的过程中，工会做出了重要的贡献，

① Andrew Perchard, Keith Gildart. *Buying Brains and Experts: British Coal Owners, Regulatory Capture and Miners' Health, 1918 – 1946*, p.459 – 480.

② Michael Bloor, "The South Wales Miners Federation, Miners' Lung and the Instrumental Use of Expertise, 1900 – 1950," in *Sociology*, p.137.

③ Michael Bloor, "The South Wales Miners Federation, Miners' Lung and the Instrumental Use of Expertise, 1900 – 1950," in *Sociology*, pp.125 – 140.

他们向委员会提供了很多"地方性知识",成功地推动了医学研究理事会的工作。工会试图通过专家调查,提供与尘肺病相关的流行性病学证据。萨默特矿工的代表弗雷德·斯威夫特很早便注意到了这些。与他同时期的还有哈罗德·芬奇,他在加迪夫、珀纳斯和巴里码头装煤船,他的亲人们都是煤矿工人,都因尘肺病而去世。"芬奇意识到这种死亡的临床意义,这些人在工作的环境中笼罩着煤尘,但从来没有接触过二氧化硅。"[1] 芬奇将自己对尘肺病的认知与流行性病学的证据提供给医学研究会,为医学知识的进步做出了巨大的贡献。"在采矿社区进行的流行病学调查结果认为,高浓度的煤尘(造成原因为通风不良,或机械化,或两者兼有)引起的肺部疾病。最终,煤尘的病因作用,在地方性知识中成为科学正统。联合会协助的这一转变,通过政府资助研究的政治游说科学观点,并为促进流行病学证据做出贡献。"[2] 麦基弗也评价道:"对比 20 世纪 60 年代末在美国的活动,1943 年英国承认煤矿工人尘肺病,是进步力量的联盟努力的结果,其中工会发挥了重要的,甚至关键性的作用。"[3]

二、矿工工会与煤矿主的博弈

矿工工会组织为维护工人权益,开展了一系列的措施。针对煤矿主,通过集体行动促进立法、将尘肺病定为职业病、向患者提供救助、保障矿井安全、防尘抑尘等措施尽可能为工人获得最大补偿,同时也促使煤矿主必须投入更多的资金维护矿山安全,增加通风,大大增加了矿主的支出。他们对工会的努力,也做出针锋相对的举动。"英国煤炭业主在劳动关系政策中特别严厉,在第二次世界大战之前,他们反

① Michael Bloor. "The South Wales Miners Federation, Miners' Lung and the Instrumental Use of Expertise, 1900 – 1950," in *Sociology*, p.131.

② Michael Bloor. "The South Wales Miners Federation, Miners' Lung and the Instrumental Use of Expertise, 1900 – 1950," in *Sociology*, p.131.

③ Arthur Mclvor, Ronald Johnston. *Miners' Lung: A History of Dust Disease in British Coal Mining*, Aldershot: Ashgate Publishing Ltd. , 2007, p.194.

对矿业联盟挑战自己的权威，他们的权威是一种独特的声誉。"[1]

1934 年，南威尔士矿工联合会主席姆斯·格里菲思在英国煤炭工会的年度会议上说"煤矿主们雇用学者和专家以迷惑律师和政府"，[2]以期减少对工人的赔偿。所幸煤矿主的阴谋被工会及矿工们粉碎，他们顺利地使硅肺被列为职业病，使工人得到了应有的赔偿。就在工会努力游说政治集团、开展集体行动将尘肺病等疾病定为职业病的过程中，煤矿主们也通过招揽医学专家影响政府的立法进程。煤矿主在这一时期最典型的措施，就是通过当时在医学界地位很高的专家传达"煤尘无害"的观念，迷惑、影响政府的立法进程，使尘肺病不能被定为职业病。"具体来讲，通过霍尔丹和其他人的影响，煤矿主试图'占领'监管框架，控制科学知识的传播，掩盖对矿工的健康风险和减少赔偿金额。"[3] 煤矿主们反对行动主要体现在以下几个方面：

（一）反对工人补偿法案的通过

当 1897 年、1906 年工人赔偿法案通过后，矿工们获得了部分赔偿，而煤矿主们必须为此付出经济代价，故坚决反对该法案的通过。苏格兰东部的煤矿主结成以威姆斯煤炭公司威姆斯伯爵为首的反社会主义自由和财产保护联盟，他们游说政治集团、议会、议员，明确地反对法案的通过。1912 年，煤矿主们雇用阿奇博尔德·麦肯德里克发表了《装病和工人补偿等行为的检测》，他们将工人的伤病归咎于工人的遗传疾病和在工作中的疏忽，以此来逃避支付赔偿金。对于已经确诊的病例，他们也尽量推迟补偿。

此外，煤矿主利用舆论，淡化煤矿及煤炭开采工作的危险性。"煤矿主和官员经常提出反对国家干预的条件，并在煤矿卫报上淡化煤矿

---

① Arthur Mclvor, Ronald Johnston. *Miners' Lung: A History of Dust Disease in British Coal Mining*, Aldershot: Ashgate Publishing Ltd. , 2007, p.44.

② Andrew Perchard, Keith Gildart, *Buying brains and experts: British coal owners, regulatory capture and miners'health, 1918 – 1946*, p.459.

③ Andrew Perchard, Keith Gildart, *Buying brains and experts: British coal owners, regulatory capture and miners'health, 1918 – 1946*, p.460.

采矿的危险性。"例如，1919《每日邮报》刊登一位煤炭官员写的文章《煤矿开采工作在高危行业中危险最小》；1926 年，矿主们反对矿工们缩短工时的要求，声称"工人在完成 8 个小时的工作班次后，头脑和身体变得更加具有活力"。这些评论淡化了人们对矿工工作危险性的关注。

（二）雇用正统医学专家，反对尘肺病职业病立法

矿工工会在为工人们谋取权益的过程中，利用大量的医学知识，反对煤矿主和正统的医学家，同时，煤矿主们也雇用当时最杰出的医学家来为自己辩护，反对将尘肺病定为职业病。煤矿主们请当时世界上最杰出的肺部职业病生理学家——约翰·霍尔丹发表声明：煤尘无害，煤矿主不需要赔偿。

20 世纪二三十年代，工会组织一直强调工人们的肺部疾病是因为吸入大量粉尘而造成的，但当时的主流医学界一直认为煤尘是无害的，反而在预防结核病等方面还是有益的。当时霍尔丹坚持认为煤尘无害，他认为："粉尘很容易被活细胞收集消除，然后与其一起流入支气管，从而通过呼吸道被清除出去。"[1] 矿主们也坚决支持霍尔丹在煤尘问题上的看法，反对工会领袖们提出的煤尘有害的观点，这样也就不用向矿工支付赔偿金了。由于霍尔丹在医学界有超高的声望，煤矿主们利用他的理论，成功地延缓了尘肺病被定为职业病的时间。同一时期，美国在煤尘问题上的研究也影响了英国的认知。美国专家埃德加·科里斯博士因在"黑肺病"方面的研究在英语世界享有盛誉，他在 1927 年提出："煤尘本身似乎对肺部不产生任何特别有害的影响。"[2] 煤矿主们还派出医学顾问向英国工会代表大会大肆宣扬此观点，以动摇工会在这一问题上的立场。霍尔丹的观点也打乱了工会组织的部署，南威尔士矿工联合会加紧政治游说和集体行动，以便在霍尔丹正统的医

---

① Haldane, "The Health of Old Colliers," in *Coal in Victorian Britain*, pp. 91 – 102.

② E. L. Collis, "The Coal Miner," 241 – 3, 转引自 Andrew Perchard, Keith Gildart. *Buying brains and experts：British coal owners, regulatory capture and miners'health, 1918 – 1946*, p. 459 – 480。

学知识系统公布前推动硅肺病法案的通过。1931 年硅肺病法案通过后，"40 个煤矿公司也使用（霍尔丹）这种正统观念，试图通过质疑赔偿认证的科学基础对赔偿的支付加以限制"。[①]

（三）建立煤尘研究委员会，对抗医学研究委员会

为了将话语权掌握在自己手中，煤矿主也抢先一步成立自己的医学调查小组，对尘肺病进行研究。1937 年，蒙茅斯郡和南威尔士采煤业主联合会（MSWCOA）成立了自己的煤尘研究委员会，与医学研究委员会同时展开调查。煤矿主支持的煤尘研究委员会对煤尘引起的呼吸系统疾病的复杂性有着充分的了解，他们认识到尺寸小于 5 微米的煤尘颗粒是造成矿工呼吸系统健康问题的主要原因。但是，该委员会却深信，对矿工来说最主要的威胁是二氧化硅粉尘，而不是煤尘。"在 1938 年国际硅酸盐会议上，煤尘研究委员会还是坚持二氧化硅粉尘有害的观点。与英国煤炭工会意见相左，蒙茅斯郡和南威尔士采煤业主联合会的煤尘研究委员会确信，接触二氧化硅的男子处于危险之中，需要保护。"[②] 煤矿主的这些举措是在医学界已经确认硅尘有害的情况下，将煤尘的危害强行附加到硅尘中，想以此逃避对矿工尘肺病的额外赔偿。此举影响了医学研究委员会的调查，也延缓了尘肺病赔偿法案的通过。

（四）抵制矿工体检，拖延赔偿

在 1931、1934 年硅肺病赔偿法案通过后，部分患尘肺病的煤矿工人也可以要求补偿，但很多煤矿主拒绝进行赔偿，也不对政府的法案做出回应。达勒姆煤田的煤矿主对辖区内确诊的硅肺、尘肺病患者迟迟不进行赔偿。1939 年，英国煤炭工会向达勒姆矿区发出警告，并任命了一个调查小组去检测达勒姆矿区的粉尘量，调查结果是达勒姆矿区基本上没有使用什么抑尘措施。苏格兰矿区的煤矿主在肺部职业病

① Andrew Perchard, Keith Gildart, *Buying Brains and Experts: British Coal Owners, Regulatory Capture and Miners' Health, 1918 – 1946*, p. 465.

② Monmouthshire and South Wales Coal Owners, "Coal Dust Research Committee," in *Ninth Annual Report*, 1943 (7), pp. 11 – 12.

问题上也表现出冷漠的态度。他们声称硅肺、尘肺等问题只是英格兰和威尔士地区的地方病，在苏格兰很少。他们指出"1930—1938 年之间的苏格兰只有 9 例案件被确诊为硅肺"。[①] 他们援引苏格兰矿业督查E. H. 弗雷泽的观点：苏格兰矿区比较湿润，很少有大量灰尘。苏格兰矿区的煤矿主反对矿工体检——此举有可能确诊数量众多的硅肺、尘肺患者。直到 1938 年英国矿工工会发出警告，苏格兰才停止此项规定。"苏格兰业主反对现有劳动力的监测（以避免面对任何新情况的风险），但安排对所有新入职员工进行体检，以消除任何未来索赔的可能性。"[②]

为了减少对工人的赔偿及避免增加设备降尘，煤矿主进行了一系列的活动，他们与工会组织针锋相对，展开政治游说，劝说政府不要将尘肺病等疾病定为职业病；援引医学界的"正统观点"认为"煤尘无害"，拒绝或减少对患病矿工的赔偿；在赔偿法案通过后，置之不理或拖延赔偿等。这些举措，暂时为煤矿主节省了大量的资金，但对矿工来说简直就是灾难，大量患病矿工在煤矿主的拖延中结束了生命。

但最终煤矿主在与工会组织的博弈中败下阵来，许多对煤矿工人不利的方面，如工作条件改善、尘肺病赔偿以及拖延等被工会慢慢扭转，并取得重大进展。随着医学研究理事会调查报告的公布，整个社会对煤工尘肺病有了深入的认知，人们认识到粉尘是致命的，从而更加全面地对尘肺病进行防治。1947 年，煤炭工业国有化后，国家成立了国家煤炭局，煤炭行业收归国有，煤矿工人的赔偿问题也转交给国家。

① Andrew Perchard, Keith Gildart, *Buying Brains and Experts*: *British Coal Owners*, *Regulatory Capture and Miners' Health*, *1918 – 1946*, pp. 459 – 480.

② Andrew Perchard, Keith Gildart, *Buying Brains and Experts*: *British Coal Owners*, *Regulatory Capture and Miners' Health*, *1918 – 1946*, pp. 459 – 480.

第四节　英国矿工工会在防治煤工尘肺病中的作用

煤炭作为英国工业革命时期的关键性燃料，为英国带来了巨大的经济增长，使其成为世界工厂。英国煤矿工人组织即煤炭工会也成为英国最为强大的工会。在120多年的发展历程中，其在英国宪政体制内开展各种集体活动，为广大劳工争取权益，较好地促进了社会的平稳发展。英国矿工工会在英国历史发展进程中的作用不容小觑。随着工会组织的更加完善，他们除争取政治经济权益外，也关心工作场所的安全与健康。20世纪中期，英国的煤炭行业已经走过巅峰时期，面临经济结构调整与工业重组的前景。此时，煤矿的负面效应也不断出现，煤炭病人的安全与健康问题屡见不鲜。煤炭行业因为其高强度的工作，对工人的健康要求非常高，"但工人在入职后，经历了比在其他行业更多的健康损伤"，[①] 工人经常称自己为"血在煤上"。[②] 矿工联盟作为英国最强大的工会组织，在煤工尘肺防治方面发挥着重大的作用，但也因其注重赔偿、处于边缘地位等具有一定的局限性。

一、矿工工会的积极作用

在煤工尘肺病肆虐矿井中的矿工时，政府、医学界、煤矿主的认知都落后于矿工及工会组织的"地方性知识"。在工会的努力下，这些"地方性知识"最终战胜了医学正统。工会成功地促进了尘肺病定位为职业病这一历程，为工人取得赔偿。作为政府之外重要的补充力量，英国工会在尘肺病的防治中发挥了巨大的作用，贯穿尘肺病的认知、防治与赔偿的各个方面。

（一）推进对尘肺病的认知，促进医学知识变革

英国工会在尘肺病的防治方面最突出的作用之一，在于促进了英

---

① Labour Research Department, *The Hazards of Coal Mining*, London, 1989, p. 7.

② Arthur Mclvor, Ronald Johnston, *Miners' Lung: A History of Dust Disease in British Coal Mining*, Aldershot: Ashgate Publishing Ltd., 2007, p. 43.

国社会对尘肺病的认知，推动了医学知识的变革。20 世纪之前，英国对尘肺病的认知仅限于症状的记录，20 世纪初因为硅肺及结核病等因素的影响，尘肺病在英国遭受忽视，直到 20 世纪三四十年代才对其有了准确的认知，其后对尘肺病的研究又进一步深入病理学和流行病学领域，而这一切与工会的贡献都密不可分。20 世纪 20 年代，南威尔士的尘肺病情况已相当严重，但当时的主流医学界一直认为煤尘是无害的。在这种情况下，工会不断地进行政治游说，向医学界展示尘肺病的证据。这些举动虽然没有撼动医学界的认知，但也使很多医学专家的观点受到质疑与动摇。

1919 年，《硅肺病赔偿法案》颁布，但赔偿对象仅限于采硅工人，而煤矿工人被完全排除在外。工会对此结果非常不满，开展了一系列集体行动与政治游说。在工会的压力之下，1928 年修订的《硅肺病赔偿法案》中规定煤矿工人也可获得赔偿，但必须证明先前与硅尘有接触且其工作环境中二氧化硅浓度不低于 80%。此举是尘肺病的认知和赔偿重要的一步，随后的斗争就是沿着这条路走下去的。1934 年修订的《各行业（硅肺）计划》规定任何患有硅肺病的"地下工作者"现在都有资格得到赔偿，不必再证明与二氧化硅有接触史。但此时的尘肺病认知与赔偿都是在硅肺病的名义下进行的。很多患者有严重的肺部疾病，然而与传统的硅肺病大不相同，他们又无法证明自己与硅尘有过接触。工会在这种情况下不断地提供证据，医学委员会也对南威尔士的情况极为关注，派出调查小组赴威尔士进行实地调查。在调查的过程中，英国工会给予大力的支持。1942—1945 年，医学研究会发表了 3 份调查报告，确认了煤尘的致病作用，对尘肺病有了深入的认识。在英国工会多年组织游说、开展集体活动、提供证据的努力下，1943 年，《煤矿工人（尘肺病）赔偿计划》最终颁布，尘肺病最终被定为职业病。尘肺病的认知有了突飞猛进的发展。

此后，医学委员会成立尘肺病研究小组，研究小组在南威尔士开展了多项研究，如朗达法齐项目、25 矿井计划，这些项目都得到了工会的大力支持。工会也赞助了众多学者的研究工作，尘肺研究小组首席专家查尔斯·弗莱切的很多研究成果就是在南威尔士的帮助下完成。除赞助、支持尘肺病的科学研究外，工会也开展自己的研究。工会在1951年开展了对确诊尘肺病患者的研究，确定了在离开煤矿后，患者的尘肺病情况依然出现恶化情况。工会在尘肺病的认知方面做出了重大的努力，他们的工作推进了英国对尘肺病的认知，推动了尘肺病的研究，为以后尘肺病的治理和预防奠定了基础。

（二）促进工作环境改善

面对英国煤矿工人工作环境中井渗水、瓦斯爆炸等矿难不断发生，以及死亡率高等问题，工会组织积极寻求解决之道。

在保障矿井安全方面，工会支持设立矿山安全监督员，负责对矿井的环境进行监测，以保障矿工的工作安全。继工会的安全检查员后，政府也设立了检查员。除了通过政治游说建立安全检查员，工会还对这两类检查员发放工资。检查员的设立，确实改善了矿井的安全状况，矿难事件大为减少。工会一直致力于工作环境中的粉尘降尘。在煤矿检查员与工会的建议下，1911年的《煤矿法》确定了煤矿通风的设施及标准，通过通风减少粉尘。此后，工会不断地提出防尘、降尘的建议和意见。工会还想通过立法的方式，强制煤矿防尘降尘。同时，针对工人自身保护方面，工会建议工人们使用呼吸器和佩戴防尘口罩，并要求煤矿主为工人们分发口罩及呼吸器，且对煤矿主的防尘措施进行监督。工会还与煤矿主一起建立防尘知识库，向工人们宣传防尘措施。

工会还与煤炭局一起商定了煤矿工人们所能接受的粉尘的临界值，并在各个煤矿中进行宣传，定期检查粉尘量是否符合标准。工会的活动成功地保障了煤矿的安全，防尘降尘的措施也取得了成功。

（三）为矿工权益提供救济帮助

为工人争取赔偿一直都是工会的主要职责。在尘肺病问题的赔偿问题上，工会有很多可圈可点之处。工会为了给患者争取赔偿采取了很多手段，有些还是非常规的手段。如工会故意将患者集中起来，引起舆论注意，迫使煤矿主让步进行赔偿。在煤矿主对工人进行检查后，为工人提供更全面的检查，一旦结果不一致，就与煤矿主谈判、游说。为了获得专家的认可，工会还不惜伪造证据，在煤矿中撒上硅尘，影响专家的判断，赚取赔偿。

尘肺病被确定为职业病后，工会专门设立赔偿秘书，指导患病矿工进行索赔；此后又为矿工的索赔提供法律援助；最后还和其他福利机构一起为工人们提供福利。直到20世纪末，英国工会还在为矿工的结核病及支气管炎寻求赔偿。英国福利国家建立后，通过《国民保险法》《国民工伤法》，工人们已经获得了比过去丰厚的补偿，但这些相对于工人们在煤矿中损失的健康及长久的利益来说还是远远不够的，因而工会不断寻找理由为患者增加赔偿。20世纪50年代，工会开展对各个委员会的调查，统一了尘肺病的赔偿标准，发布了要求一次性补偿的报告。尽管政府对此回应不够，并随着英国此后不断关闭矿井，压缩煤矿工人人数，工会的作用也也在一定程度上受限。但工会还是通过举行大罢工，迫使政府通过了一些法令来解决这些问题。在这些因素共同作用下，1974年《尘肺病福利计划》终于通过。该计划通过后，7万多件尘肺病案例实施了补偿，工会的救助工作取得了巨大的成功。

为工人们争取赔偿，是通过外部力量为工人们谋福利，工会自己也展开对患病工人的救助，靠自己的力量缓解、解决这个问题。在煤工尘肺病获得承认之前，工会设立的事故基金对在矿难中受伤的矿工和遇难矿工的遗孀进行救助。对于煤炭行业中的老人及过早衰老的工人提供养老金救助。这些救助虽然量很小，但是体现了工会的价值。之后的《养老金法案》及《国民工伤法》都可以看作工会努力的延续。在患病工人的检查上，工会也是尽心尽力，协助医学研究小组及医学委员会的鉴定工作，并为检查的工人们支付了检查费用。在煤炭行业国有化之后，这些措施也依然延续。工会为工人进行的索赔和救济一直在延续，而且并未因工会的萎缩而放弃。工会通过自身的努力，为大量矿工提供了帮助，通过向政府的呼吁及游说等活动，为患病矿工争取了保障。

（四）通过宪政体制的力量进行监督和督促落实政策

英国工会是英国宪政的重要补充，工会虽然在 20 世纪举行了多次的大罢工，但是均没有想要突破宪政体制，只是为了争取经济、政治权益。"工会运动继承了英国劳工运动一贯的合法性传统，逐渐形成宪政体制内的一个组成部分。"① 英国工会在宪政体制内开展了大量的集体活动，除了对抗政府的罢工外，还通过大量游说当时的政治人物，促进对尘肺病的立法；开展集体运动，在煤矿中降尘除尘等。煤炭国有化之前，工会主要与煤矿主博弈、斗争，在这一过程中工会采取各种办法，但始终没有突破宪政体制，没有采取任何暴力活动，一直沿着一条促进立法、赢得保障的路线。

煤炭国有化之后，私人煤矿主已经没有了，取而代之的是国家煤炭局，国家并不像煤炭主那样躲避赔偿。煤炭局承认了尘肺病，并在工会的建议下，对所有的矿工进行定期的、全面的体检以预防尘肺病。在煤炭局全面接管工作后，工会的主要任务就是监督煤炭局的工作，"委员会和国家负责政策定价、规划和行业重组，工会发挥协商和合法化的作用"。② 工会与煤炭局协商矿井的粉尘标准，在标准制定后，对矿井进行检查监督，确保标准实施。工会还参与了国家煤炭局的防尘委员会的建设，为防尘降尘出谋划策。在防尘降尘方面，工会监督煤炭局的工作；在国有化之初，自愿监管、监督煤炭局呼吸器和防尘口罩分发使用情况。此外，工会还向煤炭局传授自己在防尘方面的经验，出版了《控制粉尘》《控制控制矿井中的粉尘》等书籍，向煤炭局介绍如何在机械化采煤中尽可能减少粉尘。

工会在煤炭局对煤矿工人的检查、治疗中也发挥了重要的协助作用。工会依然为工人的支付检查费用，在国家煤炭局建立的疗养院中，工会也和委员会共同承担管理义务。工会的所作所为符合英国文化中

---

① 刘成、何涛等：《对抗与合作：二十世纪的英国工会与国家》，南京大学出版社 2011 年版，第 24 页。

② A. Taylor, *The NUM and British Politics 1944－1968*, Aldershot: Ashgate Publishing Ltd. , 2003, p.35.

渐进改革的思想，"在传统与变革的冲突中，走互相融合的道路，这是英国文化模式的显著特色。这种发展方式、文化模式是英国特定历史条件的产物，它在英国确曾起过推动社会发展的作用，推动英国率先敲开现代文明的大门"。① 工会的活动也体现出了这种文化模式，工会慢慢寻求立法的变化，一步一步实现目标。此外，工会切实地肩负起监督的责任，为新发尘肺病的预防及患病工人的治疗做出了重要贡献。同时，工会还积极为工人的再就业创造机会，工会自己出资建立特殊工厂，容纳那些因尘肺病致残的工人。通过与国家煤炭局的协商，为患病工人提供远离煤尘且负担较轻的工作。

尘肺病是一种在煤炭开采过程中常见的职业病，一旦患上，就将无法治愈。因此，相比于后期的治疗，更重要的是前期的预防。工会通过自己的努力，推动社会对尘肺病的进一步认知、在矿井中防尘降尘、提供救济帮助和有效监督等措施，成功削减了矿工在工作场所中所受的粉尘危害，使英国尘肺病的实际发病率得以显著降低。

二、矿工工会在防治尘肺病中的局限性

工会虽然在煤工尘肺病的防治过程中做出了巨大贡献，一定程度上改善了矿井中的工作环境，降低了尘肺病的新增病例，抑制了其蔓延势头；但在另一方面，也在预防与治理尘肺病问题上因体现出局限性而受到了社会舆论的强烈谴责。巴特普就曾批评工会在煤工尘肺病的防治中，更关心的是赔偿，而不是预防其蔓延。"虽然巴特普对在工作场所中遭受伤害或死亡的工作人员表示强烈的同情，但他通过建立模型，以往工会行为的研究为基础，对患有职业病的工会会员进行分析，认为英国工会在历史上一直更关心赢取政府赔偿金，在预防、保障工作场所的环境安全中则是次要的"。② 20 世纪 90 年代，英国卫生

---

① 钱乘旦、陈晓律：《英国文化模式溯源》，上海社会科学院出版社 2003 年版，第 2 页。

② Mark W. Bufton, Joseph Melling. "A Mere Matter of Rock: Organized Labour, Scientific Evidence and British GovernmentSchemes for Compensation of Silicosisand Pneumoconiosis among Coalminers, 1926 – 1940," in *Medical History*, 2005, 49, pp. 155 – 178.

安全管理局（HSE）也承认，工会对工作安全的即时性太过重视，而这不足以保护工人的健康。[1]

工会在防治尘肺病中的一些措施也值得商榷。对于工会在矿工中全面进行 X 光检查的举措，很多医学专家进行了批评。英国矿工联盟的荣誉医学顾问安德鲁·麦克约翰就抨击工会："只想知道煤矿工人是否患上尘肺病，而不是他们病情的严重程度……X 光的错误倾向太高，还可能产生很多神经类的疾病。此外，X 光检查可能会导致大量的工人离开煤炭行业。"[2] 工会在 X 光检查方面的工作确实有所不足，考虑得非常片面，过于重视赔偿而忽略了其他方面。

可以说，无论是前期在矿井中的防治工作，还是后期在对尘肺病患者的救助与帮扶方面，工会都发挥了积极作用。这一时期，工会作用的发挥与工会自身地位有很大的关系。在尘肺病被确定为职业病之前，即在 20 世纪早期英国工会刚取得合法地位不久，工会仅在小范围内发挥救济与扶助矿工的作用。但经历两次世界大战后，工会的地位有所上升。特别是在第二次世界大战期间，英国急需劳工上前线作战、在后方提供战争资源，劳工及工会的地位因此不断提升，工会也参与了政权。"从 1940 年到 1951 年，工会运动承担的责任比以往任何时候都更大——无论在温斯顿·丘吉尔领导的战争联盟的前半段，还是战后克莱门特·艾德礼的工党政府时期。"[3] 在这段时期内工会作用也最大，这一时期，在英国工会的压力下，尘肺病被认定为职业病，工人逐渐得到赔偿；工会可以与国家煤炭局协商，监督其工作。

然而，到了 20 世纪 60 年代，随着英国能源结构的改变，矿井大量关闭，大量的煤矿工人被迫转入其他行业，因而在整个 60 年代，工

---

[1] Arthur Mclvor, Ronald Johnston, *Miners' Lung: A History of Dust Disease in British Coal Mining*, Aldershot: Ashgate Publishing Ltd., 2007, p.21.

[2] Arthur Mclvor, Ronald Johnston, *Miners' Lung: A History of Dust Disease in British Coal Mining*, Aldershot: Ashgate Publishing Ltd., 2007, p.114.

[3] Henry Pelling, *A History of British Trade Unionism*, London and Basingstoke: The MacMilan Press Ltd., 1976, p.214.

会的作用也被限定在监督国家煤炭局的工作上。70 年代，中东战争引发石油危机，煤炭行业又重新回到人们的视线内。工会组织罢工，成功地将希思政府赶下台，这时的工会充分显示出"末日荣光"，威望高涨，煤工尘肺病患者的一次性补偿方案《尘肺病福利计划》也在这一时期得以通过。80 年代及之后，工会和福利国家的弊端集中爆发。强大的工会力量，曾在英国的工业发展中起过积极作用，但现在已经出现问题；英国的福利国家制度为社会提供了一个安全阀和稳定器，但它也产生了弊病——福利国家制度促使政府部门日益扩大经济资源，从而限制了市场积极的发展。同时，高额的税率也降低了英国经济的发展水平。在此背景下，英国政府加快了关闭矿井的步伐，撒切尔政府也坚定地打击工会，削减福利水平，"劫贫济富"，英国矿工工会的工作人员大幅度减少，工会会员纷纷退出工会。自此，工会的作用渐渐式微，仅能与一些福利组织一起为工人提供一定限度的救助。

第五章 英国国家煤炭局应对煤工尘肺病的举措

20 世纪，英国在治理煤工尘肺病过程中，不仅有矿工工会所发挥的作用，英国政府所组建的国家煤炭局在应对煤工尘肺病的问题上尤其起着重要作用。国家煤炭局采取的诸多举措，如政府的再就业政策和能源结构调整等措施有效地防治并杜绝了尘肺病的大规模流行，使曾经严重的尘肺病灾难在英国职业卫生史上逐渐消失。第二次世界大战后，英国政府为解决煤炭工业面临的诸多问题，在 1946 年开始对煤炭工业实行国有化，国家煤炭局就是在这一背景下应运而生的。国家煤炭局专门负责管辖当时英国所有的煤矿、矿井以及相关的工作人员和设备；改善矿井环境，组织检测、调研，并对尘肺病的发生进行有效的防治；帮助尘肺病患者再就业和康复、休养；寻找清洁的新能源替代传统煤炭资源，以从根本上杜绝尘肺病出现的可能。面对日益严峻的煤工尘肺病形势，国家煤炭局及英国政府责无旁贷地充分发挥自身职能，成为抗击 20 世纪中后期煤工尘肺病蔓延的重要力量，经过半个多世纪的努力，终于使尘肺病患者显著下降并逐渐消失。

第一节 构建矿工身体健康和安全的基本保障体系

尽管国家煤炭局从成立之初就承受着提高煤炭产量的巨大压力，但它仍高度重视矿工的健康和福利，很早就承诺要控制尘肺病的蔓延。国家煤炭局决心使煤炭开采工作不再像国有化之前那样繁重不堪，并将自己视作政府为私营企业设置的标准，期望达到并超越健康和安全方面的法定标准。国家煤炭局也曾宣称，在其所有职责中没有什么比煤矿工人的健康和福利更重要。① 为此，以国家煤炭局为主要机构，构建起了煤矿工人身体健康和安全的基本保障体系。

一、成立煤矿医疗服务部

煤矿医疗服务部（MMS）的建立和发展，是煤炭局决心改善矿工医疗福利的极佳例证。煤矿医疗服务部被视为基本策略承自英国能源动力部在第二次世界大战期间设计的为矿工提供医疗服务的方案，这一方案远超当时的法定标准——任何雇用员工数超过 100 人的煤矿，必须配备一间由一名医生、护士或者急救人员负责的急救室。在煤炭工业实行国有化之前，一些较大的煤矿公司保留了医疗服务部门以应对突发事故。但是，很少有公司雇用全职并长期效力于工人健康的医务人员。

促使英国政府为矿工提供更为广泛的医疗服务的原因之一是，煤矿事故发生率高得惊人。1944 年，英国燃料动力部的首席矿山医疗官（Chief Mines Medical Officer）在矿工福利委员会（Miners' Welfare Commission）的指导下制订了一套方案，用以建设医疗服务部。该方案决定在规模比较大的煤矿建立医疗中心。但这一方案的进展十分缓慢，到 1947 年，只有 5 个新建的样板中心和 5 个经过改建的急救室，以及在建的 24 个中心。②

二、任命医疗官

任命医疗官是英国国家煤炭局构建医疗服务体系的第一环节。1948 年，煤炭局任命了一位具有重要影响力的首席医疗官，各分局在不久之后也都任命了自己的医疗官。从一开始国家煤炭局各分局就可以在其医疗官的指导下，借助煤矿医疗服务部的力量开展治理行动。

① *NCB Annual Report*, 1947, p. 14. 转引自 Arthur Mclvor, Ronald Johnston, *Miners' Lung: A History of Dust Disease in British Coal Mining*, Aldershot: Ashgate Publishing Ltd., 2007, p.106。

② J. C. Gilson, G. S. Kilpatrick, "Management and Treatment of Patients With Coal Workers' Pneumoconiosis," in *The British Medical Journal*, 1955, 1 (4920), p.997.

当时许多人都将煤炭工业的国有化视为全面解决煤矿工人健康这一特殊问题的难得的机会。1948 年国家煤炭局首席医疗官卡博尔（Capel）阐述了他认为煤炭局应对矿工承担的责任：

矿工在他们工作的地方度过了生命中 1/3 的时间，并经常暴露于危险的工作环境之中。为煤炭工业提供医疗服务的目的，应该是在理解矿工为了从事煤炭开采行业而不得不变得体格健壮的前提下，控制好那些会影响健康的因素，还应为工作中出现的事故和疾病提供紧急救助治疗。[①]

医疗官建议，应该为每座拥有近 5 000 名矿工的煤矿配备一位全职医生。此时，国家煤炭局终于认识到，为煤矿工人提供医疗服务的花费十分巨大。在全英国新建 217 所医疗中心，可能要花费 140 万英镑，而运行成本在前 4 年的预估中已达到每年 20 万英镑。对于矿工的身体健康和安全而言，这是一笔巨大的开销，特别是考虑到国家煤炭局每年还要额外为医生、全职急救人员的劳务费用和矿工的医学检查费用支出 38 万英镑。[②] 当时英国国内经济因连年战争而十分困难，国家煤炭局在这样的情况下仍然承诺要保证矿工的健康和福利，确保他们能够享受到医疗服务，实属不易。

到 1948 年 9 月，各分局已经任命了 6 位医疗官，并由他们领导或全职或兼职的煤矿医生。从 1948 年末开始，各分局很快着手建立他们自己的医疗服务体系。但在 1949 年，各项事宜均遭搁置，原因是政府成立了一个由戴尔（Dale）法官主持的委员会，来探讨国民医疗服务体系（NHS）与煤炭工业各种医疗服务之间的关系。当时的首相艾德礼要求所有工业部门推迟医疗服务的进一步发展，除非戴尔委员会得出结论。国家煤炭局当时被迫实施一项临时政策——完成正在建设的医疗中心，并为其配备通过国家从业资格考试的护士。但是煤炭局在

① Dr Capel，"Ministry of Fuel and Power, NCB General Purpose Committee, Mines Medical Service, 1948," 转引自 Arthur Mclvor, Ronald Johnston. *Miners' Lung*: *A History of Dust Disease in British Coal Mining*, Aldershot: Ashgate Publishing Ltd., 2007, p.107。

② *NCB Annual Report*, 1950, p.4.

这期间没有新建任何医疗中心，也未招募任何全职医生。戴尔委员会一直存在到1950年，最终完全赞同煤炭局关于医疗服务的政策，并批准在确实需要的情况下招聘全职医生。委员会也认可国家煤炭局是英国最全面的医疗服务中心之一。①

首席医疗官由65位煤炭局的医生和300名护士协助，在英国的所有矿区中还有2万名工人接受了急救训练。② 到1951年末，共有119处医疗中心稳定运转。但这时每位医生所负责的矿工数量差异很大，例如东南分局的每位医生平均要负责6 188名工人的健康，而东北分局的每位医生则要负责34 074人。到1953年时，煤炭局已经建立起200所医疗中心，而此时在规模比较小的煤矿中，还运转着473个小型的"医疗单位"（medical units）。③

各分局的医疗官们都有责任维持医疗服务的运转。煤炭局的医生通常会被安排在分局或者地区基层，而护士则要深入煤矿当中工作。除例行视察矿山和采石场之外，煤矿医疗官还对涉及矿工健康的诸多问题进行了专门调查，这些问题包括尘肺病、皮炎、眼球震颤症等等。当时的煤矿还实行"吗啡计划"（Morphia Scheme），即由精心挑选的相关人员负责管理吗啡，以在必要的时候缓解受伤矿工的疼痛，避免发生休克。④ 考虑到在当时要将受伤的矿工送至地面接受治疗非常困难，这一计划极其重要。1947年时煤矿中的急救治疗终于取得了显著发展，在99座煤矿中共有8.7万人获得了从业资质。在从20世纪50年代到70年代的整个时间段里，煤矿中的医疗服务系统扩展成为全英国最大的工业卫生服务系统，雇用了近40名医务人员和200多名护

① Andrew Bryan, *The Evolution of Health and Safety in Mines*, Letchworth：Ashire Publishing Ltd. , 1975, p. 115.

② Industrial Health Services Committee, *Report of a Committee of Enquiry on Industrial Health Services*, 1951, p. 9.

③ W. Ashworth, *The History of the British Coal Industry*, *volume 5*, Oxford：Oxford University Press, 1986, p. 559.

④ Andrew Bryan, *The Evolution of Health and Safety in Mines*, Letchworth：Ashire Publishing Ltd. , 1975, p. 116.

士。① 但是医疗中心和基层医疗单位中的治疗，通常被认为只是一种急救性质的治疗，因此，每座煤矿中的工作人员都必须确保与当地医院、社会福利部门、社区医生保持长期的良好关系。

三、为矿工进行 X 光检查

除了负责初级的急救工作以外，煤矿医疗服务部还需要为新矿工进行身体检查以及负责监测矿工的健康状况，而这也是他们的主要任务。在实行国有化之前，所有新入职的矿工都必须接受体检，而南威尔士的全体矿工都要接受 X 光胸透检查，因为南威尔士在当时被视为最主要的尘肺病发病地区。这些由法律所规定的检查，原本由劳工与国民服务部（MLNS）的医生负责，1952 年时改为由国家煤炭局负责。国家煤炭局后来的做法远远超出了其法定的职责范围——它为所有的成年矿工都进行了体检。② 此外，国家煤炭局还在 1955 年与养老金和社会保险部（MPNI）展开合作，使国家煤炭局的医生能够获取每位尘肺病患者的全面的医疗信息。③

为全体矿工定期进行 X 光检查，在 1959 年成为国家煤炭局的法定义务之一。国家煤炭局此时还推动了大规模 X 光检查方案的执行，该方案有 3 个主要目标：首先，实现工业中粉尘的控制；第二，为所有矿工提供进行常规 X 光检查的保障；第三，帮助消灭矿井中的肺结核。国家煤炭局十分清楚新方案的执行会扭转尘肺病例逐渐减少的趋势，因为严格、彻底的 X 光检查能够确诊更多的尘肺病患者。此时的人们对取得抗击尘肺病战役的胜利充满信心："新确诊患者数量的上升将会导致更大的 X 光设备出现和目前尚未确诊的病例的发现。这并不能代

---

① *NCB Annual Report*, 1946, p. 6.

② Donald Hunter, *The Diseases of Occupations*, London: Hodder Arnold Publishers, 1975, p. 1008.

③ W. Ashworth, *The History of the British Coal Industry*, volume 5, Oxford: Oxford University Press, 1986, p. 560.

表煤矿中的粉尘条件正在渐渐恶化。"①

到1959年夏末，大规模X光检查方案终于付诸实行。到当年年末，共有116座煤矿中的8万名矿工完成了X光检查。从这时开始，国家煤炭局坚持为所有矿工提供X光检查，以确定他们是否患有尘肺病。检查每5年进行一次，1974年时增加为每4年一次。②

四、组建科研部和各类咨询委员会

除煤矿医疗服务部之外，国家煤炭局还设有其他致力于煤矿工人健康和安全的部门。例如，煤炭局科研部（SD）及各分局的科学服务部就开展了许多重要工作。科研部的主要任务之一是分析从井下巷道采集的粉尘样本，以此确定爆炸的可能性。但科研部后来也越来越关注对呼吸性粉尘问题的研究。到1952年，国家煤炭局各分局的科学服务部每年的经费支出高达120万英镑，总共雇用了近160名科学家和1200名技术人员。其巨额支出的一半用来完成煤炭产量的分析和选煤厂的测试，而相比之下，只有1/10的经费被分配给粉尘采样工作，来应对尘肺病问题。③ 到50年代中期，国家煤炭局开始每年利用这12万英镑资助15个独立的研究项目，其中最主要的是发起于1952年的尘肺区域研究。④ 1969年，国家煤炭局又进一步组建了职业病研究所（IOM）。该研究所拥有4家分支机构：第一家机构对呼吸障碍和尘肺病问题开展长期研究；第二家机构致力于包括粉尘暴露在内的环境因素的研究；第三家机构则关注煤炭开采中生理学方面的问题；最后一

---

① Arthur Mclvor, Ronald Johnston, *Miners' Lung*: *A History of Dust Disease in British Coal Mining*, Aldershot: Ashgate Publishing Ltd. , 2007, p.109.

② J. C. Gilson and G. S. Kilpatrick, "Management and Treatment of Patients With Coal Workers' Pneumoconiosis," in *The British Medical Journal*, 1955, 1 (4920), p.997.

③ *NCB Annual Report*, 1952, p.9. 转引自 Arthur Mclvor, Ronald Johnston. *Miner's Lung*: *A History of Dust Disease in British Coal Mining*, Aldershot: Ashgate Publishing Ltd. , 2007, p.111.

④ Arthur Mclvor, Ronald Johnston. *Miners' Lung*: *A History of Dust Disease in British Coal Mining*, Aldershot: Ashgate Publishing Ltd. , 2007, p.111.

家机构负责数据统计。[1]

另外，国家煤炭局在进行决策时也十分重视咨询和协商。到 20 世纪 50 年代末，其已经组建了国家顾问委员会（ NCC）、分局和地区委员会（DAC），以及数量众多的煤矿咨询委员会（CCC）。此外，英国政府还针对煤工尘肺病成立了许多国家级委员会，例如国家联合尘肺委员会等。1952 年，随着流行病学小组（EP）、工业医学小组（IMP）等 4 个专门应对与尘肺病相关的医学和患者问题的顾问小组的成立，这一广泛的协商机制得到了进一步加强。[2]

总之，英国煤炭局充分利用了它所能利用的高度专业的力量，较为成功地构建了矿工健康和安全方面的基本保障体系。

第二节　采样、测定煤矿中的粉尘

早在英国对煤炭工业实行国有化时，测算矿井中煤尘总量的想法就已出现，煤矿的私有制时代给国家煤炭局积累了许多宝贵经验。20 世纪初，人们通常认为煤矿粉尘所造成的最主要的威胁是容易引发爆炸，英国矿业协会于 1908 年在约克郡设立了实验所并对煤矿粉尘进行了大量研究。1924 年，一座新研究所在巴克斯顿（Buxton）投入使用，当时这里正在开展煤矿瓦斯、粉尘爆炸等方面的研究。1928 年谢菲尔德（Sheffield）也建立了类似的研究所，矿山总督察收集的空气粉尘样本在这里接受石英含量的检测，粉尘预防和抑制的相关研究也在这里进行。随着国有化时代的到来，位于谢菲尔德和巴克斯顿的研究所被合并到一起，后来发展为英国矿山安全研究院。[3]

---

① Andrew Bryan. *The Evolution of Health and Safety in Mines*, Letchworth：Ashire Publishing Ltd. , 1975, p.118.

② Arthur Mclvor, Ronald Johnston. *Miners' Lung：A History of Dust Disease in British Coal Mining*, Aldershot：Ashgate Publishing Ltd. , 2007, p.110.

③ Arthur Mclvor, Ronald Johnston, *Miners' Lung：A History of Dust Disease in British Coal Mining*, Aldershot：Ashgate Publishing Ltd. , 2007, p.152.

一、更新粉尘采样仪器

在 20 世纪 40 年代中期，最常见的粉尘采样仪之一是尘度计（ko-nimeter）。这一工具发明于南非，并于 20 世纪 30 年代传入英国。将尘度计放置在需要测量粉尘含量的地方后，粉尘颗粒会沉积在其涂有胶黏剂的玻璃片上。尘度计最大的缺点是它所采集的粉尘微粒不能很好地反映粉尘浓度，也就意味着只有在低尘条件下它才能发挥作用。

从实行国有化之初，国家煤炭局中参与粉尘测定工作的人员就坚信，热力集尘器（thermal precipitator）是进行煤矿粉尘采样的最佳设备。热力集尘器发明于 20 世纪 30 年代，英国煤炭局的工作人员曾在第二次世界大战爆发前借助该工具在南威尔士开展研究。遍布灰尘的空气通过一根加热丝被吸入热力集尘器，粉尘微粒会远离热源而落到玻璃片上。热力集尘器完成粉尘采样需要 10 ~ 20 分钟，耗费时间的长短取决于实际环境中的粉尘含量，玻璃片会被放在显微镜下进行检验，以测定黏附的粉尘数量或者尺寸比例。[1] 与尘度计相比，热力集尘器能够收集更加细微的粉尘颗粒。然而，这并不代表热力集尘器没有任何缺点——其颗粒数量的估算过程既耗时又费力，尤其是估算相互重叠的粉尘颗粒的数量，极易令人沮丧。随着煤矿的灰尘越来越多，颗粒互相重叠的问题也变得日益严重，而这也就意味着越是尘土飞扬的工作环境，估算的数据越不精确。

在这一时期，英国尘肺研究小组发明的手动泵也被广泛使用，其发明是为了弥补当时很多人发现的热力集尘器在进行粉尘现场采样时存在的缺陷。在手动泵的作用下，含尘空气被迫流经一个纸质圆盘并在上面留下污渍，这一污渍的浓度与空气中粉尘的浓度密切相关。[2] 借助这一方法，科研人员不必再在显微镜下估算粉尘微粒的数量。但是

---

[1] S. A. Roach,"Measuring Dust Exposure with the Thermal Precipitator in Collieries and Foundries," in *British Journal of Industrial Medicine*, 1959, p.104.

[2] R. J. Hamilton et al,"A Portable Instrument for Respirable Dust Sampling," in *Journal of Scientific Instruments*, 1956, 33, p.396.

手动泵只能用来检测煤矿空气的粉尘总浓度，而热力集尘器却可以检测更为细小的呼吸性粉尘的数量。

虽然人们很早就意识到，要准确检测矿工活动范围内的粉尘浓度，离不开一种比上述工具更为先进、精密的仪器，但是适用于矿井环境的热力集尘器迟迟未被研制成功，因为这涉及医学和科技等方面的许多问题。查明煤尘给矿工带来的危险的最佳方法，并非估计粉尘颗粒的数量，而是测定粉尘的含量。

国家煤炭局十分清楚这种仪器的重要性，因而在1947年10月成立了粉尘采样和分析委员会（DSAC）。该委员会同样建议配备一种能够对煤矿空气进行定性、定量评估的采样仪器。可是国家煤炭局的目的，并不在于将估算粉尘颗粒数量转变为估算粉尘含量，而是为了在整体上从快速采样发展为连续采样。因此，尽管粉尘颗粒数量的估算有其缺陷，人们在很长一段时间内仍不得不依靠这种方法。越来越多的煤矿工人通过培训学会了怎样使用热力集尘器。1949年，仅南威尔士一地就借助这种工具采集了40万份粉尘样本，同时南威尔士煤田的专家们也开始将这些粉尘采样技术传授给英国煤炭局其他部门的工作人员。[1] 国家联合尘肺病委员会也深刻认识到快速采样的局限性——其结果只能反映采样前后空气中的粉尘污染情况，而无法反映较长一段时间内的情况，每间隔一天甚至只是一小时，粉尘污染情况都有可能发生巨大变化。1959年，联合尘肺委员会再一次对可长期运行的热力集尘器在研制方面的迟缓表示了不满，实际上这种集尘器早在4年前就被英国煤炭局"测试通过而且表示满意"。[2] 显然，英国煤炭局主导的各项行动其实是为了设计并推广一种更为精确的粉尘计量方法，但他们前进的步伐实在太缓慢了，而且由于其行动缺乏广泛关注，在很大程度上致使他们迷失了方向。

---

[1] Arthur Mclvor, Ronald Johnston. *Miners' Lung: A History of Dust Disease in British Coal Mining*, Aldershot: Ashgate Publishing Ltd., 2007, pp. 153 – 154.

[2] S. A. Roach, "Measuring Dust Exposure with the Thermal Precipitator in Collieries and Foundries," in *British Journal of Industrial Medicine*, 1959, p. 105.

设立于南威尔士的英国国家煤炭局西南分局，曾在前期领导过抗击煤工尘肺病的运动。由于粉尘浓度会因时间和地点的不同而发生很大变化，因此对其进行精准测定十分困难。西南分局决定采用一种被称作"工作面效率"（Face Efficiency）的粉尘测量方法。"工作面效率"如果达到100%，意味着在任意时间和地点所进行的每一次测量的结果都低于粉尘浓度限制，依此类推，90%的"工作面效率"则表示90%的测量结果低于粉尘浓度限制。国家煤炭局对"工作面效率"的理念印象深刻，决定将其推广至所有煤田。而一旦国家煤炭局西南分局偏离正确的粉尘采样程序太远时，联合尘肺病委员会下属的粉尘抑制小组委员会（Dust Suppression Sub – Committee）就会毫不留情地予以批评。

1956年，国家煤炭局通过了一项关于煤尘抑制的新草案。该草案中最大的变化是将热力集尘器定为英国的标准粉尘采样仪器。新草案还规定，为进一步查明煤矿工人工作环境中的粉尘污染情况，有必要收集一系列粉尘样本。在这一规定下，"含尘量最高时期"这一模糊不清的说法被抛弃了，取而代之的是粉尘浓度平均值，工作人员在轮班时会定期进行检测。但1998年针对英国煤炭公司发起的法律诉讼，使人们意识到1956年的新草案中仍存有不少严重缺陷。首先，1956年的新草案依然允许各地根据自身情况开展工作。其次，所有采煤工作面只需每隔12个月认证一次即可。燃料动力部、英国矿工联合会此时都十分关注这件事情，因为从"含尘量最高时期"到"积极工作时期"的转变将会带来一个较为宽松的粉尘浓度标准。可是，导致1956年草案所有缺陷的只不过是这样一个十分简单的事实——粉尘浓度标准虽然不够严格，但通过每立方厘米的颗粒数来判定工作场所空气质量是否合格的做法，却得以保留。[1]

英国矿山安全研究院在1956年终于设法研制了一种能长期运行的

---

[1] Arthur Mclvor, Ronald Johnston, *Miners' Lung: A History of Dust Disease in British Coal Mining*, Aldershot: Ashgate Publishing Ltd., 2007, pp.154 – 156.

商用粉尘采样仪器，最长可持续运行 8 小时，刚好相当于科研人员每次轮班的工作时长。这种仪器就是上文提到的可长期运行的热力集尘器，它在 1957 年春天正式应用于煤炭工业。[1]

二、推行新的粉尘采样方法

虽然新型热力集尘器的发明使局势有所好转，但英国燃动力部仍然乐观不起来，"在煤炭工业普遍配备粉尘采样仪器之前，我们还有许多工作要做。"[2] 此外，燃料动力部还在两年后对国家煤炭局所支持的衡量矿井中粉尘浓度是否过高的标准提出了批评："在判定矿工的工作环境是否过于危险时，'政府批准的粉尘条件'也许能发挥作用，但作为判断粉尘抑制措施是否有效的标准，它显然派不上用场。"[3]

从 20 世纪 50 年代中期开始，英国矿山总督察关于粉尘抑制措施在英国开展情况的报告变得越来越具有批判性。简单地说，矿山总督察对国家煤炭局滥用"政府批准的粉尘条件"感到不满。例如在 1964 年的年度报告中，矿山总督察就写道："政府所批准的煤矿空气的粉尘条件，最初是为允许尘肺病患者工作的地方设定的，而现在却成为所有工作环境中通行的标准。"[4]

英国国家煤炭局与尘肺研究小组之间也产生过一些摩擦。煤炭局曾在一段时间内不断赞扬新型热力集尘器具备诸多优点，但尘肺研究小组通过观察发现，粉尘微粒会重叠到一起，导致热力集尘器所测定的粉尘浓度比实际浓度偏低。英国煤炭局虽然不愿意承认新仪器掩盖

---

[1] R. J. Hamilton et al. , "A Portable Instrument for Respirable Dust Sampling," in *Journal of Scientific Instruments*, 1956, 33, p. 398.

[2] "Ministry of Fuel and Power," in *Annual Report*, 1956, p. 41. 转引自 Arthur Mclvor, Ronald Johnston, *Miners' Lung: A History of Dust Disease in British Coal Mining*, Aldershot: Ashgate Publishing Ltd. , 2007, p.155。

[3] Arthur Mclvor, Ronald Johnston, *Miners' Lung: A History of Dust Disease in British Coal Mining*, Aldershot: Ashgate Publishing Ltd. , 2007, p.156.

[4] *Report by the Chief Inspector of Mines*, 1964 , p.65. 转引自 Arthur Mclvor, Ronald Johnston, *Miners' Lung: A History of Dust Disease in British Coal Mining*, Aldershot: Ashgate Publishing Ltd. , 2007, p.156。

了粉尘问题的严重性，但其科研部门仍致信给尘肺研究小组的专家罗奇（Roach）先生，建议他在发表论文前进行更充分的调研，这样"不仅是为了维护你自身的科研声誉，也是为了避免对成熟的技术产生不必要的怀疑……"①罗奇于 1959 年在《英国工业医学杂志》（*British Journal of Industrial Medicine*）上发表了他的论文，并且在摘要中强调，尘肺研究小组所发现的问题意义重大："与在玻璃片上重叠的粉尘颗粒相比，导致这一错误的更为重要的来源乃是偏见。如果采样密度较高，那么在估算空气中粉尘微粒的数量时就会出现严重低估。"②

除了这些批评的声音之外，国家煤炭局还受到了来自矿工联合会日渐增多的指责。在实行国有化之后的若干年里，矿工联合会和国家煤炭局之间的关系在大部分时间中都比较融洽。③然而煤工尘肺病问题是矿工联合会所无法忽视的，因此它不断地敦促国家煤炭局尽快在全国范围内收紧粉尘浓度的标准，而矿工联合会之所以要这么做，是因为它十分清楚各煤田在处理粉尘问题时所付出的努力目标并不一致。

所有的这些批评与指责对于英国煤炭局而言，都成为一种推动其开发和应用计重采样法的力量。实际上，早在十多年前，矿井中的粉尘采样和分析委员会就曾建议国家煤炭局加强对计重采样法的研究。批评粉尘抑制煤矿工人工作的声音在 1961 年越来越多地出现，并被记录在国家煤炭局首席医疗官约翰·罗根（John Rogan）的备忘录之中。这些批评直指矿山安全研究院在开发急需仪器方面的缓慢进展："我们相信从长远来看，计重标准应该取代现行的浓度标准……我们将持续给你们（指矿山安全研究院）施加最大程度的压力，以便你们能优先探索出可以继续推进粉尘抑制工作的方式和手段。"④

---

① Robin Rudd, "Coal Miners' Respiratory Disease Litigation," in *Thorax*, 1998, 53, p. 337.

② S. A. Roach, "Measuring Dust Exposure with the Thermal Precipitator in Collieries and Foundries," in *British Journal of Industrial Medicine*, 1959, p.104.

③ M. Jackson, *The Price of Coal*, London: Croom Helm, 1974, pp. 90 – 95.

④ Robin Rudd, "Coal Miners' Respiratory Disease Litigation," in *Thorax*, 1998, 53, p. 338.

正如前文所述，国家煤炭局因坚持"政府批准的粉尘条件"而屡遭批评。然而国家煤炭局对最初的粉尘标准的长期坚持，在某种程度上是可以理解的。从 20 世纪 50 年代前期开始，国家煤炭局一直在等待尘肺病田野调查项目的研究结果，在结果出来之前，任何新标准的采用都会因缺乏强有力的证据而显得过于武断。在田野调查项目于 1969 年开展临时性标准研究（Interim Standards Study）之后，国家煤炭局主动采取了一种更为严格的基于计量的粉尘标准，这一标准是由雅各布森（Jacobsen）等人在他们于 1970 年发表的论文中推荐的。该标准规定，煤矿空气中的粉尘含量必须降低至 7 ~ 8 毫克/立方米。① 1954 年时，一项由矿工联合会发起的调查深化了人们对尘肺病的认知，这项调查发现，大约有 1/3 的尘肺病患者曾工作在"政府批准的粉尘条件"之中。② 但是国家煤炭局并不承认矿工联合会的研究具有任何可信度。恰恰相反，对国家煤炭局而言，煤矿潜在的致命性尘肺病的减少是一种明显的证据，足以证明其始终在探索最佳行动方针。事实也的确如此——新确诊的尘肺病患者数量自 20 世纪 50 年代中期急剧减少，每千名矿工中煤工尘肺病的患病率也在稳步下降。③ 虽然对国家煤炭局的政策的确需要谨慎地置于当时的背景下予以考察，但总的来说，正因国家煤炭局采用了一种更为严格的标准来降低煤矿中的粉尘浓度，才挽救了众多矿工的生命。

三、设立粉尘抑制的推荐性标准

国家煤炭局在 1971 年刊行了《政府批准的煤矿空气粉尘条件：采样的标准与程序》（*Approved Conditions for Airborne Dust in Mines: Standards and Procedures for Sampling*）。这一文件包含了对粉尘政策的另一项

---

① Arthur Mclvor, Ronald Johnston, *Miners' Lung: A History of Dust Disease in British Coal Mining*, Aldershot: Ashgate Publishing Ltd., 2007, p.159.

② *The Miner*, 1960, 8 (3), p. 13. 转引自 Arthur Mclvor, Ronald Johnston, *Miners' Lung: A History of Dust Disease in British Coal Mining*, p.159。

③ L. R. James, *The Control of Dust in Mines*, Cardiff: Cymric Federation Press, 1959, p.11.

声明："国家煤炭局的目标就是要将粉尘减至最低限度，并让'政府批准的粉尘条件'在每一处工作场所得到贯彻。"[1] 这一文件实际上是国家煤炭局力图改变过去散漫的粉尘采样方法的一种综合性尝试，最为重要的是，它终于决定对煤矿中的粉尘含量进行测定了："工作场所中的粉尘条件会被分为'政府批准'和'政府不予批准'两类。'政府批准的粉尘条件'如下：除岩石掘进面的粉尘浓度不得高于3.0毫克/立方米外，其余工作场所一律不得高于8.0毫克/立方米。"[2]

这一新标准的确立，要归功于尘肺病田野调查项目的临时性标准研究。这项研究揭示出尘肺病的发展过程与粉尘含量之间的相关性要高于它和粉尘颗粒数量之间的相关性，于是重力采样仪从1971年开始成为粉尘测量的首选工具。显而易见的是，新标准否定了煤工尘肺病是由"煤炭等级"不同而引起的说法，因而关于无烟煤的独立标准也被取消了，无烟煤的粉尘起初曾被认为是最具危险性的。[3] 临时性标准研究的成果于1970年出版发行，到1971年4月，国家煤炭局采纳了有关专家的建议，将其作为粉尘控制的推荐性标准。在这一新标准下，粉尘采样期间实行轮班工作制；粉尘采样仪被放置在粉尘浓度各不相同的工作场所中，而如果某处工作场所的粉尘浓度属于"政府不予批准"的情况，那么这里的工作人员会被给予有关采样仪放置位置和放置程序的详细指导。此外，新标准还对必须完成的最低常规采样次数做出了规定。例如，正在进行煤炭生产的工作面，以及一般的煤炭掘进面和岩石掘进面，至少每月要进行1次粉尘采样；在煤炭的装载面和转运点，至少每季度进行1次粉尘采样；忙于煤炭切割的工作面，

---

① NCB. *Approved Conditions for Airborne Dust*, *Standards and Procedures for Sampling*, 1970. pp. 1 - 4. 转引自 Arthur Mclvor, Ronald Johnston, *Miners' Lung*: *A History of Dust Disease in British Coal Mining*, Aldershot: Ashgate Publishing Ltd., 2007, p.160。

② NCB. *Approved Conditions for Airborne Dust*, *Standards and Procedures for Sampling*, 1970. pp. 1 - 4. 转引自 Arthur Mclvor, Ronald Johnston, *Miners' Lung*: *A History of Dust Disease in British Coal Mining*, Aldershot: Ashgate Publishing Ltd., 2007, p.160。

③ J. G. Bennett et al., "The Relationship between Coal Rank and the Prevalence of Pneumoconiosis," in *British Journal of Industrial Medicine*, 1979, 36 (3), p.208.

至少每半年要进行 1 次粉尘采样；而处于准备阶段的工作面每年只需进行 1 次采样即可。① 然而这些新规定很快就给不少煤矿带来了麻烦，因为要遵守日益严格的规定绝非易事。当存在问题的煤矿意识到它们并不符合标准的时候，只能利用现有技术确保其粉尘抑制方案与其他煤矿保持一致。显然，如果国家煤炭局能像矿工联合会早已要求的那样，下定决心解决煤工尘肺病问题，上述技术本可以在许多年前就取得良好的效果。

到 20 世纪 60 年代晚期，国家煤炭局十分清楚政府正准备采用新的煤尘条例，这些条例将赋予煤炭企业以法定义务，迫使它们执行自 1949 年以来最为严格的粉尘标准。因此在很大程度上，国家煤炭局之所以会把临时性标准研究的成果作为推荐性标准，是因为它预判政府将出台新的粉尘条例。1973 年，国家煤炭局还出版了一本长达 58 页的指导手册，该手册较为全面地讲解了应该如何应对矿井中的粉尘污染。实际上，燃料动力部早在 16 年前就曾建议煤炭局编写指导手册，但煤炭局并未接受该建议。② 最终促成这本有助于挽救矿工生命的手册出版的，是煤炭局对于即将出台的法律条例的敬畏。

新制定的《煤矿呼吸性粉尘条例》（*Coal Mines Respirable Dust Regulations*）于 1975 年正式生效，它将 1970 年提出的推荐性标准设置为衡量工作场所的粉尘条件是否安全的标准，而 1977 年出台的更为严格的条例，则把煤矿中允许的煤尘最大浓度从 8 毫克/立方米降为 7 毫克/立方米。③ 这时的矿山总督察已经有权力要求对工作面更加频繁地采样，而当采煤工作面和其他工作场所的粉尘情况不在政府所批准的限制时范围内时，矿山总督察也有权力对其予以关闭。《煤矿呼吸性粉尘条例》的制定和推行翻开了英国对煤矿实行国家干预的历史新篇章，

---

① Arthur Mclvor, Ronald Johnston, *Miners' Lung: A History of Dust Disease in British Coal Mining*, Aldershot: Ashgate Publishing Ltd. , 2007, pp.160 – 161.

② Arthur Mclvor, Ronald Johnston, *Miners' Lung: A History of Dust Disease in British Coal Mining*, Aldershot: Ashgate Publishing Ltd. , 2007, p.161.

③ Robin Rudd, "Coal Miners' Respiratory Disease Litigation," in *Thorax*, 1998, 53, p. 338.

是保护煤矿工人健康的一大进步，但它仍然存在着不少缺陷。其中最严重的缺陷是对采煤工作面进行的定点采样。相关研究发现，定点采样结果的代表性不仅在不同采煤工作面之间差别非常大，而且在不同的煤矿工人之间差别也很大。《煤矿呼吸性粉尘条例》的主要缺陷还在于，未对煤矿工人在粉尘中暴露的极限进行时间加权，工人们在轮班期间暴露于呼吸性粉尘中的时间也没有被计算在内。所以尽管 1975 年粉尘浓度的标准被提高了，暴露在粉尘中的危险也有所降低，可是煤矿工人此后依然工作在有害健康的粉尘之中，这就解释了为什么煤矿中支气管炎和肺气肿的发病率会一直居高不下以及煤工尘肺病为什么会在 21 世纪前期再度流行。

这一时期的国家煤炭局，更加坚定地要降低矿井中的粉尘浓度。例如，当 1972 年艾尔郡某座煤矿中的粉尘浓度被发现特别高时，英国煤炭局随即组建了一支抗击粉尘的团队，并迅速开展了一项"从矿井底部到采煤工作面"的完整的空气粉尘调查。通过矫正错位的传送带，减少传送带接头数量，在传送带转运点安装防尘罩，调整导煤槽的高度，以及为矿井底部的传送带配备喷水器，这座煤矿的粉尘浓度最终得到了控制。

第三节　国家煤炭局抑制粉尘的具体措施

正如测定粉尘的情形一样，粉尘抑制的相关措施在国家煤炭局成立之前就出现了。在 1947 年之前，一些除尘措施就已被证明有效，它们包括注水，将煤炭和岩石完全打湿后再行开采，利用通风技术把有害粉尘排出，开工之前往工作面洒水以及运用湿式切割技术，等等。[1] 因此可以说，至迟在 1947 年，国家煤炭局就掌握了十分重要的关于粉尘抑制的专业知识和核心技术，而这些知识和技术无疑都有助于煤工

---

[1] Andrew Meiklejohn, Charles Fletcher, "The Prevention of Pneumoconiosis Among Coal Miners in Great Britain," in *Occupational Medicine*, 1952, 140, p.223.

尘肺病问题的解决。在粉尘抑制的所有环节，煤矿经理都会获得安全主管和国家煤炭局科学服务部门的建议和协助，二者在当时主要负责粉尘的采样及分析。国家煤炭局下属的每个分局都拥有可提供咨询的粉尘抑制委员会，这些委员会由国家煤炭局和矿工联合会的人员组成，主要负责整理粉尘统计的数据，然后一年一度地呈送给国家联合尘肺委员会，由矿山督察对数据做出评估。

　　矿山总督察为我们提供了一种珍贵的视角，通过这一视角，我们不难看出国家煤炭局一直力图兑现其降低粉尘浓度的承诺。矿山督察的人数持续增长，从 1921 年的 93 人增加到 50 年代早期的 158 人。[①] 通过煤炭局各分局的众多督察，工作于伦敦的矿山总督察熟知英国各地的粉尘抑制情况，当然这也离不开大区督察和各地方督察的协助。矿山督察的视察工作至少从理论上来说是不会预先通知的，而且无论白天还是黑夜，随时都有进行视察的可能。国家煤炭局为使粉尘浓度下降到非常低的水平而做了大量的工作，但迫于煤炭生产的压力，相关工作的进展并不怎么迅速，这一基本事实无疑会反映在矿山总督察的年度报告中。1949 年总督察曾在年度报告中提及，"把水供应到采煤工作面的相关工作进展缓慢"，只有大约 1/4 的传送带转运点和不到 1/2 的传送带装载点安装了喷雾器。[②] 1950 年，这项工作虽然取得了一定进展，但仍然不够，"现在应该采用湿选的方式，而如果想获取进步，工人和经理之间必须实现充分的合作"。[③] 1951 年后，主要问题表现为只有 2/3 需要进行粉尘抑制的采煤工作面完成了相应工作，而且

① Donald Hunter, *The Diseases of Occupations*, London: Hodder Arnold Publishers, 1975, p. 1011.

② North Western Division, *Dust Control Inspector's Report*, 1949 (4), POWE 8/420. 转引自 Arthur Mclvor, Ronald Johnston, *Miners' Lung: A History of Dust Disease in British Coal Mining*, Aldershot: Ashgate Publishing Ltd., 2007, p.166。

③ North Western Division, *Dust Control Inspector's Report*, 1950 (4), POWE 8/420. 转引自 Arthur Mclvor, Ronald Johnston. *Miners' Lung: A History of Dust Disease in British Coal Mining*, Aldershot: Ashgate Publishing Ltd., 2007, p.166。

为岩石钻孔机械安装粉尘抑制设备时进度依旧缓慢。[①] 总督察在 1952 年的报告中甚至提出了更加严厉的批评——"在未使用粉尘抑制设备和官方宣称没有出现失败的地区，所发现的尘肺病例的数量尤其不够理想"。[②] 这迫使矿山总督察不得不向所有分区督察下令，要求矿山经理确保其副手能够及时汇报粉尘抑制设备的所有故障。但在接下来的一年中情况有所好转，不过好转的速度仍然无法应对煤工尘肺病问题的紧迫性。

《矿山和采石场法案》（Mines and Quarries Act）于 1954 年顺利通过并在 1957 年 1 月正式生效，国家煤炭局因为这部法案而在改善粉尘抑制状况方面承受了比以往更大的压力。该法案对矿主、煤矿管理人员、煤矿安全监察员的职责做出了明确规定。矿主的主要职责是防止井下采矿过程中产生粉尘及井下空气中粉尘对矿工身体造成的伤害。[③]

此时还出现了粉尘抑制责任的转移。根据 1911 年的《煤矿法案》（Coal Mines Act），对煤矿进行检查以及其他有关瓦斯产生、通风设备、巷道顶部及两侧支撑的情况，基本安全的职责的履行，已经变为煤矿副经理的责任。[④] 然而，1954 年的《矿山和采石场法案》却迫使国家煤炭局不得不把粉尘抑制的责任直接压在煤矿经理的肩上："伴随着地下矿物的开采、加工、运输而产生的粉尘，其特性和数量可能会对煤矿工人产生危害，而确保这一危害能够降到最低应是每位煤矿经理的责任。"[⑤] 因此从这时起，就粉尘抑制而言，主要是由煤矿经理承担责任，而要确保粉尘抑制措施发挥出最佳效果，同样取决于煤矿经理的

---

① North Western Division, *Dust Control Inspector's Report*, 1951 (4), POWE 8/420. 转引自 Arthur Mclvor, Ronald Johnston, *Miners' Lung: A History of Dust Disease in British Coal Mining*, Aldershot: Ashgate Publishing Ltd., 2007, p.166。

② North Western Division, *Dust Control Inspector's Report*, April 1952, POWE 8/421. 转引自 Arthur Mclvor, Ronald Johnston, *Miners' Lung: A History of Dust Disease in British Coal Mining*, Aldershot: Ashgate Publishing Ltd., 2007, p.166。

③ 董维武：《英国采煤业职业健康与安全立法综述》，载《中国煤炭》2009 年第 2 期。

④ Arthur Mclvor, Ronald Johnston, *Miners' Lung: A History of Dust Disease in British Coal Mining*, Aldershot: Ashgate Publishing Ltd., 2007, p.167.

⑤ L. R. James, *The Control of Dust in Mines*, Cardiff: Cymric Federation Press, 1959, p.3.

行动。

一、注水和改良通风条件

注水是第一项在 1944 年斯塔福德郡的试验中获得成功的防尘措施，并迅速在南威尔士煤田推广开来。注水主要是在采煤工作面当中进行，因为正是工作面的地质断层使得采煤这一行为产生大量的粉尘，而这也是导致南威尔士煤田粉尘污染如此严重、尘肺病发病率如此之高的原因之一。注水时还要为煤层钻孔，每个孔洞的深度为 6 英尺，而各孔洞之间的间隔同样为 6 英尺。按照 1965 年制定的标准，在每平方英尺 100 磅[①]至 600 磅不等的压力之下，每个孔洞每天都会流经 20 ~ 30 加仑[②]的水，这些水会注入煤层中。英国各地的采煤工作面中大约有 14% 应用了注水这一防尘措施，这些采煤工作面主要分布于南威尔士的无烟煤地区、达勒姆西北部以及肯特郡的煤田之中。1958 年，科研人员在苏格兰进行了一些尝试，在机器切割前便向泥土地带注水，但结果令人失望。好在南威尔士经过多次类似的尝试之后终于取得了成功。[③] 要想顺利完成注水，高压水泵必不可少。1963 年，在两座煤矿所进行的测试发现，为实现最佳效果，注水孔洞的深度不得低于 30 英尺，而每 40 平方码[④]的产煤区需要注入 1 000 加仑的水。苏格兰的问题主要在于当地的煤层因很少存在地质断层而不适宜采用上述方式，而且即便高达 5 000 磅每平方英尺的压力通过了测试，固体充填采煤工作面也不会接受用高压水泵抽水的方法。[⑤]

一位曾在 1949 年工作于南威尔士的粉尘抑制官清晰地记得注水这

---

① 磅，英美制质量单位，1 磅约合 454 克。

② 加仑，英制容（体）积单位，1 加仑约合 0.004 立方米。

③ Arthur Mclvor, Ronald Johnston, *Miners' Lung: A History of Dust Disease in British Coal Mining*, Aldershot: Ashgate Publishing Ltd., 2007, pp.166 – 168.

④ 平方码，英制面积单位，1 平方码约合 0.84 平方米。

⑤ *Colliery Guardian*. 1965 (6 – 25), p. 840. 转引自 Arthur Mclvor, Ronald Johnston, *Miners' Lung: A History of Dust Disease in British Coal Mining*, Aldershot: Ashgate Publishing Ltd., 2007, p. 168。

一防尘措施在当时怎样受到煤矿工人的欢迎，因为在水压的作用下，煤炭开采往往会变得更为轻松。这位粉尘抑制官回忆道："他们总是乐于见到我，因为他们明白我所做的工作会为他们带来帮助……注水后，水压会使煤炭渐渐松动，这就使他们的工作变得轻松了。这也是矿工们为什么会不带丝毫偏见和怨言地接受注水措施的一个重要原因。"[1]

英国矿工联合会的秘书长丹·埃文斯（Dan Evans）在 1960 年指出，国家煤炭局从一开始就对煤炭生产能力的提高更感兴趣，这使通过注水解决粉尘问题成为可能。南威尔士的许多矿工也表示，如果能正确地进行注水，的确可以有效地抑制粉尘，但问题在于很多时候都未能正确地注水。一旦煤矿的经营者对注水工作没有给予足够的重视，经验丰富的粉尘抑制官很快便会有所察觉。[2]

呼吸性煤尘问题最初被认为仅限于南威尔士地区，1948 年国家煤炭局的年度报告也指出，与南威尔士相比，其他煤矿区的尘肺病问题不足为患。尽管国家煤炭局在 1948 年决定将粉尘抑制措施推行至其下属所有部门，但大多数粉尘抑制设备和相关工作职员仍然集中于南威尔士。这主要是因为煤工尘肺病问题最初的焦点在南威尔士，而英国其他地区的问题从一开始就不如这里严重。[3]

如果操作得当，向煤层注水的确可以降低粉尘浓度。但是问题在于，这项工序的完成需要一定时间，以保证水能够充分渗入煤层中。然而随着煤炭生产的速度加快，时间逐渐成为一种稀缺品。可以肯定的是，矿山总督察和粉尘抑制小组委员会从 20 世纪 50 年代末便开始越来越担心浅孔注水方法的使用会不断减少。导致这种减少的主要原因之一是，迅速发展的采用电力装载的工作面与日俱增，而三班工作

① Arthur Mclvor, Ronald Johnston, *Miners' Lung*: *A History of Dust Disease in British Coal Mining*, Aldershot: Ashgate Publishing Ltd. , 2007, p. 168.

② *The Miner* 1960, 8 (3), p. 13. 转引自 Arthur Mclvor, Ronald Johnston, *Miners' Lung*: *A History of Dust Disease in British Coal Mining*, Aldershot: Ashgate Publishing Ltd. , 2007, p. 168。

③ Arthur Mclvor, Ronald Johnston, *Miners' Lung*: *A History of Dust Disease in British Coal Mining*, Aldershot: Ashgate Publishing Ltd. , 2007, p. 168.

制也渐趋普及。

粉尘抑制小组委员会敦促国家煤炭局多加利用深孔注水的方式，尽管它耗费的时间更多，但却有利于提高煤炭的产量。通过近 60 英尺深的孔洞向采煤工作面注水的试验，是由国家煤炭局北部分局在 1951 年第一次开展的，这一技术后来得到了矿工联合会以及燃料动力部的认可。1959 年矿山总督察留意到"使用电力装载的煤矿，出现了注水方式的减少"，他还在 1962 年的报告中谈到了粉尘抑制和煤炭生产之间的不平等竞争关系："电动装载煤炭的工作周期，时常妨碍到浅孔注水，因而能够用来进行注水的时间总是不足。所以成功的主要希望还是寄托在周末进行的深孔注水上。注水这一除尘方式尚未脱离试验阶段，这一点实在令人失望。"① 进入 60 年代中期后，英国煤炭的生产达到了高峰期，而深孔注水仍未取得大的进展。因此，煤炭生产不断加紧的步伐越来越反映出，一种已被证明有效的煤尘抑制方法正面临着被淘汰的窘境。

事实上注水这一方式也存在一些问题。在某些情况下，过多的水会浸坏煤矿中的铁路并使煤炭更难以清洁，而正是出于这一原因，科研人员才严格地开展了泡沫剂和其他湿润剂的试验。令人惊讶的是，某矿井中的工人曾采取罢工的形式抗议工作环境中过高的粉尘浓度；但即便在注水除尘之后，工人们还是选择了罢工，因为他们同样不愿在到处都是水的环境中工作。颇具讽刺意味的是，在这些煤矿工人所工作的地区，有着苏格兰最高的尘肺病发病率，1959 年大约有 55% 的煤工尘肺病例出自这里。②

此时，采矿工程师拥有大量粉尘抑制和粉尘收集技术可供使用。例如，用机织物制作的滤网可以捕捉空气中的粉尘，不过这一技术也

① *Report by the Chief Inspector of Mines*, 1966, p. 20. 转引自 Arthur Mclvor, Ronald Johnston, *Miners' Lung: A History of Dust Disease in British Coal Mining*, Aldershot: Ashgate Publishing Ltd., 2007, p. 156。

② Arthur Mclvor, Ronald Johnston, *Miners' Lung: A History of Dust Disease in British Coal Mining*, Aldershot: Ashgate Publishing Ltd., 2007, pp. 171 – 172.

存在劳动力成本较高的缺点，因为当机织物堵塞时，就不得不予以清洗或者更换。除此之外，还有利用离心力定律捕捉粉尘颗粒的旋风过滤器，以及以微达因收集器为代表的粉尘收集器，后者可以把收集起来的粉尘浸湿并转化为无害的泥浆排出。从矿井穿过的流动空气同样可以作为粉尘抑制的工具，但空气的流动速度必须与粉尘的浓度之间保持一种微妙的平衡，这对较为狭长的采煤工作面来说是一个特别难以解决的问题。较为理想的情况是，空气流动速度至少要达到每分钟150 英尺，但是相关研究发现，一旦空气流速超过每分钟 400 英尺，便很容易引起粉尘浓度的上升。① 可是假如这种微妙的平衡能够实现，那么仅仅依靠通风设备就可以让矿井空气中的粉尘浓度下降一半。不过需要再次强调的是，煤炭的快速生产容易引发问题，因为用以提升生产速度的是机械化工具，而任何空气质量的改善都需要竭力应对不断升高的粉尘浓度。

二、安装水喷嘴和喷雾器

如果说注水这种方法瞄准的是因煤层加压而产生的煤尘，那么安装于煤炭切割机上的水喷嘴则是为了解决煤炭在分解时所产生的煤尘。最初，矿山总督察对国家煤炭局在这方面付出的努力十分满意，可是他对煤矿工人拒绝使用粉尘加湿设备的态度却越来越不满。例如一位苏格兰的督察在其报告中提及："当提供给煤矿工人粉尘抑制设备而他们却不愿使用时，这些工人就会用一些十分牵强的借口来解释，或者说尝试着去解释。""无论哪里存在粉尘问题，国家煤炭局各分局都会以最大的努力推进粉尘抑制措施的执行，而矿工联合会的高层也予以了大力支持，但还是有许多急需进行粉尘抑制的煤矿因为当地矿工（正是那些未来可能成为尘肺病受害者的人）的断然拒绝而无法使用相

---

① Andrew Bryan, *The Evolution of Health and Safety in Mines*, Letchworth：Ashire Publishing Ltd. , 1975, p.145.

关设备，实在令人感到惋惜。"①煤矿工人拒绝使用安装在采煤机器上的水喷嘴来抑制粉尘，这在许多地方都是长期存在的一大问题。在 1958 年末至 1959 年初的苏格兰中东部地区，由于矿工们拒绝操作安装了水喷嘴的采煤机，当初为进行湿式切割而在 8 座煤矿中配备的 39 台割煤机全部遭遇闲置。②

不过煤矿工人们的做法在一定程度上也是可以理解的，因为在过度潮湿的环境中工作，可能就像在粉尘浓度过高的环境中工作一样令人感到不适。尘肺研究小组的查尔斯·弗莱切深刻认识到了这一点，他曾在 1948 年论及找到两者之间平衡点的必要性：

> 作为人类生物学家的医生，我们的职责不是只让粉尘抑制措施机械性地、物理性地产生效果，而是使执行这些措施的矿工发现它们既易于使用而又易于接受……错误放置的喷雾器可能更容易使矿工而不是煤炭淋湿，这种喷雾器迟早会被抛弃。对水的任何形式的过度使用，都可能导致令人不适的工作条件出现。③

还有一种因素阻碍了水喷嘴的使用和推广。由于煤矿空气中的粉尘数量巨大，水喷嘴经常会被堵塞，而这也是国家煤炭局下设的中央工程建设部门后来全力研究的一个问题。

粉尘抑制工作还面临着另一项难题，那就是如何处理采煤机器切割岩石和泥土地带时所产生的为数不少的粉尘。一位矿山督察在其所撰写的关于约克郡某采煤工作面的报告中写道，在许多情况下都不难发现矿井的工作条件实在无法让人满意，特别是在有泥土地带的工作

---

① "Report of H. M. Inspector of Mines," in *Scottish Division*, 1954, p. 21. 转引自 Arthur Mclvor, Ronald Johnston, *Miners' Lung*: *A History of Dust Disease in British Coal Mining*, Aldershot: Ashgate Publishing Ltd., 2007, p.171.

② Arthur Mclvor, Ronald Johnston, *Miners' Lung*: *A History of Dust Disease in British Coal Mining*, Aldershot: Ashgate Publishing Ltd., 2007, p.165.

③ Donald Hunter, *The Diseases of Occupations*, London: Hodder Arnold Publishers, 1975, p. 1011.

面中，这种环境会使粉尘对人体健康的危害大幅上升。[①]国家煤炭局的首席医疗官约翰·罗根先生在其 1968—1969 年的年度报告中也注意到了这种危险："在手工开采煤炭之时，如果煤层因为石头或者泥土占据了部分空间而显得较为狭窄，那么矿工可能会在泥土周围工作或是将其一块块地搬走。但是当矿工使用机器采煤时，只需把机器切入泥土再将其割碎即可，而这种做法无疑会导致空气中粉尘的数量大大增加。"[②]

国家煤炭局苏格兰分局曾在 20 世纪 50 年代发起了一场规模浩大的运动，这场运动的目的是抑制当时苏格兰分局最为常用的煤炭切割机——安德顿（Anderton）采煤机所产生的大量粉尘。运动的内容主要是为安德顿采煤机安装喷水嘴，为采煤机的滚筒安装通风罩，以及为洗涤器的部件加装排气风扇以浸湿粉尘并将其变为泥浆。但是，到 1960 年，安德顿采煤机所引发的问题依旧存在。其他证据也表明，安德顿采煤机引起的问题十分复杂，特别是在某些情况下为提高生产效率而使机器以过高的速度运行。一位矿山督察曾在 1961 年视察了苏格兰的弗朗西斯煤矿（Frances Colliery），他发现安德顿采煤机大约以每分钟 1 200 英尺的速度运行，比其每分钟 700 英尺的最佳运行速度要高出不少，这无疑会导致空气中的粉尘急剧增多。与注水的情况类似，煤炭生产的加速使得人们在粉尘抑制时的不遗余力化为了泡影。1964 年苏格兰分局实现了 13 年以来的第一次营收，而这时的艾尔郡已经拥有了苏格兰第一座年产过百万吨的煤矿。[③]不过遗憾的是，上述成功大部分是依靠机械化实现的，这就导致负责粉尘抑制的工作人员必须拼命工作以不至于落后。

[①] Robin Rudd, "Coal Miners' Respiratory Disease Litigation," in *Thorax*, 1998, 53, p. 339.

[②] *Colliery Guardian*. 1970（3），p. 106. 转引自 Arthur Mclvor, Ronald Johnston, *Miners' Lung: A History of Dust Disease in British Coal Mining*, Aldershot: Ashgate Publishing Ltd., 2007, p. 171。

[③] Arthur Mclvor, Ronald Johnston, *Miners' Lung: A History of Dust Disease in British Coal Mining*, Aldershot: Ashgate Publishing Ltd., 2007, pp. 171 – 172.

安德顿采煤机还在英国其他地区制造了不少麻烦。比如，英国矿工联合会南威尔士分会于 1959 年出版的《矿井中粉尘的控制》（*The Control of Dust in Mines*）一书，阐述了粉尘浓度的上升是如何出现的——安德顿采煤机多是从煤层底部切割到顶部，而不是从顶部向底部切割。在该书的作者詹姆斯（James）看来，依靠一种能从煤层顶部向底部切割并正确安装带有通风罩的喷雾器的复合工具，应该就足以降低煤炭切割机引起的过高的粉尘浓度。[1]

但粉尘抑制的形势仍然不容乐观，以至于国家煤炭局和矿山安全研究院在 1963 年联合提交了名为《安德顿采煤机所产生的粉尘》（*The Production of Dust by Anderton Shearers*）的报告，这实际上是专门为煤炭局撰写的。调查人员在 25 处采煤工作面中对安德顿采煤机进行了测验，结果发现只有 7 处工作面的粉尘数量低于每立方厘米 850 个微粒的推荐性标准。[2]研究人员也很关注采煤机器切割泥土带时所产生的非煤粉尘，但他们最为关注的还是一项在达勒姆煤田开展的与安德顿采煤机有关的试验。该试验发现，一台在干燥环境下进行切割的普通采煤机器所产生的粉尘数量，与另一台装备了全部粉尘抑制设备的机器并没有什么差异。[3] 因而，不仅普通的采煤机器会产生危及生命的数量庞大的粉尘，有时候装有水喷嘴的采煤机器所产生的粉尘数量同样为数不少。

在尘肺病田野调查项目开展临时性标准研究两年前，即 1967 年，全英国有 140 辆电动装煤机在政府不予批准的粉尘条件下运行。这时的国家煤炭局拥有自己的泥土带工作组（Dirt Working Group），下设电力负荷和切割处（Power Loading and Cutting），后者所开展的调查研究揭露出若干问题。这些问题包括，必须不断地调试机器以使其适应当地的地理环境，没有在故障发生时可作为替代品的粉尘抑制设备，水

---

[1] L. R. James, *The Control of Dust in Mines*, Cardiff: Cymric Federation Press, 1959, pp. 39 –40.

[2] G. C. Evans, R. J. Hamilton, *The Production of Dust by Anderton Shearers*, 1963, p. 73.

[3] G. C. Evans, R. J. Hamilton, *The Production of Dust by Anderton Shearers*, 1963, p. 74.

一旦进入机器的发动机便很容易引发故障。① 虽然工作组经过深思熟虑设立了粉尘浓度的上限，但煤炭的持续高速生产必然会危害煤矿工人的身体健康。1998 年英国高等法院的法官对此有十分恰当的评论："粉尘条件越是艰苦，就越应该把思考与关怀投入设计、执行和维护能将粉尘水平降至最低程度并释放到大气中的方法之中。"②

最初的问题之一便是新近购买的机器需要安装粉尘抑制设备，因为制造商并未予以配备，而这也正是查尔斯·弗莱切在 1948 年所关注的事情。③ 粉尘抑制设备无论出现任何故障，都意味着需要对喷雾器和相关机械进行拆卸和重组，这同样会导致煤炭产出和煤矿工人收益的损失。国际劳工组织曾在 1952 年特意组织一次会议，目的是调查研究矿井中的粉尘抑制问题，这次会议的倡议之一便是"所有的采煤机器都应是由制造商安装能够进行粉尘抑制的设备"。④

尽管 20 世纪 50 年代就涌现出了这一思维，但一直到 60 年代，国家煤炭局才开始坚持要求采煤机器的制造商安装有效的粉尘抑制设备。于是粉尘抑制工作再次出现了严重延误。直到 1962 年，矿山总督察依然觉得有必要在其报告中加以强调：除非预先安装了粉尘抑制设备，否则任何机器都禁止从事地下采矿工作。⑤ 1961 年国家煤炭局生产处为抑制粉尘而给每位工程师发放了指南，其内容是关于应如何最有效地调试安德顿采煤机，以使其适应复杂多变的地理环境。此外，矿山安全研究院还在 1964 年发布了一份题为《关于改进粉尘抑制工作的建议》（*Proposals for Improving Dust Suppression*）的报告，该报告建议采煤

---

① Arthur Mclvor, Ronald Johnston, *Miners' Lung: A History of Dust Disease in British Coal Mining*, Aldershot: Ashgate Publishing Ltd. , 2007, p.173.

② Robin Rudd, "Coal Miners' Respiratory Disease Litigation," in *Thorax*, 1998, 53, p.339.

③ Donald Hunter, *The Diseases of Occupations*. London: Hodder Arnold Prblishers, 1975, p. 1012.

④ A. Perchard, "The Mine Management Professions and the Dust Problem in the Scottish Coal Mining Industry, 1930–1966," in *Scottish Labour History*, 2005, 40, p.65.

⑤ *Report of the Chief Inspector of Mines*, 1962, p.31. 转引自 Arthur Mclvor, Ronald Johnston, *Miners' Lung: A History of Dust Disease in British Coal Mining*, Aldershot: Ashgate Publishing Ltd. , 2007, p.173。

机器应使用数量更少、尺寸更大而移动更为缓慢的切割工具，大力发展使用远程控制的采煤机器，应更多地注水和排气通风，避免切割工具切入泥土带并应增加专业粉尘抑制人员的数量。这一报告承认在许多情况下使用水并不能解决问题，因为水往往只能处理空气中细微的粉尘颗粒。于是为了使除尘工作有效进行，必须将水用于切割工具的重要节点上，而几场试验正在遵循着这一思路进行。此外，该报告还建议所有的新机器在进入地下采矿之前，都应预先经过矿山安全研究院的批准。①

长久以来，在进行粉尘抑制时，凡是普通采煤机器可以完成的工作，都不再交由安德顿采煤机处理。显然，采煤机器惊人的生产潜力需要得到优先对待。有关安德顿采煤机粉尘抑制方案的研究，应该在设计阶段而不是在机器已被运送到它们各自服务的矿井后才开展。直到 1975 年《煤矿呼吸性粉尘条例》出台，人们才试图解决自安装电动装煤机以来出现的问题。在条例出现前的 70 年代早期，安装于采煤机上的双速变速箱可以使其以更慢的速度运行。同时，选煤工作面的冲洗工作也得到了大幅完善，水可以通过空心轴直接到达选煤地点。这些工具已被安装到所有新机器上，国家煤炭局也拒绝购买任何没有安装空心轴的采煤机。此外，当时英国的煤矿已经拥有 159 位全职的粉尘抑制官。因此十分明显的是，《煤矿呼吸性粉尘条例》的实施扫清了长期以来阻碍除尘工作取得进步的那些障碍，而这也正是条例对粉尘测量和含尘量标准等问题起到的积极作用。到 1971 年 7 月，政府批准的采煤工作面和煤矿掘进工作的数据取得了引人瞩目的有史以来的最好成绩。②

诸如安德顿采煤机之类的机器会导致大量粉尘产生，而粉尘的另一大主要来源是将煤炭从工作面运往竖井的传送带，粉尘往往会堆积

① Arthur Mclvor, Ronald Johnston, *Miners' Lung: A History of Dust Disease in British Coal Mining*, Aldershot: Ashgate Publishing Ltd., 2007, pp. 173 – 174.

② Arthur Mclvor, Ronald Johnston, *Miners' Lung: A History of Dust Disease in British Coal Mining*, Aldershot: Ashgate Publishing Ltd., 2007, pp. 174 – 175.

到传送带的缝隙之中并从回程传送带里脱落。当煤炭从传动带转运点的高处掉落时，也极易引起粉尘浓度的升高。20世纪60年代前期，必须加快处理传送带引发的粉尘问题得到了英国社会的共识。为此，不仅需要在某些特定地点使水喷嘴朝向传送带，而且需要将煤炭转运点的沟槽设计为可以容纳粉尘的类型，同时还要注意用清洗装置在底部的传送带上进行粉尘清理。但这些工作的进展依然缓慢，直至70年代早期才因"消灭粉尘"运动而得到了英国煤炭局的妥善处理。

尽管国家煤炭局大力发展了煤炭开采的机械化，但许多并不适合使用机械设备的采煤工作面，仍然在利用爆炸和风镐进行开采。数量巨大的粉尘因这类开采方法而产生，尤其在缺水的环境下使用风镐时。梅瑟山谷（Merthyr Vale）是众所周知的南威尔士粉尘含量最大的煤矿之一，其开采过程伴随着大量粉尘和烟尘的产生，1965年该煤矿的尘肺病发病率是整个南威尔士最高的。[①] 风镐的使用在当时的英国十分多见，但将风镐和注水相结合以抑制粉尘的试验是在1958年之后才开展的。梅瑟山谷中的许多煤矿工人并不喜欢所谓的"湿式风镐"，首先是因为这种机器比旧式的更重而且更加笨拙，还有就是因为湿式切割的过程令人十分不适，特别是当风镐被举起的高度高过工人的头部时。正如英国其他许多煤矿中的情况一样，当粉尘抑制措施在梅瑟山谷落实到位的时候，煤矿经营者的目标却只是要把采煤工作面的粉尘浓度降低至政府批准的范围内，而不是努力将粉尘浓度降至尽可能低的水平。风镐和爆破是温莎夫人煤矿（Lady Windsor Colliery）中最为常见的采煤方式，该煤矿时常出现风镐和注水无法协同工作的问题。因此，干式切割必然会引起矿井中粉尘浓度的升高。

爆破所产生的粉尘和烟尘在机械化开采时代仍是一个难以解决的问题，在梅瑟山谷和温莎夫人这样的煤矿中，钻孔和爆破曾是采煤工作面中最重要的方法，因此工人们会长时间地暴露在爆破所产生的亚

---

① Arthur Mclvor, Ronald Johnston, *Miners' Lung: A History of Dust Disease in British Coal Mining*, Aldershot: Ashgate Publishing Ltd., 2007, pp. 174–175.

硝废气和粉尘里面。而在手工采煤的工作面，工人们的处境也好不到哪里去，他们常常暴露在矿石碎末所产生的粉尘之中。多数情况下，即使矿石碎末在爆破或切割前已被注水，但到了装载的时候它们已经变干了，在温度较高的煤矿中尤其如此。

与测量煤矿粉尘的情况相同，在煤田进行粉尘抑制时的变数也很大。例如，在1975年粉尘条例的准备阶段，达勒姆煤田的粉尘抑制形势尤为严峻，英国煤炭局东北分局的一份备忘录对此解释得很清楚："当地空气中的粉尘状况已经失去了控制，区域性粉尘防治小组（Area Dust Combat Team）的报告就是证据……显而易见，哪里的经理和工程师对粉尘问题感兴趣，哪里就能取得进步，从而改善在当时看来无法好转的粉尘状况。"[1]

诚然，电动装载机导致个别煤矿生命周期的缩短，也是影响人们在粉尘抑制工作上热情的一个重要因素。在国家煤炭局苏格兰分局于20世纪50年代后期开展的一项调查中，研究人员发现大概有半数经过考察的采煤工作面，其平均生命周期只有6个月。[2] 如此短的生命周期对于引导资源投入粉尘抑制工作来说，无疑是另一种不利因素。不少煤矿都拥有十分积极地致力于解决粉尘问题的安全委员会，而其余煤矿只是在口头上表示要全力以赴。安德鲁·珀沙德（Andrew Perchard）对国有化时期苏格兰的煤矿经营者所进行的调查发现，上述现象确实存在。南威尔士的呼吸性粉尘问题当初同样被认为不怎么严重，因此其粉尘抑制措施一开始只把目标对准了人们认为最具危险性的无烟煤矿。地质构造的差异对粉尘抑制工作产生了巨大影响，这主要体现在，在某些采煤工作面中有效的粉尘抑制技术，到了其他工作面却几乎起不到任何效果。

保护矿工免受呼吸道疾病之苦是国家煤炭局最重要的贡献，而如

---

① 转引自 Arthur Mclvor, Ronald Johnston, *Miners' Lung: A History of Dust Disease in British Coal Mining*, Aldershot: Ashgate Publishing Ltd., 2007, p. 176。

② A. Perchard, "The Mine Management Professions and the Dust Problem in the Scottish Coal Mining Industry, 1930 - 1966," in *Scottish Labour History*, 2005, 40, p. 235.

果说这是它的谢幕演出，的确有些讽刺和感伤。事实证明，阻止工人进入地下采矿，是使他们的呼吸道健康不至于被煤矿粉尘伤害的唯一途径。20 世纪 60 年代早期，国家煤炭局试图推广一种使用遥控长壁工作面技术（Remotely Operated Long-Wall Face）的全自动采煤系统，这一系统再也不需要工人进入采煤工作面。1965 年诺丁汉郡的一座煤矿进行了遥控长壁工作面技术的试验，但该技术很快就因地质和技术方面的难题而搁浅。1971 年国家煤炭局曾重新引入该技术，但结果证明它实在难以操作。此外，该系统高达 50 万英镑的价格与普通电动装煤机 15 万英镑的价格相比实在过高，这就意味着对它的使用只能终止。[①]

三、发放防尘口罩

1950 年尘肺研究小组的查尔斯·弗莱切在进行一次无线电广播时说："我曾尝试佩戴着最新型的防尘口罩穿过一座煤矿，但我很快就将其摘至下巴以下，并为能再次自由地呼吸而感到高兴。煤矿工人彼此之间经常需要互相呼喊，因此你永远无法使他们所有人都佩戴口罩，只能指望粉尘污染特别严重的特殊行业的工作人员会短时间地佩戴。"[②] 尽管防尘口罩在实行国有化之前就已存在，但它佩戴起来很不舒适，而且效果也不太可靠。由于国家煤炭局投入粉尘抑制工作中的努力非常之多，在某种程度上导致开发防尘口罩并教育工人养成佩戴习惯的做法，被认为是一种对失败的承认和一种错误的行为。例如，国家煤炭局苏格兰分局的医疗官在 1959 年声称，尽管防尘口罩已得到改进并且其效果比不戴任何防护用具要好得多，但"诉诸这一方法无异于承认粉尘抑制遭遇了失败"[③]。在抗击煤尘所引起疾病的运动中，煤炭局

---

① N. K. Buxton, *The Economic Development of the British Coal Industry*, London：Batsford，1978，p. 166.

② Charles Fletcher, "Fighting the 'Modern Black Death'," in *The Listener*, 1950，p. 407.

③ *NCB Divisional Dust Prevention and Suppression Advisory Committee*, *Minutes of Meeting*, 8 1958 （7-8），SNA/CB/099/61/1. 转引自 Arthur Mclvor, Ronald Johnston, *Miners' Lung：A History of Dust Disease in British Coal Mining*, Aldershot：Ashgate Publishing Ltd. , 2007, p. 176。

显然把一切筹码都押在了粉尘抑制的方法上，从而忽视了对一种既有效又舒适的个人防尘用具的研发。

大约在同时，英国煤炭局医学部的负责人约翰·罗根医生也发表了他的观点："口罩虽在矿井中占有一席之地，但只不过是在特定的环境下。也就是说口罩并没有成为一种常规的防尘方法。"① 实际上，罗根医生十分关注如何从源头上解决尘肺病问题，他曾在 1954 年表达了对国家煤炭局下发防尘口罩的担忧，认为这样会使煤炭局在粉尘抑制工作中分心。

在 20 世纪 60 年代前期，防尘口罩的数量少之又少，而且只发放给操作采煤机或在采煤机附近劳动的工人。这时的苏格兰分局每年约发放 2 500 副防尘口罩。然而，不同地区对口罩的需求差异巨大，苏格兰某些地区所申请的口罩数量就远超其他地区。非常遗憾的是，曾一度成为苏格兰尘肺病问题焦点的中部地带，根本没有申请任何口罩，这主要是由于当地矿工觉得这种口罩佩戴起来特别不舒服。最关键的问题在于，从根本上抑制粉尘的努力反倒在煤矿工人中培养出一种抗拒口罩的文化，而这种文化还在肆意发展。处于 20 世纪 50 年代到 60 年代之间的国家煤炭局，自身也不愿鼓励煤矿工人佩戴防尘口罩，这无疑也是导致这种文化产生并发展的重要因素之一。

但上述现象并不代表这一时期英国没有对防尘口罩进行大力改进。矿山安全研究院在 50 年代前期进行了一些与防尘口罩相关的测试，但研究院只是想把防尘口罩作为"最后的防线"。1955 年，格拉斯哥的一家名为"矿山安全器械"（Mine Safety Appliances）的公司专门制作了 55 副轻量级的防尘口罩。根据制造商提供的信息，该口罩的重量不足 3 盎司，呼吸阻力很低，设计舒适，而且易于清洁。6 年之后，经英国矿山总督察批准的德尔格防尘口罩（Draeger Dust Respirator），在《煤矿守卫者》（Colliery Guardian）上刊登了广告："不足 5 微米的致

① Arthur Mclvor, Ronald Johnston, *Miners' Lung：A History of Dust Disease in British Coal Mining*, Aldershot：Ashgate Publishing Ltd. , 2007, p.177.

命矿物粉尘微粒，会摧毁煤矿工人的身体健康。要想保护他们远离这一阳光下看不到的危险，离不开舒适的易于佩戴的德尔格防尘口罩，它可以阻止任何低至 0.5 微米的有害粉尘微粒。"①

尽管这一特殊的口罩得到了国家煤炭局的认可而能够应用于矿井中，但其制造商认为矿工不会成为主流的客户群体。著名的马丁代尔重型防尘口罩（Martindale Heavy Duty Dust Respirator）也是在这一时期出现的。其形状为三角形，重 4.5 盎司②。这种口罩以塑料制成，可以用手指进行调试，佩戴起来十分舒适。此外，1966 年科研人员首次进行了一次性口罩的试验，最终从 70 年代前期开始在煤矿工人中广泛流行的正是这种一次性口罩。③

自 1969 年起，位于爱丁堡的职业病研究所代表国家煤炭局开展了一些颇有价值的研究，并在 1972 年为国家煤炭局下属的英国粉尘防治委员会（NDPC）准备了一份备忘录。该备忘录提醒国家煤炭局要注意资源配置方面出现的失误："对于防治煤矿工人中普遍流行的尘肺病来说，增加防尘口罩的使用可能比当下任何其他在技术上可行的方法都更为有效，而且这种方法只需花费很低的费用。"④

即将付诸实施的 1975 年《煤矿呼吸性粉尘条例》再一次引发了粉尘抑制政策的改变，这一新条例规定煤炭局必须为矿工提供充足的防尘口罩。事实上对国家煤炭局而言，尽管当时它必须确保需要防尘口罩的矿工可以获得足够的口罩，但是对于从根源上解决尘肺病问题而言，这种做法仍被视作退而求其次的方案，正如《煤矿守卫者》的评论所阐明的那样："保护不能取代预防，但是如果能鼓励工人们在粉尘密布的环境中多佩戴口罩的话，最新型的防尘口罩就是一种极其有效

---

① *Colliery Guardian*, 1961（5）, p.21.

② 盎司，英制重量计量单位，为 1 磅的 1/16，1 盎司约合 28.3 495 克。

③ Arthur Mclvor, Ronald Johnston, *Miners' Lung：A History of Dust Disease in British Coal Mining*, Aldershot：Ashgate Publishing Ltd., 2007, p.178.

④ Arthur Mclvor, Ronald Johnston, *Miners' Lung：A History of Dust Disease in British Coal Mining*, Aldershot：Ashgate Publishing Ltd., 2007, p.178.

的粉尘过滤工具。""现在有越来越多的煤矿工人开始佩戴防尘口罩，一旦工人们看到了自己因尘肺病而受损的肺部所发生的一切病变后，佩戴口罩这种行为必然会持续地增长。"①

但最明显的证据可能是国家煤炭局承认它在口罩问题上出了差错。煤炭局科研部的斯金纳（Skinner）博士在1971年指出：尽管防尘口罩仍然被视为一道"最后的防线"，但由于电动装煤机的使用越来越频繁，防尘口罩的重要性已经大大增强，而电动装煤机的使用可能会导致长期维持采煤工作面符合政府批准粉尘条件的难度增大。② 进入20世纪70年代前期，虽然煤炭局承认还有很多遗留问题尚待解决，但煤矿工人仍被督促要求佩戴最新型的防尘口罩。年轻矿工也像老矿工一样拒绝佩戴口罩，但随着人们对粉尘危害的认识逐渐加深，这种抵触情绪终将消失。

此时，国家煤炭局的首席医疗官认为，粉尘抑制工作必须保留能够控制职业性肺病的基本措施。可是在充分了解即将实行的粉尘条例后，他仍然主张应为那些工作于粉尘抑制措施无效环境中的工人提供防尘口罩，而且这些口罩应保管完好、易于获取。"负责防尘口罩日常检查和维修的工作人员是全职还是兼职，取决于一个煤矿正在使用的口罩的数量……应当保存一份登记表以记录正在使用中的口罩的日常问题、归还情况以及维护情况……上述安排要确保这种昂贵而复杂的防护性设备得到最高效的利用。"③

困难依然存在，指望煤矿工人戴着不舒服的口罩进入地下采煤是不切实际的。职业病研究所在1974年调查了英国境内口罩的使用情况，发现每天只有约5%的从事地下工作的煤矿工人佩戴口罩。调查还

---

① *Colliery Guardian*. 1972（11），p. 498. 转引自 Arthur Mclvor, Ronald Johnston, *Miners' Lung: A History of Dust Disease in British Coal Mining*, Aldershot: Ashgate Publishing Ltd. , 2007, pp. 178 – 179。

② Arthur Mclvor, Ronald Johnston, *Miners' Lung: A History of Dust Disease in British Coal Mining*, Aldershot: Ashgate Publishing Ltd. , 2007, p. 179.

③ John Rogan, *Medicine in the Mining Industries*, London: William Heinemann Medical Books, 1972, p. 315.

发现大部分工人都觉得这些口罩佩戴起来不舒服，而且在工作时会导致难以呼吸。职业病研究所在 1977 年建议设计一款佩戴舒适的口罩，尽管这意味着可能会降低粉尘过滤的效果。研究所秉持的理念是，哪怕矿工只是偶尔佩戴口罩，也比从不佩戴要好得多。按照法律规定，从 1975 年开始煤炭企业必须为矿工提供防尘口罩，而国家煤炭局从 20 世纪 80 年代起也开始下发口罩。根据煤矿工人的说法，这些口罩在佩戴之后不久就会湿透，无法再次使用。1975 年出现的另一项革新是被称为雷卡气流（Racal Airstream）的由矿山安全研究院研发的新型防护帽。这种防护帽带有一副面罩，可以实现嘴部和鼻部空气的流通。从 20 世纪 60 年代起，矿工联合会便开始推动这种复杂的个人防尘用具的研发，而来自基层矿工的批评使这种设备的研发受到很多限制。[1] 这时的英国缺少一部严格要求矿工使用新型防护用具的法规，矿工联合会的一位地区干事曾评论道："如果现在已经有了一部要求矿山和采石场的工人佩戴防尘口罩的法规，那么矿工们就会相应地做出调整。"[2]

值得注意的是，后来取代国家煤炭局的英国煤炭公司在 1998 年的法律诉讼中承认：

> 在培训和促使工人佩戴防尘口罩这件事情上，我们原本可以投入更多精力……在 20 世纪 60 年代初期，我们所提供的口罩本可以使矿工们渡过粉尘浓度较高的时期……我们本应加大力度鼓励矿工并为他们提供防尘口罩。但是，由于在矿井劳作时佩戴口罩的笨拙与不自在，加上我们往往也疏于提醒，因此，防尘口罩在减少粉尘污染的作用也受到了限制。[3]

---

[1] Arthur Mclvor, Ronald Johnston, *Miners' Lung: A History of Dust Disease in British Coal Mining*, Aldershot: Ashgate Publishing Ltd., 2007, pp.179 – 181.

[2] Labour Research Department, *The Hazards of Coal Mining*, 1989, p.9.

[3] Judgment of Justice Turner, "The British Coal Respiratory Disease Litigation," 1998, p.30. 转引自 Arthur Mclvor, Ronald Johnston, *Miners' Lung: A History of Dust Disease in British Coal Mining*, Aldershot: Ashgate Publishing Ltd., 2007, p.180。

第四节　对国家煤炭局在煤工尘肺病防治举措中的评估

国家煤炭局应对煤工尘肺病问题的措施与当时英国正在进行的经济转型密不可分。煤矿行业面临的首要问题是如何保持市场对煤炭的巨大需求。1947 年英国煤炭的消费量为 1.9 亿吨，至 1955 年时增加到 2.3 亿吨，其中大部分是在工业生产中消耗的。[①] 正是因为预判煤炭的消费量将在整个 20 世纪 60 年代甚至之后的时间中持续增长，英国政府才决定对煤炭工业进行重构。重构计划包括对现有的 250 个煤矿的投资以及开发新的规模更大的煤矿，同时还决定关闭 300 ~ 400 口无法盈利的矿井。因此国家煤炭局在 1950 年制订的"煤炭计划"（1956 年修改为"煤炭投资计划"），是为了从战略上促使英国煤炭工业走出无法供应充足煤炭的窘境。然而，1957 年经济政策的忽然改变，使国内煤炭消费量开始下滑。虽然这一下滑在当时被认为是暂时的，但事态的发展并非如此，1956 至 1959 年间英国的煤炭消费总量下降了 3 300 万吨。[②] 进入 60 年代后这种下滑趋势仍在持续，主要原因是为数众多的英国居民逐渐放弃使用煤炭，改用石油、天然气等可替代性燃料。

为应对不断缩小的市场，国家煤炭局于 1959 年又对煤炭计划进行了修正。与其早期所奉行的扩张主义相比，1959 年的计划适应了正在不断收缩的煤炭市场。为了保证英国煤炭工业的长期生存，许多矿井被迫关闭。新政策下煤炭工业的收缩开始于 20 世纪 60 年代前期，1957—1965 年间关闭了大约 300 座煤矿，这也造成英国煤炭工业的从业人数从 703 800 下降到 465 600。[③] 但这只不过是其剧烈下滑的开始。随着清洁且易于使用、存储的燃料受到越来越多消费者的青睐，选择使用煤炭的英国民众不断减少，而此时煤炭在出口市场的表现也不容

---

① M. Jackson, *The Price of Coal*, London: Croom Helm, 1974, p. 74.

② Arthur Mclvor, Ronald Johnston, *Miners' Lung: A History of Dust Disease in British Coal Mining*, Aldershot: Ashgate Publishing Ltd., 2007, p. 150.

③ M. Jackson, *The Price of Coal*. London: Croom Helm, 1974, p. 108.

乐观。另外，随着 20 世纪 50 年代《清洁空气法案》（Clean Air Acts）的出台，英国民众不得不停止使用普通煤炭而改用无烟煤或其他可替代性燃料，但当时英国还无法大规模地开采无烟煤。面对煤炭工业越来越渺茫的前景，英国煤炭局被迫于 60 年代中期加快推进其矿井关闭计划，并决定在原方案基础上再关闭 200 口矿井，以便将煤炭生产最终集中在 320 口盈利状况良好的矿井。① 在罗本斯勋爵（Robens）的支持下，国家煤炭局的矿井关闭计划得以十分顺利地推进，但这同时也沉重打击了煤矿社区，导致煤矿工人及其家属生活在不安与拮据之中，并渐渐演变为社会性的骚乱。然而这时的矿工联合会完全赞成政府收缩煤炭工业的战略，支持国家煤炭局所提出的"彻底重组是煤炭工业走向新生的唯一途径"的观点。②

另一方面，国家煤炭局的战略也严重影响到矿工的呼吸道健康，从而促进了煤炭开采的机械化。1944 年，英国燃料动力部任命了一个技术咨询委员会，该委员会为提高技术效率专门调查了煤炭开采的各项环节，充分认识到尽管液压支柱、通风设备等日益进步的科技可以增强矿井的安全性，但这些进步也会带来诸多不利影响，其中之一便是粉尘浓度的上升。③ 然而，技术革新仍被广泛视作未来的发展方向。

正如我们在前面曾提到的，煤矿开采的机械化包括多个方面，但在国有化时期最重要的一方面是装载过程的机械化。1947—1957 年间，英国采用机械化方式装载煤炭的比例从 2% 上升到 23%，到 1967 年时这一比例又上升到 86%，而到 70 年代，有 90% 以上的煤炭是利用机械化方式完成装载的。④ 煤炭开采量的骤增使得矿井中的粉尘浓度也随之飙升，使煤矿工人一度又置身于弥漫煤尘的矿井中，尘肺病又有所增

---

① M. Jackson, *The Price of Coal.* London：Croom Helm，1974，p. 109.

② Andrew Taylor, *The NUM and British Politics*, *Volume 1. 1944 – 1968*, Aldershort：Ashgate Publishing Ltd.，2003，pp. 212 – 221.

③ Andrew Taylor, *The NUM and British Politics*, *Volume 1. 1944 – 1968*, Aldershort：Ashgate Publishing Ltd.，2003，p. 15.

④ N. K. Buxton, *The Economic Development of the British Coal Industry*, London：Batsford，1978，p. 248.

加。一方面，国家煤炭局确实在致力于保护煤矿工人免受煤尘的伤害，它对高水平的流行病学研究的持续投入就是明显的证据。但另一方面，国家煤炭局对待机械化的政策又在很大程度上导致了粉尘浓度的大幅上升。

由此，可以看出国家煤炭局在 20 世纪 40 年代末为解决尘肺病问题所制订的战略其实是存在缺陷的。首先，针对煤矿空气中粉尘浓度的安全标准并不怎么严谨。这一标准最初是用来帮助失业的尘肺病患者再就业的，但甫一出台，便在整个煤矿得到应用，以检测从事地下开采工作的煤矿工人可以承受的粉尘浓度的最高值。最重要的是，国家煤炭局是在没有强制性法律法规的情况下严格执行相关计划的，然而它还是投入了大量资源来控制粉尘浓度，例如雇佣大量员工监测矿井里的粉尘浓度，以确保其处于安全范围内。

在 19 和 20 世纪的英国，尘肺病是导致工人死亡的主要原因之一，并造成大量工人丧失劳动能力，而引发尘肺病的关键因素是患者吸入了大量粉尘，从事煤炭、钢铁、造船等行业的工人尤为如此。1947 年煤炭工业的国有化是英国煤炭开采历史上的一个分水岭。自国有化以来，国家煤炭局比私有化时期的企业主更为重视健康和安全问题，到 20 世纪 50 年代中期，它已经建立起较为全面的关乎健康与安全的基础架构。这一架构包括此前提及的成立煤矿医疗服务部，为所有新入职矿工做 X 光检查，组建尘肺病田野调查项目。此外，这时的国家煤炭局、矿山安全研究院以及国家联合尘肺委员会之间也建立了重要的联系。

国家煤炭局高度重视煤尘问题，并为解决这一问题投入了大量资源。这最初是由煤矿工人再就业问题的紧迫性驱使的。国家煤炭局对尘肺病问题的高度重视还促成了"政府批准的粉尘条件"的形成，这在当时是唯一可用的标准。国家煤炭局从 1947 年开始实行的粉尘控制政策也取得了值得肯定的成果，受雇工人的尘肺病发病率不断下降，在之后的 10 年中以及更长时间内新发现的煤工尘肺病例数也在持续减少。但是直至 20 世纪 70 年代，国家煤炭局也没有科学地配置资源以将粉尘浓度降低至大幅低于"政府批准的粉尘条件"的水平。由于国家煤炭局在很长一段时间内都坚持认为只有从根源上抑制粉尘才能解决问题，所以它拒绝鼓励暴露在粉尘之中的矿工佩戴防尘口罩，加之煤矿经理们也认为工作时佩戴防尘口罩不切实际而且不太舒适，导致煤矿中形成的抗拒口罩的文化更加复杂化。只有用 20 世纪 70 年代粉尘条例的方法才能激发国家煤炭局更为努力地抑制粉尘，这种方法后来也被用于防尘口罩的供应中。

正如前文所提到的，从 20 世纪 50 年代开始，许多职业健康专家为更加深入地揭示尘肺病的本质，以及精确测定粉尘含量达到多少时会对矿工的健康产生危害，并为之付出了很多心血。其中，影响最深远的是尘肺研究小组。在 20 世纪 50 年代到 70 年代的这段时间里，国家煤炭局之所以不愿将粉尘浓度保持在较低水平，很大程度上是因为它认为很快就可以科学地测定粉尘浓度的安全阈值。尽管尘肺研究小组在此方面取得了进展，可是国家煤炭局仍未在煤炭生产和控制粉尘之间取得平衡。对于煤炭这一正在走下坡路的工业来说，机械生产的需求不断增强，意味着在很多情况下为降低粉尘浓度所付出的努力只能沦为表面文章——煤炭生产在很多时候优先于粉尘控制。足以证明这一点的典型例子是，尽管在特定地质条件下注水是一种众所周知的效果不错的粉尘抑制技术，但是这种方法却越来越显得不合时宜，因为其过程十分耗时，无法跟上日益升温的煤炭生产热潮。

也就是说，尽管国家煤炭局没有全身心投入创立、推行一种严格的煤矿粉尘抑制制度当中。但它的辛勤工作无疑是煤工尘肺病发病率下降的主要原因之一，这一点无法否认。

从 1970 年开始，煤工尘肺病的减少呈现出更为明显的趋势，这说明在新的粉尘条例实行之前，很多矿工本可以被保护而远离煤工尘肺病、支气管炎和肺气肿的危害。1989 年末，特纳法官在审理一桩起诉英国煤炭公司的法律案件时，发现英国煤炭公司及其前身国家煤炭局并没有充分履行《矿山和采石场法案》所规定的职责，致使未能保护矿工免受呼吸性粉尘的不利影响。根据特纳法官的说法，有"充分的证据"可以证明国家煤炭局的官员们将其职责理解为，"首要的是保证煤炭的生产，其次才是采取保障健康的预防措施"。在结案陈词中，英国煤炭公司也承认它违反了 1911 年的《煤矿法案》和 1954 年的《矿山和采石场法案》，未能完成所有本该完成的把粉尘浓度降到最低限度的工作。[①]

导致这种情况出现的根本原因，是在相当长的一段时间内，国家煤炭局考虑的首要任务都是要提高国家煤炭的开采量，由此促进煤炭产业与其他相关产业的发展，而不是保障煤矿工人的健康和安全。在粉尘抑制力度和煤炭生产总量之间一直存在着极其不平等的竞争关系。简而言之，煤炭生产的压力使粉尘抑制政策的理想和现实之间存在着难以逾越的鸿沟。国家煤炭局在应对煤工尘肺病问题时，始终以开采煤炭量为前提，影响了其预防与治理的效果。除却国家煤炭局对矿工身体健康和安全的基本保障体系的构建，采样、测定煤矿中的粉尘以实施具体措施，如注水、安装喷雾器和发放防尘口罩治理尘肺病蔓延外，对已经患得尘肺病的残疾矿工，英国政府也在他们的再就业和休养康复等问题方面给予了关注。

第五节　英国政府对煤工尘肺病患者再就业问题的关注

20 世纪初期，面对尘肺病在英国矿区的肆虐与蔓延，其政府所组建的煤炭局在应对煤工尘肺病的问题中发挥了重要作用，但在上一节的评估中，我们可以认识到，国家煤炭局仍主要以提高煤炭开采量为前提，将治理的主要精力同样放在矿区之中，如采样、测定及抑制粉尘等措施，而忽视了被迫辞职的尘肺病患者再就业问题。在 20 世纪中期前后，因尘肺病所解雇的煤矿工人数量不断增加，他们被迫辞职，但微薄的政府赔偿金使他们难以稳定地生活。为此，政府成立专门委

---

① Arthur Mclvor, Ronald Johnston, *Miners' Lung：A History of Dust Disease in British Coal Mining*, Aldershot：Ashgate Publishing Ltd. , 2007, pp. 181 – 182.

员会，寻找煤工尘肺病患者的可替代职业，但因为患者众多而可解决问题的人数过少，使该计划"流产"。在以弗莱切为代表的尘肺研究小组调查策划下，《尘肺患者再雇佣法》出台，强制解雇取消，患者依病情有了划分标准，部分较轻患者再次进入煤矿工作，已经失去工作能力的煤矿工人则在煤炭工业社会福利组织的关照下休息调养。总体而言，英国政府对煤工尘肺病患者再就业问题的关注是失败的，但其成立委员会、调查小组等进行解决仍为部分煤矿工人找到了工作，值得肯定。

一、煤工尘肺病患者严重的失业问题

从 1931 年到 1948 年，采矿业因煤工尘肺病被解雇的矿工达到 22 000多名，其中85% 在南威尔士的矿区。① 尤其在 1943 年以后，煤矿行业的矿工被大量诊断出患有硅肺和尘肺病，他们丢掉工作，被迫离职，仅靠微薄的政府赔偿金难以生活。被迫停职的煤矿工人中包括有"简单尘肺"症状的病人，他们虽然被诊断出尘肺病症状，但适合并完全能够胜任其他工作。一旦离职，矿工本就艰难的生活变得更加艰难。南威尔士一位矿工霍华德·琼恩（Howard Jone）回忆了解雇尘肺病患者对大多数人而言所带来的困难：

> 作为一名煤矿工人，可以挣不错的工资。但如果发现自己突然被解雇了，那显然就没有了消费的权力，不是吗？20 世纪 40 年代末，矿工的最低工资大约是每周 5 英镑。由于在计件工资体系中，一个优秀的矿工挣的工资能达到最低工资的两倍多，即每周大约 11 英镑。被解雇以后，《工人赔偿法》规定每周赔偿金是 2 英镑11 先令 6 便士，加上矿区额外增补的 1 英镑，每个儿童 5 先令的补助。这样算来，一个失业的煤工尘肺病患者（包括三个孩子）的收入大约仅有 4 英镑 6

---

① H. Francis，D. Smith，*The Fed：A History of the South Wales Miners in the Twentieth Century*，London：Lawrence and Wishart，1980，p.439.

先令。保守估计，大约只有一个优秀煤矿工人收入的一半。[①]

1945 年后，失业问题进一步扩大，南威尔士矿工联合会调查发现79 个矿区发放了 2 875 个停职证明，其中 2 165 名矿工没有再找到职业，仅有 710 人找到其他工作，有 64 人被矿区再次雇佣从事地表较轻松的工作。[②] 1943 年前，被发放停职证明的人很大程度上确实完全不适合煤矿工作，老矿工的职业生涯实际上就结束了，不用再去找寻新工作。然而，在 1943 年后，煤矿工人再稍有残疾或尘肺病症状时就被停职，但生活的艰辛与对家庭的责任逼迫他们必须再找新工作。因此，在英国社会，恢复就业尘肺病患者的就业能力和再就业就成为一个严重的问题。

二、政府寻找可替代职业的失败

战争时期，为加大生产军需，许多失业矿工可以进入军需相关单位工作。但是，到了战争结束后，不再需要过多劳动力，大量尘肺病患者再就业问题的解决就被政府提上日程。1945 年，政府成立了一个由 D.R.格伦费尔（D.R.Grenfell）领导的委员会，格伦费尔是南威尔士高尔半岛（Gower）选区的下院议员，委员会中还有两名患有硅肺病的矿工——埃文·菲利普斯（Evan Phillips）和大卫·戴维斯（David Davies），他们分别是混合无烟煤联合委员会（AAC）的主席和秘书。委员会做了关于尘肺患者怎样在战后找到可替代工作的报告，报告称：关于雇佣早期尘肺患者可能性的"误解"大量存在，提供适合的工作是有益健康的，"有大量的事实证明当有部分残疾的人们找到合适工作时，他们的身体和心理状况会显著好转"。委员会要求扩大现有的政府计划以便在南威尔士创造更多的就业职位，特别是关注新工厂在无烟

---

① Howard Jones, *Interview* C25（*SOHC*）.

② Arthur Mclvor, Ronald Johnston, *Miners' Lung: A History of Dust Disease in British Coal Mining*, Aldershot: Ashgate Publishing Ltd., 2007, p.199.

煤区到煤区西部的落户。①这些建议后来被政府采纳，在南威尔士建立了10个特别工厂，允许它们减少租金，但工厂至少50%的工人必须是已注册的残疾人。

但是事实上，情况不容乐观。例如南威尔士在20世纪40年代中期每年有5 000多名人员被停职。花费了较长的时间建设、筹备和运作的"格伦费尔"公司雇用的人数相当少，大大低于人们的期望值。在1950年6月，10个"格伦费尔"公司总共雇用了338名工人，其中179名是登记在册的残疾矿工，这其中有111名是尘肺病患者。而人们最初期望"格伦费尔"公司能够雇用1 200多名工人。到1951年底，该公司的雇员增加到765名，而其中只有159人是尘肺患者。② 同时，南威尔士仍然有大约4 000名失业的登记尘肺患者。③ 两年后，国家联合尘肺委员会（NJPC）报告，在南威尔士所有的特别工厂中，再就业工作室（reemploy workshops）④ 和其他被给予特殊租金让步的雇主，只雇用了561名尘肺患者。⑤ 其中最大、最有名的是位于巴戈伊德（Bargoed）的奥斯丁汽车制造厂（Austin motors factory），生产儿童的踏板车，全部114名工人中有106名尘肺患者。⑥ 不过，奥斯丁汽车制造厂只是个例外。

尽管没有南威尔士受影响人数多，其他地区的尘肺患者也经历了高失业率。例如，在苏格兰，1949年登记的伤残尘肺患者中失业率是50%，328人中有163人失业，尽管在马瑟韦尔（Motherwell），斯特灵

---

① Arthur Mclvor, Ronald Johnston, *Miners' Lung*: *A History of Dust Disease in British Coal Mining*, Aldershot: Ashgate Publishing Ltd. , 2007, p. 281.

② Arthur Mclvor, Ronald Johnston, *Miners' Lung*: *A History of Dust Disease in British Coal Mining*, Aldershot: Ashgate Publishing Ltd. , 2007, p. 281.

③ "Unemployment among Pneumoconiosis Cases in South Wales," in *NJPC Paper 24* （*1950*）, NA/PIN 20/118.

④ 1944年残疾法规定下建立的，为残疾人提供就业机会。

⑤ NCB, "Employment of Pneumoconiosis Cases," in *NJPC Paper* 29 （*1950*）, NA/PIN 20/118.

⑥ Derek Charles, *Interview C26* （*SOHC*）.

（Stirling）和考登比斯（Cowdenbeath）开设了特别的再就业工厂。① 一位尘肺医学专家麦克卡莱姆（McCallum）后来描述再就业努力是"不成功的"。② 显然，即使政府鼓励并采取措施吸引投资新工厂，但是为尘肺患者提供可替代职业的想法还是失败了。20 世纪 40 年代末和 50 年代尘肺患者的就业问题最终还是留给了煤炭工业自身，而不是在矿井外创造可替代的工作。

三、回到煤矿中去

低赔偿率和缺乏替代的工作，在巨大的经济、社会和文化压力下，矿工尘肺患者被迫试图继续在工作面工作，或者至少回到采矿业工作。正如一位来自布赖纳曼（Brynamman）的 35 岁尘肺矿工患者指出的，"你得不到工作……因为你没有手艺"。他曾试图要求煤矿撤销对他的解雇，但是被拒绝了。③

尘肺研究小组在成立后的一段时间里将尘肺患者的再就业作为它的一项首要任务。1946 年，尘肺研究小组进行了一项对南威尔士 2 000 多名尘肺患者的调查。弗莱切最后得出的结论是煤矿工业应该承担起尘肺病患者的再就业责任。他指出：在南威尔士地区，很难找到采矿业以外的可替代性职业。一个被劝说离开采矿业的工人，他的失业会使生活标准下降以及面对渺茫的前途，与他在尘暴露条件下工作相比，前者可能会使他遭遇更多困难，身体状况进一步恶化。④

尘肺研究小组的这次研究指出，该病的残疾阶段是"合并症尘肺"（或者持续性大规模纤维化），一旦到了这个阶段，再暴露于尘也不会

① "Report of the Industrial Rehabilitation, Training and Employment Sub-Committee of the NJPC," in *NJPC Paper 21* (*25 February 1949*), NA/PIN 20/118.

② Dr R. I. McCallum, *Transactions of the Institute of Mining Engineers*, 1953 – 1954, 113, p. 105.

③ H. Francis, D. Smith, *The Fed: A History of South Wales Miners in the Twentieth Century*, London: Lawrence and Wishart, 1980, p. 339 – 340.

④ Arthur Mclvor, Ronald Johnston, *Miners' Lung: A History of Dust Disease in British Coal Mining*, Aldershot: Ashgate Publishing Ltd., 2007, p. 283.

对进展率产生多大影响。因此，在这种情况下，患有合并症尘肺的工人在认可的尘条件下工作是相当理性的。另一方面，弗莱切和科克伦认为，对于有早期尘肺迹象（肺功能损失低于 10% 的年轻矿工），应该建议他们在呼吸严重受损之前离开采煤业。正如弗莱切在 1952 年国家尘肺会议上所说的："应当尽可能允许有尘肺的矿工回到矿山。"同时，他也根据他在兰多（Llanddough）医院治疗尘肺病患者的经历说，大多数人想要继续在矿井中认可的条件下工作。①

1948 年《尘肺患者再雇佣法》开始依据患者病情的严重性来区别对待。强制解雇被放弃了，代之以建议病情最严重的人离开煤矿或者在地表完全无尘的条件下工作，那些尘肺症状较轻的人则被建议转到尘浓度在法律规定的范围内的地下工作。这种政策开始受到批评，人们认为这是英国矿工联盟屈从于国家煤炭局的经济利益，牺牲了矿工的健康。但是从结果来看，该政策在解决尘肺患者的失业问题上功不可没。正如弗莱切的研究后来所证实的，尘肺病患者的失业问题只能依靠煤矿业自身解决。该政策也是南威尔士矿区主动创造可替代职业失败的结果。② 以南威尔士为例，1947 年，该地区因患尘肺病患者矿工失业的矿工人数最高达到 4 775 人，而到了 1954 年只有 655 人失业。③ 与此同时，国家煤炭局雇用的尘肺病患者也增加了。到 1950 年，国家煤炭局雇用了 5 140 名尘肺患者，其中 1 470 名在地上，3 670 名在地下，即所谓"被认可的工作面"上。④ 10 年后，1960 年，国家煤炭局雇用的尘肺病患者近 19 000 名，其中 95% 在地表或"被认可的工作面"工作。这时，还有大约 450 名尘肺患者被批准在未被认可的工作面上继续工作，国家煤炭局通常宣布这些人拒绝更换可替代的工作。

① Pneumoconiosis Conference, *Porthcawl*, 11 October 1952, SWCC/MNA/NUM/K17.

② Arthur Mclvor, Ronald Johnston, *Miners' Lung: A History of Dust Disease in British Coal Mining*, Aldershot: Ashgate Publishing Ltd., 2007, p.285.

③ J. M. Rogan, "Pneumooconiosis," *in Colliery Guardian*, 1960（6），p.731.

④ NCB. "Employment of Pneumoconiosis Cases," in *NJPC Paper 29（1950）*, NA/PIN 20/118.

有能力继续工作的患有尘肺病的矿工继续回到煤矿中去从事较轻便的工作，至少很大程度上解决了他们的再就业问题，为其赢得了一份工资。

四、尘肺病患者的休养

有能力继续工作的煤矿工人可以回到矿井中或者地表上从事较轻的工作，而那些病情已经发展到晚期无法工作的尘肺病患者则难以再下井工作，他们被安置在尘肺病患者康复中心，调养休息，以期得到最好的康复。

1952 年成立的煤炭工业社会福利组织在矿工尘肺患者的休养与康复中发挥了重要作用。该组织起源于 1920 年，那时《采矿工业法》设立了"矿工福利基金"（来源于对所生产的煤收取每吨 1d 的税款），计划资助边远采矿社区提高卫生和福利设施。这一组织的指导原则中强调了不允许隔离，促进"所有煤矿工人在他们生活的社区中的接触"。[①] 最初包括预备矿井口浴室，准许矿工的孩子进大学，在每一个采矿社区城镇建立矿工的福利机构，等等。然而，该组织也在我们现在称之为社会福利工作的志愿工作中发挥了重要作用，尤其是在受伤的和患病的矿工的恢复期和再就业能力恢复中发挥了重要作用。煤炭工业社会福利组织在全国建立了 19 个矿工疗养院和几个地区的矿工再就业恢复中心，例如格拉斯哥附近的阿丁斯顿（Uddingston）。在 20 世纪 50 年代初期，煤炭工业社会福利组织要求残疾人康复咨询委员会（the Committee of Enquiry on the Rehabilitation of the Disabled）提供"世界上最好的工业和社会康复机构"，[②] 他们为尘肺病重症患者的休养做出了很多奉献。

英国国家卫生事业局（NHS）也关注尘肺患者的康复问题，1951 年在加迪夫的兰多设立了一所尘肺病康复中心，并打算在全国建 15 个

---

① CISWO, *First Annual Report* (1953), p.16.
② CISWO, *Report for 1954* (1955), p.38.

这样的中心，为尘肺病患者提供服务。①

作为英国国家卫生事业局的一个补充，煤炭工业社会福利组织仍在继续工作。例如在 20 世纪 70 年代末期，煤炭工业社会福利组织在南威尔士供应轻型便携式氧气设备，暂借给尘肺病患者使用。而这时，英国国家卫生事业局并没有用这一设备，这种设备有助于那些尘肺病重症患者的移动。② 1956 年起，坐落在伯恩茅斯的（Bournemouth）的南威尔士康复院为尘肺患者提供冬季疗养。③ 20 年后，这一创举发展成为患有慢性呼吸病的矿工和他们的妻子提供一个"在适宜的气候中疗养的冬季假日"。1975 年第一批患病矿工及其家属去了保加利亚（Bulgaria），接着是到泽西岛（Jersey）的旅行。④ 到 20 世纪 70 年代初，煤炭工业社会福利组织也经历了变革。随着工业萎缩，资金变得紧张，所以越来越多的人被安排到英国国家卫生事业局和国家社会服务事业中去。同时，煤炭工业社会福利组织再次开创了社会包容政策，放弃以前的分开行动政策，在福利、休养和运动上朝着更加广泛的领域发展，健康的和患病的人都可以参与。例如，1975 年和 1978 年针对尘肺患者的假日计划就涉及在职的、部分残疾的以及失业的人，重点是地区中残疾人的参与。⑤

梅本俱乐部（Mabon Club）则是两名与尘肺研究小组有关的社会医学官员建立的，他们可能集中体现了威尔士矿区支持环境中最好的一个方面。这是一个具有社会公益性质的俱乐部，其管理者们提供相关就业信息，组织尘肺病患者参加短途旅游，以及举办一些娱乐活动。他们给兰多医院志愿的尘肺研究小组提供额外的和补充性的服务，在20 世纪 50 年代，梅本式俱乐部每年接待至少 500 名患有尘肺病的矿

---

① CISWO，*Report for 1953*（1954），pp.40，42.
② CISWO，*Report for 1978*（1979），p.20.
③ CISWO，*Report for 1957*（1958），p.26. *Report for 1958*（1959），p.26.
④ CISWO，*Report for 1975*（1976），p.15. *Report for 1978*（1979），p.20.
⑤ CISWO，*Report for 1973*（1974），p.14.

工。[1] 在应对煤工尘肺病患者的再就业问题中，社会上的志愿俱乐部与英国政府都给予了很多关注，从寻找替代性职业到按病情划分再回到煤矿等其他行业的做法，或在医疗康复中心的休养，这些都有助于使尘肺病患者生活稳定，有助于保持社会的和谐。

经过半个多世纪的付出与努力，以国家煤炭局为主导的国家力量最终使煤工尘肺病的发病率与新增病例等显著下降，在对待尘肺病患者的问题上，英国政府积极调研，开展再就业政策与不同程度的赔偿金方案，煤工尘肺病的预防与治理得以有效抑制。下一章从国家对能源结构调整的角度论述煤工尘肺病在英国社会的消亡，进而从整体上探讨英国对尘肺病预防与治理的经验，为世界其他地区同类职业病，尤其是我国目前尘肺病防治提供借鉴。

---

① Arthur Mclvor, Ronald Johnston, *Miners' Lung : A History of Dust Disease in British Coal Mining*, Aldershot : Ashgate Publishing Ltd. , 2007, p.295.

第六章 英国煤工尘肺病的消亡
及其对我国的启示

20世纪初期，煤工尘肺病肆虐蔓延，是英国职业健康史上最为严重的疾病之一，它不仅严重威胁煤矿工人的生命与安全，在流行高峰期造成每年至少1 000名工人患病离世，而且导致煤工尘肺病患者被矿主与公司辞退，大量工人失业，失去生活保障，为英国社会带来诸多问题。为此，医学界人士在经历漫长而又复杂的调查、研究后，促使社会对煤工尘肺病有了清晰的界定与认知；与此同时，以英国矿工联盟和国家煤炭局为主体的两个庞大组织，对尘肺病进行了长期的防治与治理，效果显著。从20世纪后期开始，特别是六七十年代，英国社会煤工尘肺病的发病率和新增病例数量有了明显的下降，尘肺病患者再就业和休养问题也有了充足的保障。与此同时，英国能源结构的调整为尘肺病的根治提供了可能。各方力量的共同努力是煤工尘肺病在英国社会的消亡关键因素。英国社会对煤工尘肺病的认知与防治经历了一个多世纪的摸索与实践，其间有失败的政策，也有成功的经验，这对我国尘肺病的预防与治理有一定的借鉴意义，也将为世界其他国家的同类职业病提供有效的认知模式与防治方法。

第一节 英国能源结构的调整与煤工尘肺病的祛除

煤工尘肺病是现代英国开采业带来的职业性灾难，经过医学工作者的长期研究，社会不同群体积极参与预防与治理，在20世纪六七十年代以后，其发病率与新增病例有明显的下降，但从医学上来讲，尘肺病并没有得到有效的预防，也没有找到成功的治疗方法。从1979年撒切尔夫人领导的保守党上台开始，针对英国煤炭工业所带来的尘肺病，其逐步实施了从根本上杜绝煤工尘肺病出现的政策与措施，即以进口煤炭替代此前国家煤炭的开采与生产；大量关闭煤矿，大规模裁减煤矿工人；寻找替代性清洁能源，以减少煤炭在国家能源结构中的比例。通过保守党政府率先实行的这一举措，从根本上解决了煤矿工人的尘肺病问题，使其最终在英国社会得以祛除。

自18世纪开始，英国就已成为采煤业大国。其后，伴随技术的不断发展、市场需求的不断增长，煤炭产量日益增加。同时，英国也成为煤炭出口大国。正如经济史学家克拉潘在《现代经济史》中论述20世纪初期英国煤炭出口时所说的："没有一项工业比采煤业更加活跃……到1913年，除燃料煤外，全部挖掘出来的煤炭（以往向无如此之多）有四分之一以上都是装运出国的，十年前这项比率是五分之一，三十年前是七分之一……煤炭出口相对重要性的上升是这个时代的出口贸易方面最显著的变更。"[①] 第二次世界大战后，随着英国国内对煤炭消费量的增加，其出口国外的比例相应有所下降，1946年总出口870万吨，1947年降至530万吨，但1950年和1951年总出口量又分别达到1690万吨、1030万吨，增长迅猛。[②] 在很长时期里，英国煤炭的出口量始终大于进口量。

然而，在煤工尘肺病肆虐与蔓延所引发严重的社会危机之下，英国政府有意减少国内的煤炭产量，而开始转向从国外的进口。在撒切尔夫人领导的保守党上台后，更加速了这一进程。煤矿产量的减少必然导致部分煤矿关闭，进而可以大规模裁减煤矿工人。据统计，在1979年时，整个英国仍有223个煤矿矿井，煤矿工人有约23万，从1985年3月到1991年3月，英国煤矿工人减少到114 000人。1992年，全国煤矿工人的数量进一步减少，只剩下44 000人，矿井只剩下

① ［英］克拉潘：《现代英国经济史》下卷，姚曾廙译，商务印书馆1986年版，第82—83页。

② Guy Nott - Bower, R. H. Walkerdine, *National Coal Board*: *The First Ten Years*: *A Review of the First Decade of the Nationalised Goal Mining Industry in Great Britain*, London: the Colliery Guardian Company Ltd, 1956, pp. 34 - 36.

50 个。到 1994 年，再次大量关闭矿井，仅余下 16 个，还有 8 000 多名煤矿工人。到 2004 年，整个英国只有 3 000 名矿工，2006 年时，仅剩下 6 个矿井。[①] 为应付矿井的大量关闭与煤矿工人的大规模裁减，英国政府可以说是花费了巨资，因为需要为被裁减的煤矿工人支付大量补偿金。仅从 20 世纪 80 年代初的情况看，1979 年至 1982 年，煤矿工人的裁员周补偿额最低从 6.62 英镑上升到 9.93 英镑，最高从 46.22 英镑上升到 55.14 英镑。

由于减少本国煤炭开采、大量关闭矿井、裁减煤矿工人，英国政府除了加大对煤炭资源的进口外，还寻找清洁新能源，以替代并减少使用曾经的关键性燃料——煤炭。在 20 世纪中期以前，英国煤炭资源在其能源结构的比例中占有举足轻重的地位，占其燃料总消耗量的 90% 以上；20 世纪 50 年代早期，煤炭仍占其消耗总量的 85.5%，英国煤气工业这时期售出了 1 200 万吨的焦炭。在电力照明方面，19 世纪中后期煤气工业的牢固地位和原有力量阻止着电力的发展；20 世纪，燃烧煤炭发电的比例占主导地位。1937 年，燃烧煤炭发电的消耗量为 1 500 万吨，1955 年增加到 4 300 万吨，1960 年达到 5 190 万吨，1975 年上升至 7 340 万吨，1978 年则增加到 8 060 万吨，1979 年已达到 8 880 万吨。[②] 因此，迟至 20 世纪 70 年代末，煤炭资源仍然在英国国民经济中占有显著的地位，是发展其他工业不可或缺的燃料。

从 20 世纪 80 年代开始，英国能源结构逐步调整，以煤炭为主的传统能源地位急速下降，取而代之的则是石油、天然气、核能等新型能源。早在该世纪 60 年代，他们就从北非进口液化天然气；1965 年，英国又在北海第一次发现了天然气资源；两年后，天然气开始在市场上出售，新能源逐渐替代煤炭燃料。以电力行业为例，此前占主导到地位的煤炭消耗量，在进入 20 世纪 90 年代后开始大幅度缩减，从

① 高麦爱：《煤矿病人尘肺病与英国福利国家政策》，载《南京大学学报》（哲学·人文科学·社会科学版）2011 年第 6 期。

② Gerald Manners, *Goal in Britain*, London：George Allen and Lnwin, 1981, pp.32, 48.

1982 年的 8 030 万吨降低至 1999 年的 4 050 万吨，减少将近一半；天然气用于发电的消耗量在同期则显著上涨，从 1994 年的 1 530 万吨上升到 1999 年的 3 890 万吨；核能转变为电能的比例也有了一定的提高，1994 年核电站提供的能量相当于 3 580 万吨石油，90 年代初，英国的 14 座核电站供应了总电力的 21%，其中苏格兰 40% 的电力都是由核电站供应的。① 煤炭在国家能源结构调整后已失去了关键性地位，煤炭产量持续下降，至 2006 年，仅年产煤 17.76 吨。尘肺病患者进一步减少，此后新增病例更是实现零的突破。2015 年 12 月 18 日，英国关闭了最后一家深层煤矿——凯灵利煤矿，这意味着其煤炭时代的终结，也从根本上阻止了煤工尘肺病再次流行的可能。

20 世纪 80 年代开始，撒切尔夫人领导的保守党政府在国家政策上的举措，即减少本国煤炭生产，降低出口，增大煤炭的国外进口，进而大量关闭矿井，大规模裁减煤矿工人，调整能源结构，以天然气、核能等清洁新能源替代传统煤炭。由此，从根本上杜绝了煤工尘肺病出现的可能。英国在预防与治理煤工尘肺病的漫长过程中，积累了大量的经验、教训，成功遏制了尘肺病在本国的流行与蔓延，对我国以及世界其他国家治理同类职业病上来说，有很好的借鉴意义。但是，最后的釜底抽薪却是将潜在的尘肺病危机转嫁至其他国家，这同样值得警惕。

第二节　英国煤工尘肺病的防治经验

20 世纪，英国社会对煤工尘肺病问题的预防与治理具有开创性、实践性和优势性。在此前基本没有经验可循的前提下，无论是医学技术，还是预防尘肺病的方法或手段，都经过自主的独立研究和调查而

---

① Reference Services, Central Office of Information, *Energy and Natural Resource*, London：HMSO, 1992, pp.6, 33. 转引自高麦爱：《煤矿工人尘肺病与英国福利国家政策》，载《南京大学学报》（哲学·人文科学·社会科学版）2011 年第 6 期。

逐步得以实现，进而有效地控制了煤工尘肺病在矿区社会的流行与蔓延，使尘肺病患者的发病率与新增比例有了显著下降。因此，可以确定，英国社会在对尘肺病的预防与治理及其对患者再就业的安排和医疗康复等，都走在世界前列。英国对煤工尘肺病经过几十年的治理与实践，积累了防治其流行与蔓延的诸多成功经验。

一、英国医学界对煤工尘肺病研究与认知的不断深化

贯穿全书，我们始终可以看到，无论是在煤工尘肺病被承认为职业病的过程中，还是英国矿工联盟与国家煤炭局对煤工尘肺病开展的各项预防措施的实施中，都离不开医学界对尘肺病研究的不断深化与认知。医学界长期的跟进、调查与研究，促使英国社会对煤工尘肺病有了清晰的界定与认知，这是对其预防与治理的前提和关键。其中，诸多医学机构和医学界人士的参与、调查和研究，为尘肺病能够被社会认知做出了诸多贡献。

英国医学研究理事会成立于 20 世纪初，作为一个全国性的医学联合组织，在煤工尘肺病的被认知和防控中都发挥了重要的作用。在医学研究理事会成立之初，他们就将职业卫生问题作为一项重要的研究内容。在 1930 年，根据内政部的要求，医学研究理事会设立了一个工业肺病委员会（IPDC），以进一步研究与职业相关的煤尘吸入引发的病理情况。可以说，工业肺病委员会在煤工尘肺病被政府承认的过程中作用巨大。随着医学研究理事会对尘肺病的调查了解，广大民众对煤工尘肺病的认知也有了变化和广泛的关注。尤其是记者路易斯·摩尔根在《新闻纪事》（*News Chronicle*）上发表的揭露南威尔士和英格兰北部的采矿社区上演的一系列尘肺病灾难性的文章，极大地加深了社会各个群体对矿工的同情，也对政府施加了更大的舆论压力，迫使政府在解决这一问题上付出努力。在煤工尘肺病被承认为职业病后，医学研究理事会为进一步研究煤工尘肺病成立了尘肺研究小组。在成立后的 40 多年里，尘肺研究小组都是英国工业尘肺病防治最重要的智囊团，它高水平的研究工作使英国社会和全世界都对煤工尘肺病问题有

了进一步的了解和认知。

其次，在医学界对尘肺病的漫长认知中，一批同情和关注煤矿工人身心健康的医学专家不畏艰难，以自己的热情投身到煤工尘肺病的调查研究中，在矿区与矿井采样收集、进行深度化验，以测算不同地区的粉尘浓度，调查患有尘肺病的煤矿工人情况等。他们体现出的冒险与奉献等医者精神是 20 世纪初期煤工尘肺病认知水平发展不可或缺的推动因素。

再次，除了医学研究理事会，英国还成立了很多针对煤工尘肺病的研究机构。在 20 世纪，尘肺病俨然成为一个研究的热门课题。不仅有矿工联盟资助的研究所，而且有煤矿主自费成立的私人研究所，以及英国政府成立的研究机构；这些研究机构不仅存在于地方，而且具有普遍性，覆盖全国。总之，在 20 世纪中后期，英国社会建立了大量的尘肺病研究机构，以至于最后成立了国家联合尘肺委员会来协调处理各机构的研究，以此交流信息，共享研究成果，推进尘肺病的有效治理。

医学对人类新疾病的症状与认知往往具有复杂性，特别是以煤工尘肺病为典型的职业病，不仅卷入了煤矿主的切身利益，而且即便国家对煤炭开采量的需求不断增长，英国煤矿工人本身仍地位低下，难以形成社会影响力，所以，在煤工尘肺病认知过程中必然会出现矛盾，在与煤炭开采的利益群体的博弈中，煤工尘肺病患者往往占据下风。但是，英国医学界人士以及医学研究理事会能够做到长期坚持，无论是在统计数据上，还是相关调查中都坚持了准确性、科学性，较为难能可贵。在经历漫长的医学研究后，英国已对煤工尘肺病的病症与类别积累了详尽的知识，有助于英国社会对其有效地预防与治理。

二、矿工工会对煤工尘肺病的积极推动

在煤工尘肺病问题的处理上，英国工会，尤其是矿工联盟坚定地站在煤矿工人一边。他们积极进行社会动员，深入前线调查研究以推动医学变革；为促进矿井中工作环境的改善不遗余力，努力防尘、降尘、抑制各类粉尘；为尘肺病工人争取赢得更多的赔偿金；为尘肺病患者的再就业积极奔走，与政府进行协商，对其施压，积极斗争等，以推动其治理进程。当然，矿工工会曾经优先考虑煤矿工人的工作和工资而不是职业健康，这一点广受社会上其他人士的批评。但不可否认的是，矿工工会在煤工尘肺病一系列问题的解决方面还是发挥了不容忽视的作用。

从 20 世纪 20 年代起，英国矿工工会就依托对煤矿工人在矿井中工作的调查，搜集采矿社区中工人的残疾和死亡等直接材料，得出矿井中煤尘引发尘肺病的肆虐与蔓延，造成大量煤矿工人伤亡的结论。随即，矿工工会就积极地参与对煤矿工人肺问题的医学争辩，向"正统的"医学知识提出质疑。两次世界大战之间的空隙，矿工工会进一步质证"煤尘是无害的，只有硅是有问题"的观点，从而迫切要求政府应将煤矿工人纳入赔偿计划范围内。其中，南威尔士矿工联合会由于当地尘肺病情比较严重而最积极。南威尔士矿工联合会雇用医学和地质专家，独立开展流行病学研究，以推动正统医学知识变革。在煤工尘肺病被承认为职业病后，工会又积极推动矿井尘防治、赔偿和工人再就业能力恢复等方面的进展，并配合政府和国家煤炭局防治措施的实施。

英国矿工工会在煤工尘肺病的防治中，充分发挥工会的职能作用，尽心尽力，想尽一切办法维护工人的权益。他们深入煤工尘肺病防治的各个层面。在尘肺病的认知方面，他们为尘肺病的认定提供证据，协助调查，资助学者进行研究，最后自己也组织学者进行研究，推动研究的进展，为患病工人争取国家赔偿。在尘肺病的预防方面，矿工工会在矿井中推广呼吸器和口罩，并监督工人的使用情况；监督煤矿做防尘、降尘等工作，监督国家煤炭局是否贯彻粉尘标准，并且为国家煤炭局的防尘、降尘工作提供指导等。在尘肺病的治理方面，矿工工会为工人们提供援助与救济，主动承担社会责任。工会参与管理疗养院，帮助治疗因患尘肺病残疾的矿工，为患病矿工提供就业培训和再就业机会，建议对煤矿工人全面体检，并支付了大量的检查费用。

在煤工尘肺病的赔偿方面，矿工工会与煤矿主展开博弈，成功地为工人争取到赔偿款；在煤炭国有化后，又向煤炭局和政府申请给予工人最大范围内的更多赔偿，最后提出尘肺病一次性补偿计划，大大增加了工人的福利。矿工工会的活动贯穿尘肺病防治的各个方面，他们在这些方面都发挥了积极的推进作用，是英国社会预防与治理煤工尘肺病的有效经验。

矿工联盟的方法即集体谈判，对英国治理尘肺病来说，同样是有效的和成功的经验。在 20 世纪，英国工会与政府的关系可以用"对抗与合作"来概括，但大多时候是以合作为主，对抗的目的则是为了更好地合作。矿工联盟在推进煤工尘肺病防治中所采取的措施与方法，基本上都是通过集体谈判制度得以落实的。矿工联盟代表着煤矿工人，他们与煤矿主、英国政府以及国家煤炭局进行持续性的集体谈判。在英国，集体谈判的制度由来已久，早期工会就为雇用工人的工资及工作条件与煤矿主进行谈判。1875 年，《雇工与雇主法》通过后，工人与雇主取得了平等的地位，集体谈判制度有了法律上的认可与保障。"1916 年政府成立了一个负责调查劳资关系的委员会，该委员会再次肯定了集体谈判在解决劳资纠纷中的核心地位。随后英国的许多行业建立起了由雇主协会和工会组成的联合谈判机构。从这一时期开始，集体谈判成为英国各行各业中确定劳动就业条件和解决劳动纠纷的主要方法。"① 在煤工尘肺病的防治中，矿工工会也通过这种方式与煤矿主协商，改善工作环境，对患病矿工进行赔偿。在煤矿国有化之后，工会与国家煤炭局展开集体谈判，确定矿井中的粉尘浓度、工人体检及赔偿等一系列问题，充分发挥了集体谈判的作用。

英国矿工联盟在煤工尘肺病的防治过程中经常发起集体谈判的努力，正类似于《难以抉择》中所说的："我们所说的政治参与，是指平

---

① 毛景：《20 世纪初期英国集体谈判制度的形成及启示》，载《信阳师范学院学报》（哲学社会科学版）2013 年第 6 期。

民试图影响政府决策的活动。"① 矿工联盟通过集体行动，让更多人参与政治，最终成功地推动了政府的立法。他又论述道："如果人们加入某个组织并在其中积极活动，那么他们参与政治的可能性就会大得多。"② 在推动尘肺病立法的政治参与中，煤矿工会刚好是作为这样一种组织出现的。煤矿工会实现了推动立法的任务，个人则实现了得到赔偿的愿望。

从英国矿工工会的社会属性来看，它是工人的自治组织，更是政府的有力补充。它被认为是非政府组织的典型代表。这一组织与多数国家的情况有很大不同。非政府组织近年来发挥的作用越来越大，很多人称其是介于政府与企业之间的第三部门。而矿工工会在煤工尘肺病的防治中，更像是以非政府组织的角色在协调政府与企业之间的关系，通过这种方式协调煤矿主与工人间的关系，为煤矿工人争取权益。在煤炭国有化后，则积极协调国家煤炭局与煤矿工人间存在的矛盾。

范铁中曾在《协同参与：非政府组织与社会管理》一书中认为，非政府组织往往具有以下特征："一是民间性，即非政府性，以区别于政府机构；二是非营利性，区别于企业组织；三是参与公益事业；四是具有社会协调功能；五是政府管理社会的帮手；六是公共服务的提供者；七是社会与政府间的沟通者。"③ 杨晓石在研究中国工会的非政府组织作用时也提出：工会作为非政府组织应积极参与劳动法律制度建设，从源头上保护劳动者的合法权益；针对劳资双方实力不等的事实，加强工会作为非政府组织对职工的保护；加强工会作为非政府组织的执法监督工作；工会作为非政府组织参劳动争议的调解与仲裁。④ 英国矿工工会在煤工尘肺病的防治过程中，正体现了以上 7 个特点，

① ［美］萨缪尔·亨廷顿、琼·纳尔逊：《难以抉择——发展中国家的政治参与》，汪晓寿、吴志华、项继权译，华夏出版社 1989 年版，第 3 页。

② ［美］萨缪尔·亨廷顿、琼·纳尔逊：《难以抉择——发展中国家的政治参与》，汪晓寿、吴志华、项继权译，华夏出版社 1989 年版，第 91 页。

③ 范铁中：《协同参与：非政府组织与社会管理》，上海大学出版社 2015 年版，第 7 页。

④ 杨晓石：《工会作为非政府组织的作用》，载《和田师范专科学校学报》（汉文综合版）2005 年第 2 期。

其作为非政府组织所发挥的作用为尘肺病患者提供了很大的援助。

三、政府和国家煤炭局对煤工尘肺病健康的重视

在对煤工尘肺病的认知和预防过程中，英国政府在 20 世纪扮演了积极的角色。英国内政部在矿工工会的压力下委托医学研究理事会成立专门研究工人肺病的工业肺病委员会，该委员会不负众望，在煤工尘肺病作为职业病的承认过程中发挥了重要作用。医学研究理事会根据工业肺病委员会的调查结果，建议政府改变赔偿程序，用"煤矿工人的尘肺病"来代替硅肺，所涵盖的工人包括工作面的采煤工、掘进工和港口的煤平舱工人等，政府也很快接受了医学研究理事会的建议。为此，政府制定了诸多相关性法规，如 20 世纪 40 年代制定的《1943年煤矿业（尘肺）赔偿计划》。1954 年，政府还制定了《矿山和石场法案》，通过立法形式确定了煤矿安全卫生的法律责任。《1974 年尘肺福利计划》赋予了受害矿工更多的权利。1977 年，英国政府颁布了《煤矿可吸入尘条例》（RDR），该法律使国家煤炭局先前的煤尘抑制活动由自愿性的转变为法定义务性的，极大地促进了煤炭局对煤尘抑制措施的积极实施。

此外，燃料动力部还成立了矿山安全研究院，开展安全采矿的条件和职业卫生状况等的研究。为了调节不同研究机构之间的研究项目，能源电力部倡导英国政府成立了国家联合尘肺委员会，引导各项研究计划。国有化之后，燃料动力部也发挥了对国家煤炭局的监督和管理作用，例如不断督促煤炭局改进粉尘标准，改进粉尘抑制的措施，等等。总之，政府在立法和监管方面发挥了重要作用。在对待尘肺病患者的再就业与康复疗养问题方面，政府同样做出积极的回应，如重视被辞退患者的失业问题。在为其寻找可替代职位的过程中虽有失败，但仍然成立委员会，积极解决问题；对严重的尘肺病患者，则尽力提供最好的康复机构，供其进一步休养。

与之前英国的私人煤矿主相比，国家煤炭局显然更加重视矿工的职业健康问题。的确，作为一个最大的国有化组织，它要在职业卫生

方面做出表率。国家煤炭局在医学研究、防尘措施实施等方面都要比私人煤矿主更积极主动。这些我们在本书第五章中可以清楚地看到。比如成立煤矿医疗服务部、任命医疗官、为矿工进行 X 光检查以及组建科学部和各类尘肺病咨询委员会，在煤矿中采样并测定煤矿中的粉尘含量，注水和改良通风条件等具体措施，为降低煤工尘肺病的蔓延做出了积极的表率作用。

煤工尘肺病几乎困扰了英国一个世纪，国家煤炭局和政府除了出台具体措施防尘、降尘，改善煤矿工人的生活环境外，也为尘肺病患者支付一定的赔偿金，对残疾矿工充分帮助其实现再就业。在撒切尔政府时期，还通过进一步调整能源结构、关闭大量矿井、以进口煤炭代替本国的煤炭生产，由此来抑制煤矿工人尘肺病引发的社会危机。降低煤炭资源在英国能源构成中的比例，以同样丰富的天然气、日益成熟的核能技术，逐渐取代利用煤炭作为燃料发电的选择，降低其产量。因此，大量矿井被关闭。在 20 世纪 80 年代，英国仍有 200 余个矿井，至 21 世纪初期，剩下的只能以个位数计。英国政府以寻找替代新能源，从根本上杜绝煤矿工人尘肺病出现的可能性，这对于世界其他国家而言，具有启示性意义。

总之，英国煤工尘肺病流行、肆虐与蔓延的职业性灾难，是矿井中的工作环境因素、医学界认知的滞后性、国家优先考虑煤炭产量及技术机械化的负面影响，还有生活习惯和工作文化等因素共同作用，进而产生的灾难性结果。然而，在 20 世纪中后期，在煤工尘肺病的有效预防与成功治理等方面，又是政府、煤矿主、国家煤炭局、矿工联盟各方博弈与通力合作的结果。英国煤工尘肺病伴随煤炭工业的崛起而来，经历两个世纪的不断发展，又因寻找新能源而逐渐消失。其间夹杂了英国社会不同群体尽最大可能、努力减少煤工尘肺病患者伤亡的职业卫生史。

第三节 英国煤工尘肺病的防治对我国的启示

同英国一样，我国煤炭资源储量丰富，在能源结构中占有很大比例，对国民经济和社会发展至关重要。作为战略性资源，煤炭的利用在我国目前乃至今后很长一段时间仍将具有显著地作用。因此，我国现有的煤矿企业众多，从业人数十分巨大，在经济发展中占有重要地位。由此，因诸多矿井中弥漫的各类粉尘所引发的煤矿工人尘肺病，也成为我国社会最严重的职业病问题，每年发病率普遍较高，新增病例基本在 10 000 例以上，形势十分严峻。煤矿工人尘肺病严重威胁着从业人员的生命安全与身体健康，关系着国家经济的繁荣发展与社会的和谐稳定。

当前，我国煤工尘肺病预防与治理的形势非常紧迫，突出问题首先在于煤矿工人患得尘肺病的数量庞大。"新中国成立以来至 2009 年底，累计报告职业病 722 730 例，其中，2009 年共报告尘肺病新增病例 14 495 例，死亡病例 748 例。在 14 495 例尘肺病新病例中，煤工尘肺和硅肺占 91.89%。目前尘肺病仍是我国最严重的职业病，2009 年，报告尘肺病例数占职业病报告总例数的 79.96%。"① 且由于尘肺病隐匿性和迟发性的特点，每年实际发病的人数要大于报告数量。其次，是煤工尘肺病的发病率仍居高不下，据 2009 年制定的《国家职业病防治规划（2009～2015 年)》显示，尘肺病约占职业病病人总数的 80%，近年平均每年报告新发病例 1 万多例。②另据新华社报道，国家安监总局副局长、国家煤监局局长赵铁锤表示，据不完全统计，煤炭行业尘

---

① 李强、蒋承林、翟果红：《我国煤炭行业尘肺病现状分析及防治对策》，载《中国安全生产科学技术》2011 年第 4 期。

②《国家职业病防治规划（2009～2015 年)》，http://ziliao. aqsc. cn/law/zyws/102808/129548. html，2010 - 12 - 23。

肺病病例约占全国尘肺病总数的 50%。新发尘肺病例年均增长率为
8.5%。[①] 最后，伴随中小型煤矿的开采与发展，尘肺病的分布愈加广
泛，其向中西、西南地区呈不断蔓延趋势，且发病工龄不断缩短，日
益严重。煤工尘肺病对工人身体健康损害严重，一旦发病往往难以治
愈，伤残率较高，甚至危及其生命安全。

造成煤工尘肺病肆虐与蔓延这一严峻形势的原因是复杂且多方面
的，主要原因在于煤矿企业对危害防治尘肺病的重视程度不够，缺乏
对安全设施的投入且利用率不足；煤炭开采技术的相对落后，又增加
了煤矿工人吸入煤尘的危险；在监管方面，煤矿尘肺病监管处于混乱
状态，没有具体的规章制度和法律条文明确企业的相关责任，也没有
专门部门监管煤矿职业病的防治工作，另外防护管理及检查体系也不
健全。[②] 诸如此类的问题还有很多，它们的存在加剧了煤矿工人尘肺病
的肆虐与蔓延，给煤矿工人的身心带来巨大痛苦，也阻碍了国家经济
的良性发展。

因此，结合 20 世纪英国煤矿工人尘肺病的预防与治理的经验、教
训，为我国煤矿工人尘肺病提供防治对策，进而有效抑制其发生与扩
散，降低其发病率与新增病例，既能保障煤矿工人的身体健康，又能
更好地推进国家经济发展，维护社会的稳定与繁荣。

第一，以医学研究为基础，对煤工尘肺病充分进行再认知。英国
对煤工尘肺病的医学认知经历了漫长而复杂的时期，从不被理解、重
视和承认，到最终的社会动员与热切关注，医学界对尘肺病的不断认
知起了很大的推进作用。与 20 世纪的英国相比，我国目前在煤工尘肺
病方面的医学认知与防治上有足够的优势，因为已有的认知基础非常
扎实，研究起点较高。在防尘、降尘的技术与设备上，国内外都已十
分成熟，可以直接借鉴、购买、使用。但是，现阶段的尘肺病问题仍

---

① 新华社电，见 http://www. gov. cn/jrzg/2010 - 10/03/content_ 1715246. htm，2010
- 12 - 23。

② 李强、蒋承林、翟果红：《我国煤炭行业尘肺病现状分析及防治对策》，载《中国安全
生产科学技术》2011 年第 4 期。

不能寻求有效的治疗方案，对尘肺病患者而言，更多是以疗养性休息为主。因此，国家应积极鼓励医学领域科研机构与相关院校等在粉尘防治领域的研究，加大在粉尘防治基础研究和产品研发等领域的设备、资金和人员的投入，对尘肺病继续深入调查，使已经患上尘肺病的煤矿工人不再受折磨。

第二，创新煤炭开采技术水平，防尘、降尘，控制矿井粉尘，预防尘肺病的发生。煤炭开采技术的发展曾有效提高生产效率、改善矿井中煤矿工人的工作环境，但同样也造成了严重的恶果，即机械化生产中的煤尘弥漫通道成为尘肺病肆虐与蔓延的主要原因。然而，在抑制粉尘中，技术的创新性发展同样能够起到显著作用。如最新的泡沫除尘技术，可以有效地治理煤矿井下的煤尘灾害，但仍存有井下安装难度大、操作复杂，实践效用差等问题。所以，克服矿井中的技术难题是一大关键。对此，我们也应结合我国煤矿地区的地质构造，开发研究出适合无尘采掘的设备，既可以提高煤炭生产量，又能有效防治煤尘的产生，减少煤矿工人与煤尘的接触面，降低煤尘在矿井中的浓度，进而从根源上杜绝尘肺病发生的可能，逐渐在矿区消除这一职业病。

第三，充分发挥社会组织等的积极作用，为煤工尘肺病的预防与治理做出有效行动。从英国煤工尘肺病防治经验看，英国矿工联盟等社会组织深入尘肺病治理的各个层面，为尘肺病的被认知提供证据，为医学调查提供资金，以使尘肺病得到社会的广泛关注。采取具体措施改善矿井环境、防尘降尘，以集体谈判制度为主要方法，与相关政府部门就尘肺病患者的利益与赔偿展开协商合作，发挥社会协调以及帮助政府管理的有力助手等有益功能。我国的煤工尘肺治理，应充分发挥工会的关怀作用以及其他社会慈善组织的关爱行动，动员广泛的社会力量参与到这一职业病的治理当中，一方面加强对煤矿工人尘肺病的宣传力度，让矿工了解并清楚认知尘肺病的发病机理，以及在矿井中工作时的正确防护方法；另一方面在政府政策范围外开展社会救助作为补充，群策群力，应对尘肺病给煤矿工人与社会发展带来的诸多危害。

第四，政府相关部门对煤矿工人中的尘肺病患者应定期进行健康检查，对症治疗。对病情比较轻微且年轻的患者安排培训学习，重新安置其他类型的工作，充分解决其再就业问题，保障他们的稳定生活；对病情严重的煤矿工人应积极关照，加大经济上的赔偿力度、建立康复休养中心。在经济补偿上建立起相应制度及尘肺病防治基金委员会，保障每一个尘肺病患者尽可能多地得到应有的赔偿。对目前已缺失劳动能力的尘肺病患者，可最大限度地为其提供休养与康复环境，更多关注患者的社会生活。

第五，政府应更加关注和重视煤矿工人的尘肺病问题，进一步完善和修订煤炭工业尘肺病防治的法律法规，明确规定相关企业责任，建立并完善煤矿工人尘肺病预防、治理的监管体系。从总体上看，在法律制定方面，我国已建立起了比较完备的职业病防治体系。《中华人民共和国安全生产法》《中华人民共和国煤炭法》《中华人民共和国矿山安全法》《中华人民共和国职业病防治法》《煤矿安全监察条例》《中华人民共和国尘肺病防治条例》等法律有效地指导和规范了尘肺病的预防与治理。2009 年，国务院制订了《国家职业病防治规划（2009—2015）》，提出到 2015 年，尘肺病新发病例年增长率要从当年的 8.5% 下降到 5% 以内的目标。在此指导下，各省市都根据本省的实际，制订了自己的职业病防治规划，对本省的职业病防治现状进行了分析，提出了具体的规划目标，明确了具体任务和部门职责，以及保障措施等。

以产煤大省山东省为例，据其煤监局曾经介绍，山东省现有生产矿井 223 对，基建矿井 11 对，年核定生产能力 1.5 亿吨。目前，全省煤炭职工人数约 50 万人，其中接触粉尘人员 17.1 万人。据不完全统计，山东省煤矿累计尘肺病发病在 10 934 例，死亡 1 640 多人。2005年以来，山东省煤矿尘肺病平均每年新增 340 多例，与 20 世纪 90 年代每年 400 例至 600 例相比下降幅度较大，许多煤矿已连续多年无新的尘肺病例出现。虽然进入 21 世纪已取得显著的防治效果，但整体上仍然

222

人数较多，范围广泛。因此，政府在对待尘肺病过程中，应进一步再明确防治监管职责，落实并规范煤矿工人的健康监护流程，建立起由煤监局、卫生部、人保部等相关部门组成的一体化的协调机制，在检测粉尘、检查煤矿环境等每一个细小问题上都应落实到部门，详尽到个人。

第六，加强煤矿工人的职业卫生培训与宣传教育，增强其自我保护的意识与能力。在防治尘肺病过程中，矿井中的工人是直接接触煤尘的群体，他们的意识和行动对预防尘肺病的蔓延非常重要。从以往的经验来看，煤矿工人常常忽视这种粉尘带来的危险性，并不完全遵守安全防治的行为准则。所以，必须加强基层的管理者和工人群体对职业卫生防护的重视，也建立激励性的惩罚、奖励体系，对遵守矿井安全与严格穿戴设备的工人进行奖励激励，增强他们的自我保护意识和应对能力，以最大程度的预防尘肺病的发生。

第七，长期困扰英国社会的尘肺病问题，其最终解决办法并非医学上的治疗，而是煤矿的大量关闭，煤矿工人转入其他行业。"对于矿工尘肺病引发的社会危机，经济高度发达的英国并没有找到一条既解除危机又保存煤炭工业的有效途径，而是通过积极寻求洁净的替代能源的办法来舍弃高危的煤炭工业。这种釜底抽薪的办法的确有效地消除了尘肺病引发社会危机的可能性。这对许多为同样问题所困扰的发展中国家而言，具有很好的借鉴意义。"[1] 但是，在这一过程中，英国也将煤炭开采转嫁至其他国家，因此尘肺病问题并没有从整个人类社会消失。这种做法同样值得警惕。作为负责任的大国，我们一方面应控制煤炭在能源结构中的比重，开发新清洁无污染、更为有效的替代性能源；另一方面仍以医学研究、创新技术和预防监管体系为基础，寻求攻克煤矿工人尘肺病最有效、最根本的方法。

20 世纪英国社会对煤矿工人尘肺病的治理经验告诉我们，尘肺病

---

① 高麦爱：《煤矿工人尘肺病与英国福利国家政策》，载《南京大学学报（哲学・人文科学・社会科学版）》2011 年第 6 期。

基本上是可以预防与治理的。我国煤工尘肺病现处于严峻的形势，威胁着诸多奋战在一线的煤矿工人的身体健康与生命安全，影响着国家的经济发展与社会稳定。因此，必须重视对尘肺病的预防与治理，坚持预防为主、防治结合的方针，推进尘肺病患者的理疗休养与再就业问题。而这些，有赖于社会各方面的通力合作，只有相互配合，建立完善的预防、治理、再就业和监管等完善的网络化体系，创新煤炭工业的生产技术，或寻求可替代性的清洁能源，调整国家能源结构，从尘肺病根源上控制，才能进一步抑制煤工尘肺病的流行与蔓延，降低其发病率及新增病例，最终杜绝煤矿工人尘肺病的产生。

参考文献

一、档案

[1] Health and Safety Commission. Health and Safety Statistics, 1995 – 1996, 1998 – 1999, 1999 – 2000.

[2] Industrial Health Services Committee. Report of a Committee of Enquiry on Industrial Health Services, 1951.

[3] IPDC Minutes. 16 July 1936, PRO, FD1/2884.

[4] MFGB. Annual Volume of Proceedings (1936).

[5] MFGB. Annual Volume of Proceedings (1942).

[6] MFGB. Annual Volume of Proceedings (1944).

[7] Monmouth Shire and South Wales Coal Owners' Association. Coal Dust Research Committee, Ninth Annual Report (July 1943).

[8] NUM (South Wales Area). Annual Conference for 1947 – 1948.

[9] NUM, South West Area Council. Annual Conference Report (1946 – 1947).

[10] NUM (South Wales Area). Executive Council, 9 July 1974.

[11] NUM (South Wales Area). Annual Report of the Executive Council, 1976 – 1977.

[12] Office for National Statistics. Annual Abstract of Statistics, No. 137 2001 Edition.

[13] SWMF Compensation Department. Memorandum, 20 June 1944; Letter to Lodge Secretaries, 21 July 1944, SWCC/MNA/NUM/K17J.

[14] WMF. Executive Council Minutes, 28 February 1930, 23 June 1930, 25 July 1930.

二、英文专著

[1] Andrew Meikle Bryan. The Evolution of Health and Safety in Mines, Letchworth: Ashire Publishing Ltd. , 1975.

[2] Andrew Taylor. The NUM and British Politics 1944 – 1968, Aldershot: Ashgate Publishing Ltd. , 2003.

[3] Alan Campbell. The Scottish Miners, 1874 – 1939, Industry, Work and Community, Aldershot: Ashgate Publishing Ltd. , 2000.

[4] Alan Derickson. Black Lung: Anatomy of a Public Health Disaster, Ithaca: Cornell University Press, 1998.

[5] A. H. Halsey, Josephine Webb. Twentieth Century British Social Trends, London: Palgrave Macmillan, 2000.

[6] Angela V. John. By the Sweat of Their Brow: Women Workers at Victorian Coal Mines, London: Routledge, 1984.

[7] Arthur Mclvor. A History of Work in Britain, 1880 – 1950, London: Palgrave Macmillan, 2001.

[8] Arthur Mclvor, Ronald Johnston. Miner's Lung: A History of Dust Disease in British Coal Mining, Aldershot: Ashgate Publishing Ltd. , 2007.

[9] Barry Supple. The History of the British Coal Industry, Volume 4. 1913 – 1946: The Political Economy of Decline, Oxford: Oxford University Press, 1987.

[10] David Butler, Gareth Butler. Twentieth Century British Political Facts 1900 – 2000, New York: St. Martin's Press, 2000.

[11] Donald Hunter. The Diseases of Occupations, London: Hodder Arnold Publishers, 1975.

[12] Ferdinand Zweig. Men in the Pits, London: Victor Gollancz, 1948.

[13] F. M. L. Thompson. The Cambridge Social History of Britain 1750 – 1950, Cambridge: Cambridge University Press, 2002.

[14] George Orwell. The Road to Wigan Pier, London: Penguin Books, 1962.

[15] George Rosen. A History of Public Health, Baltimore: Johns Hopkins University Press, 1993.

[16] H. Francis, D. Smith. The Fed: A History of the South Wales Miners in the Twentieth Century, London: Lawrence and Wishart, 1980.

[17] Henry Pelling. A History of Britain Trade Unionism, London: The Macmillan Press, 1976.

[18] J. Benson. British Coalminers in the Nineteenth Century: A Social History, Dublin: Gill and Macmillan, 1980.

[19] John Hatcher. The History of the British Coal Industry, Volume 1, Oxford: Clarendon Press, 1993.

[20] John Rogan. Medicine in the Mining Industries, London: William Heinemann Medical Books, 1972.

[21] John T. Arlidge. The Hygiene Diseases and Mortality of Occupations, London: Percival, 1892.

[22] L. R. James. The Control of Dust in Mines, Cardiff: Cymric Federation Press, 1959.

[23] Michael P. Jackson. The Price of Coal, London: Routledge, 2018.

[24] N. K. Buxton. The Economic Development of the British Coal Industry, London: Batsford, 1978.

[25] Phyllis Deane. The First Industrial Revolution, Cambridge: Cambridge University Press, 1979.

[26] R. Fouquet. Heat, Power and Light: Revolutions in Energy Services, Cheltenham: Edward Elgar Publications, 2008.

[27] Roy A. Church. The Coal Iron Industries, Cambridge: Blackwell, 1994.

[28] Roy A. Church. The History of the British Coal Industry, Volume 3. 1830 - 1913: Victorian Pre-Eminence, Oxford: Oxford University Press, 1986.

[29] Thomas Oliver. Dangerous Trades: The Historical, Social, and Legal Aspects of Industrial Occupations as Affecting Health, London: John Murray, 1902.

[30] Warwick Taylor. The Forgotten Conscript: A History of the Bevin Boy, Edinburgh: Pentland Press, 1995.

[31] W. Ashworth. The History of the British Coal Industry, Volume 5, Oxford: Oxford University Press, 1986.

三、英文论文

[1] A. L. Cochrane. "The attack rate of progressive massive fibrosis", British Journal of Industrial Medicine, Vol. 19, No. 1, 1962.

[2] A. M. Donoghue. "Occupation health hazards in mining: an overview", Occupational Medicine, Vol. 54, No. 5, 2004.

[3] A. Perchard. "The Mine Management Professions and the Dust Problem in the Scottish Coal Mining Industry, 1930 – 1966", Scottish Labour History, Vol. 40, 2005.

[4] Alton S. Pope. "Medical Research Council, Chronic Pulmonary Disease in South Wales Coal Miners", Public Health Nations Health, Vol. 32, No. 12, 1942.

[5] Andrew Meiklejohn, Charles Fletcher. "The Prevention of Pneumoconiosis Among Coal Miners in Great Britain", Occupational Medicine, Vol. 2, No. 1, 1952.

[6] Andrew Smart. "Note on Anthracosis", British Medical Journal, Vol. 2, No. 1288, 1885.

[7] Archie L. Cochrane. "Pulmonary Tuberculosis in the Rhondda Fach", British Medical Journal, Vol. 2, No. 4789, 1952.

[8] Charles M. Fletcher. "Epidemiological Studies of Coal Miners' Pneumoconiosis in Great Britain", Archives of Industrial Health, Vol. 11, No. 1, 1955.

［9］ J. G. Bennett. "The Relationship between Coal Rank and the Prevalence of Pneumoconiosis", British Journal of Industrial Medicine, Vol. 36, No. 3, 1979.

［10］ John C. Gilson. "Is Coal Dust Harmful to Man?", PRU Collected Papers, Vol. 4, 1955.

［11］ Mark Bufton and Joseph Melling. "Coming Up for Air: Experts, Employers and Workers in Campaigns to Compensate Silicosis Sufferers in Britain, 1918 – 1939", Social History of Medicine, Vol. 18, No. 1, 2005.

［12］ Michael Bloor. "No Longer Dying for a Living: Collective Responses to Injury Risks in South Wales Mining Communities, 1900 – 1947", Sociology, Vol. 36, No. 1, 2002.

［13］ Philip D. Hart and Edward M. Aslett. "Chronic Pulmonary Disease in South Wales Coal Mines: An Eye Witness Account of the MRC Surveys (1937 – 1942)", Society for the Social History of Medicine, Vol. 11, No. 3, 1998.

［14］ R. J. Hamilton et al. "A Portable Instrument for Respirable Dust Sampling", Journal of Scientific Instruments, Vol. 33, No. 10, 1956.

［15］ Robin Rudd. "Coal Miners' Respiratory Disease Litigation", Thorax, Vol. 53, No. 5, 1998.

［16］ S. A. Roach. "Measuring Dust Exposure with the Thermal Precipitator in Collieries and Foundries", British Journal of Industrial Medicine, Vol. 16, No. 2, 1959.

四、中文译著：

［1］ 马克斯·比尔. 英国社会主义史：下卷［M］. 北京：商务印书馆，1959.

［2］ 保尔·芒图. 十八世纪产业革命：英国近代大工业初期的概况

［M］．杨人楩，陈希秦，吴绪，译．北京：商务印书馆，2011.

［3］费尔南·布罗代尔．15 至 18 世纪的物质文明、经济和资本主义：第三卷［M］．顾良，译．北京：生活·读书·新知三联书店，2002.

［4］宫崎犀一等编．近代国际经济要览：16 世纪以来［M］．陈小洪，任兴州，姚玉明，等译．北京：中国财政经济出版社，1990.

［5］阿尔图瓦·卡斯蒂廖尼．医学史［M］．程之范，甄橙，主译．南京：译林出版社，2014.

［6］阿萨·勃格里斯．英国社会史［M］．陈叔平，陈小惠，刘幼勤，等译．北京：中国人民大学出版社，1991.

［7］艾伦·麦克法兰．现代世界的诞生［M］．刘北成，评议．刘东，主持．管可秾，译．上海：上海人民出版社，2013.

［8］彼得·马赛厄斯，M. M. 波斯坦主编．剑桥欧洲经济史：第 7 卷·上册［M］．徐强，李军，马宏生，译．北京：经济科学出版社，2004.

［9］C. R. 艾德礼．工党的展望［M］．吴德芬，赵鸣岐，译．北京：商务印书馆，1951.

［10］E. P. 汤普森．英国工人阶级的形成［M］．钱乘旦，等译．南京：译林出版社，2013.

［11］哈孟德夫妇．近代工业的兴起［M］．韦国栋，译．北京：商务印书馆，1959.

［12］克拉潘．现代英国经济史［M］．姚曾廙，译．北京：商务印书馆，1986.

［13］肯尼斯·O. 摩根．牛津英国通史［M］．王觉非，等译．北京：商务印书馆，1993.

［14］罗伯特·艾伦．近代英国工业革命揭秘：放眼全球的深度透视［M］．毛立坤，译．杭州：浙江大学出版社，2012.

［15］罗杰·奥斯本．钢铁、蒸汽与资本：工业革命的起源［M］．曹磊，译．北京：电子工业出版社，2016.

［16］罗伊斯顿·派克编．被遗忘的苦难：英国工业革命的人文实录［M］．蔡师雄，吴宣豪，庄解忧，译．福州：福建人民出版社，1983.

［17］M. M. 波斯坦，爱德华·米勒主编．剑桥欧洲经济史：第二卷

［M］. 钟和，张四齐，晏波，等译. 王春法，等校订. 北京：经济科学出版社，2004.

［18］莫尔顿，台德. 英国工人运动史，1770—1920 ［M］. 叶周、周立方，周敏仪，等译. 上海：三联书店，1962.

［19］W. H. 考特. 简明英国经济史：1750—1939 ［M］. 方廷钰，吴良健，黄征勋，译. 北京：商务印书馆，1992.

［20］韦伯夫妇. 英国工会运动史 ［M］. 陈健民，译. 北京：商务印书馆，1959.

［21］威廉·E. 佩特森，阿拉斯泰尔·H. 托马斯编. 西欧社会民主党 ［M］. 林幼琪，王国明，郑世平，等译. 上海：上海译文出版社，1982.

［22］巴巴拉·弗里兹. 煤的历史 ［M］. 时娜，译. 北京：中信出版社，2005.

［23］肯尼斯·基普尔. 剑桥人类疾病史 ［M］. 张大庆，主译. 上海：上海科技教育出版社，2007.

［24］理查德·海因伯格. 煤炭、气候与下一轮危机 ［M］. 王玲，译. 北京：社会科学文献出版社，2012.

［25］萨缪尔·亨廷顿，琼·纳尔逊. 难以抉择：发展中国家的政治参与 ［M］. 汪晓寿，吴志华，项继权，译. 北京：华夏出版社，1989.

五、中文著作：

［1］陈绍义主编. 煤矿尘肺 ［M］. 北京：煤炭工业出版社，1984.

［2］陈晓律. 英国福利制度的由来与发展 ［M］. 南京：南京大学出版社，1996.

［3］丁建定. 英国社会制度保障史 ［M］. 北京：人民出版社，2015.

［4］范铁中. 协同参与：非政府组织与社会管理 ［M］. 上海：上海大学出版社，2015.

［5］中国大百科全书总编辑委员会，《矿冶》编辑委员会编. 中国大百科全书·矿冶 ［M］. 北京：中国大百科全书出版社，1984.

［6］蒋孟引主编. 英国史 ［M］. 北京：中国社会科学出版社，1988.

［7］李华锋. 英国工党与工会关系研究 ［M］. 北京：人民出版社，2009.

［8］刘成，何涛等．对抗与合作——二十世纪的英国工会与国家［M］．南京：南京大学出版社，2011．

［9］煤炭部煤矿医疗卫生科技情报中心站编．英国煤工尘肺及煤矿卫生情况考察报告［M］．煤炭部煤矿医疗卫生科技情报中心站，1981．

［10］钱乘旦，许洁明．英国通史：珍藏本［M］．上海：上海社会科学院出版社，2000．

［11］钱乘旦．工业革命与英国工人阶级［M］．南京：南京出版社，1992．

［12］钱乘旦，陈晓律．英国文化模式溯源［M］．上海：上海社会科学院出版社，2003．

［13］钱乘旦，陈晓律，潘兴明，等．英国通史［M］．南京：江苏人民出版社，2016．

［14］史雁屏．尘肺及其合并症的治疗［M］．哈尔滨：黑龙江教育出版社，1994．

［15］孙洁．英国的政党政治与福利制度［M］．北京：商务印书馆，2008．

［16］王皖强．国家与市场：撒切尔主义研究［M］．长沙：湖南教育出版社，1999．

［17］王章辉．英国经济史［M］．北京：中国社会科学出版社，2013．

［18］杨德昌，白云亭主编．今日尘肺：第四卷：防治尘肺研究论文专集［M］．北京：中国建材工业出版社，1992．

［19］中国安全生产科学研究院编撰．中国职业安全卫生现状［M］．北京：中国劳动社会保障出版社，2005．

六、中文论文：

［1］陈黎黎．1980 年代以来美国史学界尘肺病史研究述评［J］．史学月刊．2011（6）．

［2］陈黎黎．1900—1969 年间美国的尘肺病治理历程及其启示［J］．鲁东大学学报（哲学社会科学版）．2014（4）．

［3］陈晓律．资本主义历史的发展与大罢工的使命：英国 1926 年大罢工失败的启示［J］．当代世界与社会主义，1997（2）．

［4］董维武．英国采煤业职业健康与安全立法综述［J］．中国煤炭，

2009，（2）.

［5］丁茂柏. ILO 国际尘肺 X－线影像分类的演变史［J］. 国外医学（卫生学分册），1983（4）.

［6］丁建定. 1870—1914 年英国经济结构的调整与社会生活的变化［J］. 南都学坛，2000（2）.

［7］丁建定. 贝弗里奇报告及其评价［J］. 社会保障研究，2007（1）.

［8］董维武. 英国采煤业职业健康与安全立法综述［J］. 中国煤炭，2009，35（2）.

［9］房照增. 英国的职业安全与健康：一［J］. 现代职业安全，2004（4）.

［10］房照增. 英国的职业安全与健康：二［J］. 现代职业安全，2004（5）.

［11］房照增编译. 英国的职业安全与健康三十年［J］. 中国煤炭，2005（7）.

［12］江文娟. 20 世纪英国煤工尘肺病研究［D］. 西安：陕西师范大学，2011.

［13］高麦爱. 煤矿工人尘肺病与英国福利国家政策［J］. 南京大学学报（哲学·人文科学·社会科学版），2011，6.

［14］高麦爱、陈晓律. 试析英国全国煤矿工人工会在 1984—1985 年罢工中失败的原因［J］. 世界历史，2010（5）.

［15］何凤生. 英国、瑞典、芬兰三国职业病预防与科研考察见闻［J］. 中华劳动卫生职业病杂志，1983，1（1）.

［16］胡莉. 两次世界大战之间英国传统工业的重组研究［D］. 西安：陕西师范大学，2013.

［17］户佩圆. 试论美国黑肺病运动［D］. 郑州：河南大学，2013.

［18］侯茜. 血汗劳工与英国最低工资法研究［D］. 西安：陕西师范大学，2014.

［19］康金城. 英国的职业健康与安全管理和科研体系［J］. 世界安全卫生信息，2001（1）.

［20］康金城. 英国的职业健康与安全管理系统［J］. 世界安全卫生信息，2001（2）.

［21］李华锋. 英国工党与工会关系的早期嬗变述论［J］. 山东理工大学学报（社会科学版），2011（1）.

［22］刘世杰. 英国的煤工尘肺及煤矿卫生情况简介［J］. 冶金劳动卫生，1982，8（6）.

［23］吕富渊. 英国能源服务变迁研究［D］. 西安：陕西师范大学，2014.

［24］倪学德. 论战后初期英国工党政府的国有化改革［J］. 华东师范大学学报，2006（3）.

［25］沈本权. 英国尘肺诊断及劳动能力鉴定方法介绍［J］. 劳动医学，1987（5）.

［26］宋福美，李季. 我国煤矿尘肺病现状及预防对策研究［J］. 煤矿安全，2014（5）.

［27］杨真. 英国煤炭工业情况［J］. 煤矿设计，1958（3）.

［28］杨祖六，朱耀华，弓文康等. 英国煤工尘肺的流行病学资料介绍［J］. 工业卫生与职业病，1985，11（6）.

［29］张大庆. 医学编史学：问题与方法［J］. 医学与哲学，1999，20（11）.

后　记

本书是国家社会科学基金"20 世纪英国煤工尘肺病的认知、社会动员和政府治理研究"（项目批准号：12BSS024）的最终成果。工业革命以来，英国对化石燃料煤的开采与贸易逐渐成为整个经济发展的旋律之一，煤炭新能源的开发与急剧增长是 19 世纪工业文明的关键性力量。但是，伴随着煤炭工业的日益发展也引发一系列严重的健康问题，其中煤工尘肺病是近现代英国职业卫生史上的重大疾病，也是长期困扰英国社会的一大因素，它不仅严重威胁煤矿工人的健康与生命安全，而且不利于国民经济的发展及社会的和谐稳定。

作者从 2009 年开始关注英国煤矿工人的尘肺病问题，作为职业卫生史中的研究热点，煤工尘肺病的发展历史、社会认知以及对它的治理研究都具有极为重要的现实意义。后来，在搜集资料与查阅文献过程中，发现这一主题跨越经济史、社会史和医学史，对于国家经济发展、社会问题的解决以及人类健康的关怀都具有丰富的研究价值，于是，试图将其申请为国家项目，而研究范围主要集中在 20 世纪，从英国煤炭工会与以国家煤炭局为主的政府角度探讨尘肺病的预防与治理。项目获批后，在整个研究过程中，由于问题的庞杂和我对医学知识的欠缺而耗费太多精力，后经过多方面调查、深刻分析和研究终成书稿。其中，我的研究生江文娟、魏兴和李志对于本书的完成做出了重要贡献，是师生共同协作的成果。在此，对他们表示感谢。

本书能够顺利出版，陕西师范大学出版总社给予了坚定支持，凝聚着编辑的无尽心血。他们对本书提出了很多宝贵建议，其敬业精神和专业素养给我留下深刻印象。在此，我要对刘东风社长和邓微编辑表示诚挚的感谢。需要指出的是，由于煤工尘肺病问题复杂、包含范围广泛以及我所掌握资料的有限，书中仍有一些不足和漏洞，如忽视了英国其他社会组织或群体或是单个志愿性团体对煤工尘肺病的治理方面采取的措施，以及他们对患者的救济与援助等，这些问题仍须进一步研究。最后，希望学者多提批评意见。

马瑞映

2019 年 3 月 26 日